Schmerzedukation

AF902379

Schmerzedukation

Nadine Schüßler, Irmela Gnass (Hrsg.)

Programmbereich Gesundheitsberufe
Wissenschaftlicher Beirat Programmbereich Gesundheitsberufe

Sophie Karoline Brandt, Bern; Jutta Berding, Osnabrück; Sinje Gehr, Göttingen; Heidi Höppner, Berlin; Heike Kubat, Feldbach; Christiane Mentrup, Zürich; Sascha Sommer, Bochum; Birgit Stubner, Erlangen-Nürnberg; Ursula Walkenhorst, Osnabrück; Claudia Winkelmann, Berlin

Nadine Schüßler
Irmela Gnass
(Hrsg.)

Schmerzedukation

Schmerzexpertise nach dem EFIC-Curriculum

unter Mitarbeit von

Stefanie Berger
Ruth Boche
Anja Dragstra
Gundula Göbel
Rita Gruber
Nicola Hagen
Markus Heisel
Martina Kaufmann
Sven Kernebeck
Katharina Lex
Nadja Nestler
Ismail Özlü
Martina Petter
Dagmar Schäfer
Martin Schieron
Simone Schmidt
Manuel Schwanda
Erika Sirsch
Manuela Sternig
Tim Szallies
Roswitha Wimmer-Grötzl
Thomas Wittling

hogrefe

Nadine Schüßler, M.Sc. Pflegewissenschaft, Studierende im Nursing and Allied Health Sciences (Ph.D.) Programm der PMU Salzburg, wissenschaftliche Mitarbeiterin des Instituts für Pflegewissenschaft und -praxis der Paracelsus Medizinischen Privatuniversität (PMU), Salzburg

Irmela Gnass, Ass.-Prof.in Dr.in, Paracelsus Medizinische Privatuniversität (PMU), Salzburg

Wichtiger Hinweis: Der Verlag hat gemeinsam mit den Autoren bzw. den Herausgebern große Mühe darauf verwandt, dass alle in diesem Buch enthaltenen Informationen (Programme, Verfahren, Mengen, Dosierungen, Applikationen, Internetlinks etc.) entsprechend dem Wissensstand bei Fertigstellung des Werkes abgedruckt oder in digitaler Form wiedergegeben wurden. Trotz sorgfältiger Manuskriptherstellung und Korrektur des Satzes und der digitalen Produkte können Fehler nicht ganz ausgeschlossen werden. Autoren bzw. Herausgeber und Verlag übernehmen infolgedessen keine Verantwortung und keine daraus folgende oder sonstige Haftung, die auf irgendeine Art aus der Benutzung der in dem Werk enthaltenen Informationen oder Teilen davon entsteht. Geschützte Warennamen (Warenzeichen) werden nicht besonders kenntlich gemacht. Aus dem Fehlen eines solchen Hinweises kann also nicht geschlossen werden, dass es sich um einen freien Warennamen handelt.

Bibliografische Information der Deutschen Nationalbibliothek
Die Deutsche Nationalbibliothek verzeichnet diese Publikation in der Deutschen Nationalbibliografie; detaillierte bibliografische Daten sind im Internet über http://www.dnb.de abrufbar.

Dieses Werk einschließlich aller seiner Teile ist urheberrechtlich geschützt. Jede Verwertung außerhalb der engen Grenzen des Urheberrechtes ist ohne Zustimmung des Verlages unzulässig und strafbar. Das gilt insbesondere für Kopien und Vervielfältigungen zu Lehr- und Unterrichtszwecken, Übersetzungen, Mikroverfilmungen sowie die Einspeicherung und Verarbeitung in elektronischen Systemen.

Anregungen und Zuschriften bitte an:
Hogrefe AG
Lektorat Gesundheitsberufe
z.Hd.: Barbara Müller
Länggass-Strasse 76
3012 Bern
Schweiz
Tel. +41 31 300 45 00
info@hogrefe.ch
www.hogrefe.ch

Lektorat: Barbara Müller
Herstellung: Daniel Berger
Umschlagabbildung: SDI Productions, GettyImages.com
Umschlag: Claude Borer, Riehen
Satz: punktgenau GmbH, Bühl
Druck und buchbinderische Verarbeitung: Finidr s.r.o., Český Těšín
Printed in Czech Republic

1. Auflage 2024
© 2024 Hogrefe Verlag, Bern
(E-Book-ISBN_PDF 978-3-456-96216-0)
(E-PUB-ISBN 978-3-456-76216-6)
ISBN 978-3-456-86216-3
https://doi.org/10.1024/86216-000

Inhaltsverzeichnis

Vorwort

Sehr geehrte Leser_innen,

kaum eine Aufgabe erfordert so viel unmittelbar abrufbare Expertise und Fachkenntnis in der Pflege, wie jene „sprechenden" Tätigkeiten der Edukation. Mit meist weniger, als mehr Vorbereitung sind fach-, situations- und zielgruppenspezifische Informationen abzurufen und auf mehr oder weniger drängende Fragen von Patient_innen zu reagieren.

Wir freuen uns daher sehr Ihnen ein weiteres Buch der Buchreihe *Schmerzexpertise* präsentieren zu können, dass der Edukation der Patient_innen aber auch der Kolleg_innen Raum lässt und neben der fachlichen Expertise rund um das Thema Schmerz auch die edukativen Kompetenzen unterstützen, fördern und auf einen aktuellen Stand bringen will.

Leitend für die thematische Gestaltung war dabei – wie bereits bei den ersten Bänden dieser Reihe – das EFIC® Core Curriculum for European Diploma in Pain Nursing, welches das Rückgrat der Pain Nurse Ausbildung im deutschsprachigen Raum darstellt.

Alle Autor_innen beleuchten mit ihren Beiträgen zudem Elemente, die sich in den Empfehlungen vom Nationalen Aktionsplan Gesundheitskompetenz widerspiegeln. Mit der zunehmenden Verbreitung des Konzeptes als Edukationsziel können hierzu auch in der Schmerzedukation große Potentiale gehoben werden. Schmerzedukation richtet sich an Menschen mit u. a. chronischer Erkrankung, deren Schmerz sie „in allen Lebenswelten" beschäftigt und erhebliche Gesundheitskompetenz erfordern kann.

Die Edukation im Schmerzmanagement bezieht sich auf die Vermittlung von Erkenntnissen (Informationen), der gezielten Unterweisung von Maßnahmen (Schulungen) die im Selbstmanagement zur Verbesserung der Gesundheitssituation, hier Schmerzsituation angewendet werden können. Ebenfalls spielt die Beratung im Schmerzmanagement, z. B. zur Schmerztherapie eine wesentliche Rolle zur Förderung der Gesundheitskompetenz. Die Edukation und Erfahrungen mit dem Schmerzmanagement bei chronischen Schmerzen werden hierbei von Betroffenen wie Behandlern und Forschenden berichtet. Im vierten Kapitel des Buches wird diesem Konzept zudem die digitale und organisational-mediale Gesundheitskompetenz zur Seite gestellt.

Mit dem ersten Kapitel eröffnet die Schmerzedukation, wie diese curricular verankert wurde sowie im Kontext chronischer Schmerzen und in einer Aufnahmesituation umgesetzt werden kann den Reigen der thematischen Auseinandersetzung. Das zweite Kapitel widmet sich ganz der perioperativen Schmerzsituationen, jedoch auch über den Klinikaufenthalt hinaus bis in die Rehabilitation, wo über das Konzept des Coachings als edukativer Zugang reflektiert wird. Das soziale Netz als Motor, Bremsklotz – aber in jedem Fall Anwendungsrealität von schmerzbezogenen Maßnahmen steht im dritten Kapitel aus verschiedensten Perspektiven im Zentrum der Betrachtung.

Sicherlich ausbaufähig ist das Thema der kollegialen Beratung über Qualifikationsgrenzen und professionelle Zuständigkeiten hinweg, welchem im fünften Kapitel dennoch aus pädagogisch-praktischer Perspektive begegnet wird. Aus zahlreichen Schulungs- und Fortbildungssituationen ist uns gut bekannt, dass Schmerzedukation nur sehr wenig Raum erhält, wenn es um die Implementierung systematischen Schmerzmanagements geht. Aus diesem Grund haben wir mit dem sechsten Kapitel einige Eckpunkte hierzu zusammengestellten, die einen Implementierungsprozess darstellt und mit den Mitteln der NANDA-Pflegediagnosen und konkreten Kennzahlen implementierenden Schmerzexpert_innen die Aufgabe vielleicht erleichtern kann.

Wir wünschen Ihnen nun viel Freude beim Lesen der sehr diversen Perspektiven auf die Edukation im pflegerischen Schmerzmanagement.

1 Schmerzedukation

Nadine Schüßler und Irmela Gnass

Die zentrale pflegerische Aufgabe, Menschen mit individuellen Schmerzen situationsspezifisch und an individuelle Möglichkeiten orientiert entsprechend zu beraten, steht als übergeordnete Thematik im Zentrum dieses Kapitels. Im aktuellen Curriculum der Deutschen Schmerzgesellschaft, das Erika Sirsch im ersten Kapitel vorstellt wurden diese Anforderungen neu überarbeitet und angepasst berücksichtigt. Gundula Göbel nimmt sich in ihrem Beitrag die Entlassungsvorbereitung und Entlassungsplanung von Patient_innen mit Schmerzproblemen unter der Frage vor, wie hier die notwendige Beratung geleistet werden kann. Zuletzt zeigt Markus Heisel, welche Auswirkungen das Gesetz zur Reform der Pflegeberufe (im weiteren PflB-RefG) aus dem Jahr 2017 für die beratenden Aufgaben Pflegender nicht nur in der Schmerzedukation hat. Mit spezifischem Blick auf Menschen mit chronischen Schmerzen zeigt er, dass mit der besonderen Expertise der Pflegenden ein zentraler Schritt gegen das Wissensdefizit von Betroffenen unternommen werden kann.

1.1 Curriculum zur speziellen Schmerzpflege

Erika Sirsch und Nadja Nestler

Das aktuelle *Curriculum zum pflegerischen Schmerzmanagement* (Deutsche Schmerzgesellschaft e.V. Ad-hoc-Kommission Curriculum Pflegefortbildung und Schmerz, 2021) löste im Oktober 2021 das bis dahin bestehende Curriculum zur zertifizierten Weiterbildung „Algesiologische Fachassistenz“ ab. Dabei wurde das Curriculum erweitert, so dass nun ein Programm zur Qualifizierung von Pflegefachmänner und Pflegefachfrauen sowohl in der berufsfachschulischen als auch in der hochschulischen Aus-, Fort- und Weiterbildung vorliegt. Zentrale Veränderungen zum bislang bestehenden Curriculum sind neben der konsequenten Kompetenzorientierung die Ausformulierung dieser Kompetenzen für die unterschiedlichen beruflichen Qualifikationsstufen der pflegerischen Aus-, Fort- und Weiterbildung. Zudem wurde der Name des Curriculums verändert, der Begriff der Fachassistenz wurde durch die „Pflegefachfrau, bzw. den Pflegefachmann für Spezielle Schmerzpflege“ ersetzt.

Dieser Beitrag bietet einen Überblick zur Konzeption dieses Curriculums mit einem Blick auf exemplarische Inhalte zum Schwerpunkt *Edukation*.

1.1.1 Von der Algesiologischen Fachassistenz zur Speziellen Schmerzpflege

Bereits vor über 20 Jahren entwickelten die Mitglieder des Arbeitskreises *Krankenpflege und medizinische Assistenzberufe in der Schmerzmedizin*[1] der Deutschen Schmerzgesellschaft e.V. das erste Curriculum zur „Algesiologische Fachassistenz“. Im Jahr 2001 startete in Köln die erste Weiterbildung zum pflegerischen Schmerzmanagement. Von Beginn an wurde dieses Basiscurriculum einer Qualitätssicherung unterzogen, kontinuierlich evaluiert und entsprechend adaptiert. Diese Qualitätssicherung wurde durch die Deutsche Schmerzgesellschaft e.V., als größte themenbezogene interprofessionelle Fachgesellschaft, begleitet. Weiterbildungen, die auf diesem Curriculum basieren, wurden durch die Deutsche Schmerzgesellschaft e.V. zertifiziert (Deutsche Schmerzgesellschaft e.V. Ad-hoc-Kommission Curriculum Pflegefortbildung und Schmerz, 2021). Dadurch konnte das Curriculum zur „Algesiologischen Fachassistenz“ über 20 Jahre hinweg sehr erfolgreich etabliert werden.

Mit dem Inkrafttreten des Pflegeberufegesetzes (Bundesministerium für Familie, Senioren, Frauen und Jugend [BMFSFJ], 2022) wurde allerdings eine sehr grundsätzliche Überarbeitung erforderlich. Im Pflegeberufegesetz ist erstmalig geregelt, dass neben der fachschulischen Ausbildung zur/ zum „Pflegefachfrau / -mann“ [sic] auch ein grundständig berufsqualifizierendes Bachelorstudium möglich ist. Damit sind nicht nur eine parallele berufsfachschulische und hochschulische Ausbildung möglich, auch eine jeweils darauf aufbauende berufsfachschulische und hochschulische Fort- und Weiterbildung im Bereich der Schmerzpflege ist dadurch erforderlich. Auch ein, auf das primärqualifizierende Bachelorstudium aufbauender (ggf. schmerzbezogener) Masterstudiengang, bspw. zur Advanced Practice Nurse (APN) ist nunmehr denkbar. Zudem erfordert die generalistische Ausbildung, dass alle Altersgruppen in der Pflege von Menschen mit Schmerzen – vom Säugling bis zum hochbetagten Menschen – differenziert berücksichtig werden müssen.

Aufgrund dieser strukturell veränderten Situation und des stetig komplexer werdenden Schmerzmanagements setzten das interprofessionell besetzte Präsidium und der Ständige Beirat der Deutschen Schmerzgesellschaft e.V. eine Ad-hoc-Kommission „Curriculum

1 Link zum Arbeitskreis: https://www.schmerzgesellschaft.de/topnavi/die-gesellschaft/arbeitskreise/krankenpflege-und-medizinische-assistenzberufe-in-der-schmerztherapie

Pflegefortbildung und Schmerz“ ein, die eine Überarbeitung des bisherigen Curriculums vornehmen sollte. Die Mitglieder dieser Adhoc Kommission wurden absichtsvoll mit unterschiedlicher Expertise ausgewählt, sie arbeiten bspw. in der direkten Versorgung von Menschen mit Schmerzen als Expert_innen in Schmerzdiensten, sind in der ständigen, interprofessionellen Kommission für Aus-, Weiter- und Fortbildung der Deutschen Schmerzgesellschaft e. V. aktiv oder in der Forschung und Lehre als Pflegewissenschaftler_innen tätig[2].

1.1.2 Zielsetzung des Curriculums

Zu Beginn der Überarbeitung wurden von den beteiligten Expert_innen grundlegende Entscheidungen zur Zielsetzung getroffen. Das aktualisierte Curriculum sollte an das europäische „Core Curriculum for the European Diploma in Pain Nursing“ der European Pain Federation (EFIC, 2019) anschlussfähig sein. Damit war die Fokussierung auf Fach- und personale Kompetenzen verbunden, die bislang gültige Orientierung an der Formulierung von Inhalten zur Schmerzpflege wurde aufgegeben.

Zudem orientiert sich das Curriculum am Deutschen Qualifikationsrahmen für lebenslanges Lernen (DQR) (Bundesministerium für Bildung und Forschung und Kultusministerkonferenz, 2022) und schafft damit einen Rahmen für die beruflichen Kompetenzstufen 4–7 und bildet sowohl die berufsfachschulische als auch die hochschulische Aus-, Fort- und Weiterbildung ab (Bundesministerium für Bildung und Forschung und Kultusministerkonferenz, 2022).

Ein weiterer Auftrag des Präsidiums der Deutschen Schmerzgesellschaft war, dass bei dieser grundlegenden Überarbeitung auch Schnittstellen zu anderen Kursen oder Schulungen (insbesondere in der Palliative Care) geklärt und der Dialog zur Anerkennung des Curriculums auch mit den bereits bestehenden oder sich etablierenden Pflegekammern geführt werden sollte (Deutsche Schmerzgesellschaft e. V. Ad-hoc-Kommission Curriculum Pflegefortbildung und Schmerz, 2021). Bei dieser Fülle an Anforderungen war rasch klar, dass es sich weniger um eine Überarbeitung als vielmehr um eine Neuformulierung des Curriculums handelte.

Als zentrale Zielsetzung wurden fachliche und personale Kompetenzen zur speziellen Schmerzpflege auf unterschiedlichen DQR-Level formuliert. Diese sind in übergeordnete Kapitel gegliedert, die an das EFIC-Curriculum angelehnt sind:

1. Schmerzwissenschaft und Wissen
2. Interprofessionelles Arbeiten und Lernen
3. Grundsätze des Assessment und der Einschätzung von Schmerz
4. Grundsätze der Behandlung
5. Spezielle Patient_innengruppen
6. Edukation
7. Qualitätssicherung des Schmerzmanagements

1.1.3 Orientierung am DQR-Qualifikationsrahmen

Die im DQR-Qualifikationsrahmen definierten Niveaus umfassen Bildungsabschlüsse von unterstützenden Berufen ohne differenzierte Ausbildung bis hin zur Promotion. Das Bundesministerium für Bildung und Forschung (2022) weist auf seiner Homepage aus, dass der regulierende Qualifikationsrahmen Bildungswege und Anschlussmöglichkeiten definiert, die innerhalb eines Bildungssystems existieren

- Der DQR unterscheidet zwischen acht Niveaus zur allgemeinen Beschreibung der Kompetenzen, die im deutschen Bildungssystem erworben werden können.
- Die acht Kompetenzstufen (DQR-Niveaus) werden in drei Ebenen gegliedert:

2 https://www.schmerzgesellschaft.de/topnavi/die-gesellschaft/kommissionen/ad-hoc-kommission-curriculum-spez-schmerzphysiotherapie-1 (Letzter Zugriff am 03.12.2022)

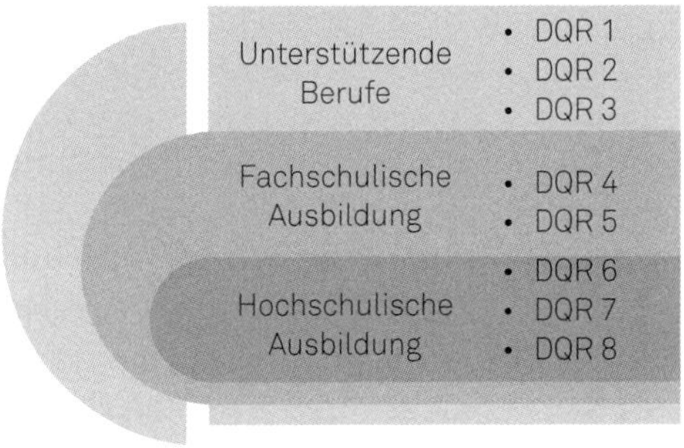

Abbildung 1-1: DQR-Niveaus des Deutschen Qualifikationsrahmen für lebenslanges Lernen (DQR) (Sirsch, 2022a, S. 21)

Im Rahmen der Überarbeitung, bzw. der Neuerarbeitung des Curriculums fokussierten die Expert_innen in einem ersten Schritt auf die DQR-Niveaus 4 bis 7, entsprechend der berufsfachschulischen Ausbildung (DQR 4), der Fachweiterbildung (DQR 5), sowie den hochschulischen Abschlüssen Bachelor (DQR 6) und Master (DQR 7). Die in diesen Ebenen angelegten Niveaus werden auf der Homepage des Bundesministeriums für Bildung und Forschung und Kultusministerkonferenz differenziert für alle beruflichen Abschlüsse ausgewiesen (Bundesministerium für Bildung und Forschung und Kultusministerkonferenz, 2022; Sirsch, 2022a):

> „(...) Niveau 4: beschreibt Kompetenzen zur selbständigen Planung und Bearbeitung fachlicher Aufgabenstellungen in einem umfassenden, sich verändernden Lernbereich oder beruflichen Tätigkeitsfeld.
>
> Niveau 5: beschreibt Kompetenzen zur selbständigen Planung und Bearbeitung umfassender fachlicher Aufgabenstellungen in einem komplexen, spezialisierten, sich verändernden Lernbereich oder beruflichen Tätigkeitsfeld.
>
> Niveau 6: beschreibt Kompetenzen zur Planung, Bearbeitung und Auswertung von umfassenden fachlichen Aufgaben- und Problemstellungen sowie zur eigenverantwortlichen Steuerung von Prozessen in Teilbereichen eines wissenschaftlichen Faches oder in einem beruflichen Tätigkeitsfeld. Die Anforderungsstruktur ist durch Komplexität und häufige Veränderungen gekennzeichnet.
>
> Niveau 7: beschreibt Kompetenzen zur Bearbeitung von neuen komplexen Aufgaben- und Problemstellungen sowie zur eigenverantwortlichen Steuerung von Prozessen in einem wissenschaftlichen Fach oder in einem strategieorientierten beruflichen Tätigkeitsfeld. Die Anforderungsstruktur ist durch häufige und unvorhersehbare Veränderungen gekennzeichnet. (...)“ (Beschreibung der beruflichen DQR-Niveaus 4–7; Bundesministerium für Bildung und Forschung und Kultusministerkonferenz, 2022)

Die Orientierung am DQR-Qualifikationsrahmen hatte zur Folge, dass die übergeordneten Kapitel für die jeweils adressierten Kompetenzniveaus im Curriculum ausformuliert werden mussten.

Der spezifische Fachqualifikationsrahmen Pflege (FQR-Pflege) greift diese Einteilung für die DQR-Niveaus 6–8 (Abbildung 1-1) mit hochschulischer Bildung auf (Dangel et al., 2013; Deutsche Schmerzgesellschaft e.V. Ad-hoc-Kommission Curriculum Pflegefortbildung und Schmerz, 2021; Sirsch, 2022a). Darin werden, wie im DQR, übergeordnet die Fach- und Personale Kompetenz unterschieden. Die Fachkompetenz gliedert sich wiederum in Wissen und Fertigkeiten, die Personale Kompetenz umfasst die Haltung der handelnden Person.

Im FQR-Pflege für hochschulisch qualifizierte Pflegefachpersonen werden die Kompetenzlevel entlang des Pflegeprozesses formuliert. Unter dem Begriff des *Wissens* werden die Kenntnisse, vor allem auch wissenschaftliche Erkenntnisse und das Verständnis verortet, während der Begriff der *Fertigkeiten* die Analyse, die Planung, die Durchführung sowie die Evaluation geplanter und durchgeführter Maßnahmen umfasst. Die personale Kompetenz der

Haltung bezieht sich auf die Professionalität der Pflegefachpersonen (Dangel et al., 2013; Deutsche Schmerzgesellschaft e.V. Ad-hoc-Kommission Curriculum Pflegefortbildung und Schmerz, 2021; Sirsch, 2022a, S. 22).

Dieser Auslegung von Kompetenz, wie sie im FQR-Pflege definiert ist, schlossen sich die Expert_innen bei der Überarbeitung des Curriculums zur Speziellen Schmerzpflege an. Für alle DQR-Niveaus werden daher die Kompetenzen in den Dimensionen Wissen, Fertigkeiten und Haltung ausgewiesen.

1.1.4 Spezielle Schmerzpflege im interprofessionellen Team

Mit der Einführung des Begriffs der Speziellen Schmerzpflege wurde mehr als nur eine kosmetische Korrektur des Titels des Curriculums vorgenommen. Der Begriff der „Fachassistenz" entspricht seit langem nicht mehr dem professionellen Berufsverständnis von Pflegefachpersonen. Pflegefachpersonen sind bspw. in stationären Settings vierundzwanzig Stunden an sieben Tagen der Woche im direkten Kontakt mit betroffenen Menschen. Pflegefachpersonen sind für den Pflegeprozess verantwortlich und damit auch für das Schmerzmanagement im Alltag der Menschen mit Schmerzen. Auch durch die Zuordnung von vorbehaltlichen Aufgaben an Pflegefachpersonen durch den Gesetzgeber entspricht eine „Assistenzrolle" von Pflegefachkräften faktisch nicht mehr den erforderlichen Kompetenzen im Schmerzmanagement (Deutsche Schmerzgesellschaft e.V. Ad-hoc-Kommission Curriculum Pflegefortbildung und Schmerz, 2021; Weidner, 2021). Durch die Regelungen des Pflegeberufegesetz ist es Pflegefachfrauen und -männern vorbehalten den individuellen Pflegebedarf zu erfassen und den Pflegeprozess auf dieser Basis zu steuern und zu evaluieren.

> „Die pflegerischen Aufgaben im Sinne des Absatzes 1 umfassen die Erhebung und Feststellung des individuellen Pflegebedarfs (...), die Organisation, Gestaltung und Steuerung des Pflegeprozesses (...), die Analyse, Evaluation, Sicherung und Entwicklung der Qualität der Pflege (...)" (Bundesministerium für Familie, Senioren, Frauen und Jugend [BMFSFJ], 2022).

Allerdings ist das Schmerzmanagement nicht ausschließlich monoprofessionell, also nicht nur einer Profession vorbehalten. Das bedeutet für Pflegefachpersonen, dass bspw. die Erfassung des Pflegebedarfes in eine interprofessionell umfassende Schmerzdiagnostik eingefügt werden muss. Damit wird die Grundlage für die interprofessionelle Behandlungsplanung zum Phänomen Schmerz gelegt. Nur so kann die Steuerung und Evaluierung des gesamten Schmerzmanagementprozesses gelingen.

Eine weitere Grundvoraussetzung einer gelingenden interprofessionellen Zusammenarbeit ist, dass die Kompetenzen aller beteiligten Akteur_innen für alle Beteiligten transparent sind und der Kompetenz der handelnden Personen gegenseitig vertraut wird (Sirsch, 2022b).

Der Aufbau des aktuellen Curriculums trägt dieser Anforderung an interprofessionelles Arbeiten Rechnung, in dem die Kompetenzlevel der Pflegefachpersonen auf der persönlichen und fachlichen Ebene – in Abhängigkeit der beruflichen Qualifikationsstufe – definiert und offengelegt werden. Damit geht das Curriculum in seinem beruflichen Geltungsbereich über den Expertenstandard zum Schmerzmanagement hinaus (Deutsches Netzwerk für Qualitätsentwicklung in der Pflege (DNQP), 2020). Dieser richtet sich an berufsfachschulisch ausgebildete Pflegefachpersonen, ohne zusätzliche Aus- oder Weiterbildung zum Schmerzmanagement.

Das Curriculum zur Speziellen Schmerzpflege hingegen adressiert die Kompetenzen in den berufsfachschulischen (DQR 4 & DQR 5) und hochschulischen Aus-, Fort- und Weiterbildungen (DQR 6 & DQR 7).

In der inter- und intraprofessionellen Zusammenarbeit ist es von Bedeutung, dass die jeweiligen Kompetenzen allen handelnden Personen bekannt sind. Dabei sollte im interprofessionellen Team transparent sein, dass in der pflegerischen Grundausbildung, ob nun berufsfachschulisch (DQR 4) oder hochschulisch als berufsqualifizierender Bachelorstudiengang (DQR 6) Basiskompetenzen im Schmerzmanagement vermittelt werden. Eine berufsfachschulische (DQR 5) oder hochschulische (DQR 7) Basisqualifizierung in Spezieller Schmerzpflegte sollte dem Stand des Expertenstandard zum Schmerzmanagement (DNQP, 2020) entsprechen. Eine über diese Basisqualifizierung hinausgehende spezielle Schmerzpflege bedarf sowohl auf dem DQR-Niveau 4 als auch auf dem DQR-Niveau 6 einer qualifizierten Fort- bzw. Weiterbildung. Dazu bietet das vorliegende Curriculum einen programmatischen Rahmen.

Der Begriff der Speziellen Schmerzpflege fügt sich zudem in den Kanon der interprofessionellen Namensgebung innerhalb der, von der Deutschen Schmerzgesellschaft e.V. entwickelten Curricula ein. So sprechen bspw. auch Ärzt_innen von Spezieller Schmerzmedizin, die Psycholog_innen von Spezieller Schmerzpsychotherapie und die Physiotherapeut_innen von Spezieller Schmerzphysiotherapie.

Um der Anschlussfähigkeit Rechnung zu tragen, wurde das Curriculums einem mehrstufigen Review Verfahren unterzogen. Dazu wurden Expert_innen in und nach der Schmerzversorgung, Vertreter_innen der Pflegeverbände und Gesellschaften gebeten, den Entwurf kritisch zu prüfen und die, aus der jeweiligen Perspektive (u.a. der Fachgruppe Pflegeexpert/innen [sic] Schmerz des DBfK, der Landespflegekammer Rheinland-Pfalz, einem Vertreter der Palliativmedizin, dem Arbeitskreis Physiotherapie oder dem Deutschen Pflegerat) relevante Ergänzungen, Veränderungen oder Anmerkungen schriftlich zu formulieren. Das Curriculum wurde daraufhin angepasst und den Expert_innen erneut zur kritischen Prüfung vorgelegt, bevor es durch das Präsidium der Deutschen Schmerzgesellschaft e.V. final verabschiedet wurde. Damit sollte eine größtmögliche Akzeptanz aller beteiligten Akteur_innen erreicht werden.

1.1.5 Förderung der Selbstpflegekompetenz und Edukation in der Speziellen Schmerzpflege

Bei aller Professionalität der handelnden Akteur_innen, für die dieses Curriculum gilt, sind es aber vor allem die betroffenen Menschen mit Schmerz und ggf. ihre An- und Zugehörigen, die von den Kompetenzen profitieren sollen. Die betroffenen Menschen können und müssen aktiv an ihrem Behandlungsprozess mitwirken. Dabei können Pflegefachpersonen unterstützen, denn, um mit Virginia Henderson zu sprechen, basiert Pflege auf den Unterstützungen, die:

> „(…) dem kranken oder auch gesunden Menschen bei der Verrichtung von Aktivitäten (…), die seiner Gesundheit oder Wiederherstellung (oder auch einem friedlichen Sterben) förderlich sind und die er ohne Beistand selbst ausüben würde, wenn er über die dazu erforderliche Stärke, Willenskraft oder Kenntnis verfügen würde." (Henderson, 1997).

Pflegefachpersonen können dazu beitragen, indem sie Bedarfe identifizieren und analysieren, soweit möglich selbstfördernde oder edukative Maßnahmen planen, durchführen und evaluieren. Sie sind nicht zuletzt durch die vorbehaltlichen Aufgaben dazu verpflichtet.

Auszugsweise werden nachfolgend einige der Kompetenzen zu Wissen, Fertigkeiten und Haltung von Pflegefachpersonen vorgestellt. Dabei wird zwischen den Basisqualifizierungen der berufsfachschulischen und hochschulischen Ausbildungen, sowie den jeweiligen Weiterqualifizierungen differenziert.

An zwei Stellen im Curriculum wird auf die pflegerischen Kompetenzen zur Förderung der Selbstpflege und der Edukation Bezug genommen. Zunächst sind erforderliche pflegerische Kompetenzen zur Förderung der Selbstpflegefähigkeit von Menschen mit Schmerzen dem Kapitel „Grundsätze der Behandlung" vorangestellt (Deutsche Schmerzgesellschaft e.V. Ad-hoc-Kommission Curriculum Pflegefortbildung und Schmerz, 2021). Damit wird deutlich, dass die Schmerzbehandlung ein aktiver Prozess ist, der die Teilhabe und die Mitwirkung der betroffenen Menschen und ggf. ihrer An- und Zugehörigen erfordert. Der eigentlichen Edukation ist zudem ein eigenes Kapitel gewidmet (Deutsche Schmerzgesellschaft e.V. Ad-hoc-Kommission Curriculum Pflegefortbildung und Schmerz, 2021), womit der zunehmenden Bedeutung von pflegerischen Aufgaben in der Edukation Rechnung getragen wird. Zum Vergleich: Auch der Expertenstandard „Schmerzmanagement in der Pflege" widmet der *Beratung* von Menschen mit Schmerzen eine eigene Standardebene (DNQP, 2020).

Basisqualifikation

Als Basiskompetenz (DQR 4) zur Förderung der Selbstpflegekompetenz sollten Pflegefachpersonen die Präferenzen und Bedürfnisse der Menschen mit Schmerzen berücksichtigen, sie sollten Maßnahmen benennen und die entsprechenden Maßnahmen unterstützen können (Deutsche Schmerzgesellschaft e.V. Ad-hoc-Kommission Curriculum Pflegefortbildung und Schmerz, 2021). Bachelorabsolvent_innen (DQR 6) sollten zudem in der Lage sein, geeignete Konzepte zu identifizieren, den Inhalt in die Pflegepraxis zu transferieren und die evidence-basierte Förderung im interprofessionellen Team kritisch zu diskutieren (Deutsche Schmerzgesellschaft e.V. Ad-hoc-Kommission Curriculum Pflegefortbildung und Schmerz, 2021).

Kompetenzen nach einer Weiterqualifizierung

Berufsfachschulisch weiterqualifizierte Pflegefachpersonen (DQR 5) sollten u.a. darüber hinaus in der Lage sein, methodische und fachliche Grundlagen der Schulungs- und Beratungsgespräche zu benennen und ggf. für die Nutzung zu adaptieren. Sie sollten Maßnahmen zur Förderung konzipieren können und diese im interprofessionellen Team kritisch reflektieren (Deutsche Schmerzgesellschaft e.V. Ad-hoc-Kommission Curriculum Pflegefortbildung und Schmerz, 2021). Masterabsolvent_innen (DQR 7) sollten zudem Konzepte inhaltlich und methodisch bewerten können, in der Lage sein, diese anzuwenden sowie die Integration in den beruflichen und privaten Alltag der betroffenen Menschen zu gestalten (Deutsche Schmerzgesellschaft e.V. Ad-hoc-Kommission Curriculum Pflegefortbildung und Schmerz, 2021).

Damit unterscheidet sich die Förderung der Selbstpflegekompetenzen von edukativen Maßnahmen. Darunter werden im Curriculum explizit pädagogisch/psychologische Maßnahmen zur Verbesserung des Gesundheitszustandes verstanden. Das Ziel von Edukation ist es demnach Menschen mit Schmerzen und bei Bedarf ihre Angehörigen dazu zu befähigen, sich notwendiges Wissen über ihre Krankheit und die damit einhergehenden Veränderungen anzueignen, um den Alltag zu bewältigen (Deutsche Schmerzgesellschaft e.V. Ad-hoc-Kommission Curriculum Pflegefortbildung und Schmerz, 2021). Edukation ist als kontinuierlicher Prozess elementarer Bestandteil der Schmerzbehandlung.

Pflegefachpersonen sollten daher über das Wissen und die Fertigkeiten verfügen, unter Berücksichtigung der jeweiligen Lebenssituation und der Ressourcen die Gestaltung und Steuerung von Edukation für unterschiedliche Zielgruppen und Schmerzarten anzuwenden und situativ anzupassen (Deutsche Schmerzgesellschaft e.V. Ad-hoc-Kommission Curriculum Pflegefortbildung und Schmerz, 2021).

Auch hier sind für die unterschiedlichen DQR-Kompetenzniveaus unterschiedliche Verantwortungsbereiche zur Edukation definiert. Auch diese Verantwortungsbereiche differenzieren sich in den berufsfachschulischen und hochschulischen Grund- und Weiterqualifizierungen.

Der Kompetenzerwerb zur Gestaltung und Steuerung einfacher und individueller Edukationsangebote ist Teil der berufsqualifizierenden

berufsfachschulischen und hochschulischen Basisqualifikation:
- DQR 4 = Steuerung und Gestaltung einfacher Edukationsangebote zum Thema Schmerz.
- DQR 6 = Steuerung und individuelle Ausgestaltung von Edukations-angeboten; Recherche aktueller Wissensbestände zur Edukation von Menschen mit Schmerzen

Die Verantwortungsübernahme und Evaluation erweiterter Edukationsangebote ist an berufsfachschulisch oder hochschulisch fort- oder weitergebildete Pflegefachpersonen gebunden:
- DQR 5 = Übernahme der Verantwortung zur Steuerung, Ausgestaltung und Evaluation erweiterter individueller Edukationsangebote
- DQR 7 = Steuerung und Ausgestaltung individueller Edukationsangebote und Evaluation spezieller Versorgungssituationen. Konzeptionelle Ausgestaltung der erforderlichen Rahmenbedingungen und Inhalte. Begleitung von Forschungsvorhaben.

Kompetenzen zu spezifischen Inhalten der Edukation werden in den Fort- und Weiterbildungen (DQR 5 und 7) vermittelt. So z.B. bei Fort- und Weiterbildungen im berufsfachschulischem DQR-Niveau 5 das Wissen zu spezifischen Edukationsinhalten, zu Theorien und Konzepten zur Edukation sowie zu Bewältigungsstrategien zur Verbesserung des Selbstmanagements und der Bedeutung der Selbstwirksamkeit. Die Fertigkeiten erstrecken sich in diesem Niveau u.a. darauf, dass individuelle Informationen bei spezifischen Schmerzerkrankungen gegeben und individuelle Edukationsinhalte umgesetzt werden können. Die Pflegefachpersonen sollten die Bedeutung der Edukation und ihren eigenen Fortbildungsbedarf reflektieren können.

Hochschulisch weiterqualifizierte Pflegefachpersonen (DQR 7) sollten darüber hinaus wissenschaftliche Grundlagen beschreiben und bewerten, Informationen zu individuellen Schmerzerkrankungen auswählen und einsetzen können. Diese Masterabsolvent_innen sollten in der Lage sein, Theorien und Konzepte zur Entwicklung von Selbstpflegekompetenzen einzusetzen. Sie sollten sich in den gesellschaftlichen und politischen Diskurs zur Edukation von Menschen mit Schmerzen einbringen können.

Neben der Edukation für Menschen mit Schmerzen ist auch die Edukation für Angehörige anderer Gesundheitsberufe eine Aufgabe für Pflegefachpersonen. Diese wird im Curriculum, entsprechend des DQR-Kompetenz-Niveaus ebenfalls adressiert.

1.1.6 Ausblick

Was ist nun der Mehrwehrt eines solchen Curriculums und ist mit der Veröffentlichung dieses Kompetenzrahmens die Arbeit abgeschlossen?

Die Veränderungen im Pflegeberuf erfordern, dass Aus-, Fort- und Weiterbildungskonzepte zukunftsweisend ausgerichtet sind. Das ist mit dem Curriculum angestrebt worden. Und nein – die Arbeit ist natürlich nicht abgeschlossen, sondern geht in die zweite Runde. Nach dem Curriculum ist sozusagen vor dem Curriculum. Aktuell steht es an, Übergangsregelungen vom „alten“ zum „neuen“ Curriculum zu schaffen und bspw. Anerkennungsregelungen zu definieren.

Langfristig könnte auch ein curricularer Rahmen für die DQR-Niveaus 1 bis 3 geschaffen werden. Damit für alle Pflegepersonen, die in der Schmerzpflege tätig sind, ein Kompetenzrahmen zur Verfügung steht.

Danksagung
Die Autorinnen bedanken sich bei den Mitautor_innen des Curriculums der Ad-Hoc Kommission:
- Prof. Dr. Thomas Fischer MPH, Professor für Pflegewissenschaft mit dem Schwerpunkt Altenpflege und Gerontologie, Evangelische Hochschule Dresden
- Eveline Löseke BA, Sprecherin des Arbeitskreises Pflege und Schmerz, Qualitäts-

management Landschaftsverband Westfalen Lippe (LWL)

- Dr. Dipl. Psych. Paul Nilges, Sprecher der Kommission für Aus-, Weiter- und Fortbildung, Johannes-Gutenberg-Universität, Mainz
- Petra Paul, stellvertretende Sprecherin des Arbeitskreises Pflege und Schmerz, Klinik für Schmerz- und Palliativmedizin, KLW St. Paulus GmbH
- Dipl. Pflegewirtin Birgit Wolff, Abtl. für Interventionelle u. perioperative Schmerztherapie, Sana Kliniken Sommerfeld, Kremmen.

Literatur

Bundesministerium für Bildung und Forschung und Kultusministerkonferenz. (2022). *Der DQR – DQR Niveaus*. Verfügbar unter https://www.dqr.de/dqr/de/der-dqr/dqr-niveaus/dqr-niveaus_node.html

Bundesministerium für Familie, Senioren, Frauen und Jugend (BMFSFJ). (2022). *Gesetz zur Reform der Pflegeberufe (Pflegeberufereformgesetz–PflBRefG)*. Verfügbar unter unter https://www.bgbl.de/xaver/bgbl/start.xav?startbk=Bundesanzeiger_BGBl&jumpTo=bgbl117s2581.pdf#__bgbl__%2F%2F*%5B%40attr_id%3D%27bgbl117s2581.pdf%27%5D_1614269350443

Dangel, B., Dütthorn, N., Fesenfeld, A., Greb, U., Hülsken-Giesler, M., Korporal, J., Müller, A.C., Recken, H. & Sieger, M. (2013). *Fachqualifikationsrahmen Pflege für die hochschulische Bildung. FQR Pflege, 6–8*. Verlag Purschke + Hensel GmbH.

Deutsche Schmerzgesellschaft e.V. Ad-hoc-Kommission Curriculum Pflegefortbildung und Schmerz. (2021). *Curriculum zum pflegerischen Schmerzmanagement*. Verfügbar unter /https://www.schmerzgesellschaft.de/fileadmin/2021/pdf/DS_Curriculum_Schmerzmanagement_Pflege_20102021_Screen.pdf

Deutsches Netzwerk für Qualitätsentwicklung in der Pflege (DNQP). (2020). *Expertenstandard Schmerzmanagement in der Pflege. Aktualisierung 2020*. Zugriff am 03.12.2022 unter https://www.dnqp.de/expertenstandards-und-auditinstrumente/

European Pain Federation (EFIC). (2019). *Core Curriculum for the European Diploma in Pain Nursing*. Available from https://europeanpainfederation.eu/wp-content/uploads/2019/11/EFIC-CORE-NURSING-WEB-FINAL-Published-on-website.pdf

Henderson, V. (1997). Das Wesen der Pflege. In D. Schaeffer, M. Moers, H. Steppe & A. Meleis (Hrsg.), *Pflegetheorien. Beispiele aus den USA* (S. 39–54). Hans Huber Verlag.

Sirsch, E. (2022a). Bezugsrahmen Kompetenz. In I. Gnass & E. Sirsch (Hrsg.), *Die Komplexität des Schmerzes* (S. 20–23). Hogrefe Verlag.

Sirsch, E. (2022b). Interprofessionelles Lernen. In I. Gnass & E. Sirsch (Hrsg.), *Die Komplexität des Schmerzes* (S. 157–161). Hogrefe Verlag.

Weidner, F. (2021). Vorbehaltsaufgaben in der Praxis – Vorbehaltsaufgaben in der Praxis. *Die Schwester, Der Pfleger, 60*(12), 20–25.

1.2 Suffizientes Schmerzmanagement bei und nach Entlassung aus dem Akutkrankenhaus

Gundula Göbel

Vorab: der Terminus „Management" hat Konjunktur und wird in vielen Zusammenhängen verwendet. Was genau bedeutet dieser Terminus aber? Management bedeutet: planvolles Handeln unter Einsatz von Ressourcen zur Erreichung eines angestrebten Zieles.

Schmerzmanagement beschäftigt sich also mit dem Ziel der Schmerzfreiheit oder – wenn Schmerzfreiheit trotz aller Anstrengungen nicht erreicht werden kann – zumindest größtmöglicher Schmerzlinderung einer betroffenen Person. Damit dies gelingen kann, braucht es einen etablierten Standard, entspringend aus einer Leitlinie, sowie entsprechende Ressourcen.

Während es innerhalb von Akutkrankenanstalten immer häufiger etablierte Standards, Leitlinien oder Standard Operating Procedures (SOP) gibt, fehlen besagte Strukturen und Prozesse im extramuralen Bereich häufig. Entlassungen aus dem akutstationären Bereich bergen die Gefahr von Versorgungseinbrüchen, also der Verschlechterung des bereits erzielten Behandlungserfolgs. Jedoch muss es das Ziel jeder Patient_innenüberleitung aus Akutkrankenanstalten in weiterbetreuende Bereiche sein, Versorgungsbrüche zu vermeiden und erreichte Behandlungserfolge nachhaltig abzusichern.

Dieser Anspruch ist nicht lediglich ein ethischer, sondern auch ein ökonomischer. Ob und unter welchen Bedingungen suffizientes Schmerzmanagement bei Entlassung aus einem Akutkrankenhaus gelingt und welchen Beitrag pflegerisches Schmerzmanagement dazu leisten kann, davon handelt dieser Beitrag.

1.2.1 Schmerzmanagement im innerklinischen Bereich

Schmerzen sind innerhalb von Akutkrankenanstalten ein allgegenwärtiges Phänomen. Laut der Deutschen Gesellschaft für Schmerzmedizin e.V. (2019) leiden mehr als 3,4 Millionen Menschen in Deutschland an chronischen Schmerzen. Hinzu kommen noch unzählige Menschen mit akutem Schmerzerleben. Oftmals sind Schmerzen primär der Aufnahmegrund in Krankenanstalten, dies vor allem bei Patient_innen mit chronischen Schmerzleiden, bei Patient_innen nach Unfällen oder mit akuten Krankheiten. Oder aber Schmerzen treten in Zusammenhang mit einer chirurgischen oder anderen ärztlichen Intervention auf.

Innerhalb von Krankenanstalten gibt es oftmals implementierte Regimes für das Schmerzmanagement: Dies kann die tägliche ärztliche Visite sein, bei welcher das subjektive Schmerzempfinden der Patient_innen erfragt und die Schmerzmedikation ggf. an sich verändernden Bedarf angepasst wird. Es gibt Selbsteinschätzungsinstrumente (z.B. VAS), routinemäßige Ausgabe von Schmerzmedikation und bei Bedarf auch zusätzliche Schmerzmedikamente. Die Dokumentation der verabreichten Medikamente erfolgt standardisiert. Im Idealfall (aber durchaus nicht immer) begleiten nichtmedikamentöse Maßnahmen (z.B. Physiotherapie, Psychotherapie, Entspannungsübungen, Massagen) den Behandlungsversuch.

Bei nicht verbal kommunikationsfähigen Patient_innen ist die pflegerische Beobachtung und Interpretation von Indikatoren für Schmerzempfinden sowie die Weitergabe dieser Einschätzung an den behandelnden Arzt, die behandelnde Ärztin oder das interprofessionelle Schmerzmanagementteam zentral für das weitere innerklinische Schmerzmanagement.

Das Schmerzmanagement ist meist in die innerklinischen Routinen eingebettet, die Befragung zu subjektivem Schmerzempfingen bzw. die Beobachtung von Schmerzempfinden, die Festschreibung von Art und Menge der Schmerzmedikation sowie die Verfügbarkeit und Ausgabe von Medikamenten sind sichergestellt. Gleichfalls sichergestellt sollte die Verfügbarkeit bzw. Unterstützung beim gleichzeitigen Einsatz von nichtmedikamentösen Maßnahmen zur Schmerzbekämpfung sein.

Im Idealfall gibt es in einer Klinik einen etablierten Schmerzmanagement-Prozess, konzipiert auf Grundlage eines Standards für Schmerzmanagement, welcher konsequent umgesetzt wird. Das Deutsche Netzwerk für Qualitätsentwicklung in der Pflege (DNQP) hält dies in seinem Standard fest: S2a „Die Einrichtung verfügt über eine interprofessionell gültige Verfahrensregelung zum Schmerzmanagement für Betroffene mit chronischem Schmerz." (Deutsches Netzwerk für Qualitätsentwicklung in der Pflege [DNQP], 2020, S. 27)

Jedoch merkt hierzu die European Pain Federation (EFIC) in ihrer Publikation vom September 2019 kritisch an:

> „Although clear guidelines exist in many areas of pain management, these are not always followed, leading to unnecessary suffering of people in hospital und community settings. The consequences of uncontrolled pain are significant; longer hospital stay, hospital readmissions and lower patient or family satisfsfaction. Furthermore, unrelieved acute pain can lead to the development of chronic pain." (European Pain Federation [EFIC], 2019, S. 8)

Die EFIC bringt es mit ihrem Statement auf den Punkt: durch Ignoranz bestehender Standards zum Schmerzmanagement entstehen – nebst hohen gesamtwirtschaftlichen Kosten – *unnötigerweise* Einschränkungen in der Lebensqualität der Betroffenen durch Schmerzen, ein Umstand, den niemand goutieren kann.

Selbstverständlich werden aber Patient_innen mit chronischen Schmerzen und Patient_innen mit Schmerzen nach diagnostischen und/oder therapeutischen Eingriffen aus Akutkrankenanstalten entlassen. Um den erreichten Erfolg in der Schmerzbehandlung nachhaltig zu konservieren, kommt der Entlassungsvorbereitung und Entlassungsplanung dieser Patient_innen eine große Bedeutung zu. Für die Entlassungsplanung gibt es – ebenso wie für das Schmerzmanagement – einen Standard, um sämtliche für den „Entlassungserfolg" relevante Parameter abzubilden. Das Deutsche Netzwerk für Qualitätsentwicklung in der Pflege (DNQP) führt dies in seinem Expertenstandard Entlassungsmanagement mit folgendem Statement aus: „Jede*r Patient*in [sic] mit erwartbaren poststationären Versorgungsproblemen und einem daraus resultierenden Pflege- und Unterstützungsbedarf erhält ein individuelles Entlassungsmanagement zur Sicherung einer kontinuierlichen bedarfsgerechten Versorgung" (DNQP, 2019, S. 25).

Das DNQP zeigt hierbei auf, welche Ressourcen in Form von Prozessstandards, Assessmentinstrumenten, Personal, Expertisen, Räumlichkeiten, Schulungsmaterialen und Zeitressourcen das Akutkrankenhaus vorhalten muss, um grundlegende Voraussetzungen für eine gelungene Entlassung der Patient_innen zur Verfügung zu stellen. Die Notwendigkeit, Bedeutung und Wirksamkeit von patient_innenedukativen und/oder angehörigenedukativen Maßnahmen ist in der wissenschaftlichen Literatur hinlänglich ausgeführt (Schieron et al., 2021; Redman, 2009).

Sämtliche Prozesse und Konzepte, die erarbeitet wurden, entfalten ihre Wirkung jedoch nicht zwangsläufig durch ihre Niederschrift, sondern dadurch, dass sie erfolgreich implementiert und gelebt werden. Dies trifft auch auf die Implementierung von „neuem Wissen" in die Praxis zu (Moers et al., 2017). Hierbei kommt den Pflegepersonen eine sehr zentrale Rolle bei der proaktiven Initiierung eines Kommunikationsprozesses mit den intra- und extramuralen Partner_innen zu.

1.2.2 Transfer des Schmerzmanagements in den extramuralen Bereich

Wie suffizient das Schmerzmanagement betroffener Personen im extramuralen Bereich verläuft, hängt von drei Faktoren ab, die in folgenden Fragen Beantwortung finden:

1. Wie erfolgreich war das innerklinische Schmerzmanagement?
2. Wie erfolgreich war der erforderliche Informationstransfer in den extramuralen Bereich?
3. Wie erfolgreich wird das Schmerzmanagement im extramuralen Bereich verfolgt und umgesetzt? (**Abbildung 1-2**)

Innerklinisches Schmerzmanagement

Um herauszufinden, ob und inwieweit das innerklinische Schmerzmanagement erfolgreich ist/war, müssen folgende Fragen gestellt und beantwortet werden:

- Waren Schmerzen der primäre Grund für die Aufnahme in ein Akutkrankenhaus oder waren Schmerzen eine Nebendiagnose oder aber eine (unvermeidbare) Nebenwirkung eines diagnostischen oder therapeutischen Eingriffes?
- Erfolgte eine Schmerztherapie nach einem etablierten Standard bzw. nach einem implementierten Prozess?
- Welche medikamentösen und nichtmedikamentösen Maßnahmen zur Schmerzbehandlung kamen zum Einsatz?
- Waren die umgesetzten medikamentösen und ggf. nichtmedikamentösen Maßnahmen erfolgreich? Im Sinne von:
  - Wurde Schmerzlinderung erreicht?
  - Wenn nicht: Blieben Optimierungspotentiale unausgeschöpft?
  - Wurden medikamentöse und/oder nichtmedikamentöse Maßnahmen zur Erreichung von Schmerzlinderung eingesetzt und mangels Erfolg wieder aufgegeben?
  - Wenn ja: welche Maßnahmen waren dies?
- Ist die von Schmerzen betroffene Person in der Lage, proaktiv am Schmerzmanagement-Prozess teilzunehmen bzw. diesen maßgeblich mitzugestalten?
- Sind patient_innenedukative Maßnahmen erforderlich, um die von Schmerzen betroffene Person zu befähigen, eine aktive und gestaltende Rolle im Prozess des Schmerzmanagements wahrzunehmen?
- Sind zur Erreichung und zum Erhalt einer stabilen Schmerzsituation patient_innen- und ggf. angehörigeneduktive Maßnahmen erforderlich?

Sofern patient_innen- und/oder angehörigenedukative Maßnahmen erforderlich sind, um das innerklinisch begonnene Schmerzmanagement erfolgreich außerhalb des Krankenhauses weiterzuführen, sind weitere Aspekte zu beleuchten:

- Ein Abgleich der für die Fortführung eines erfolgreichen Schmerzmanagements im extramuralen Bereich erforderlichen Maßnahmen mit den kognitiven und feinmotorischen Möglichkeiten der betroffenen Person ist erforderlich.
- Sind die kognitiven und/oder feinmotorischen Fähigkeiten nicht oder nicht im erforderlichen Umfang vorhanden, muss in einem weiteren Schritt abgeklärt werden, ob es andere Personen im sozialen Umfeld der betroffenen Person gibt, welche diese proaktive Rolle im Prozess für die von Schmerzen betroffene Person übernehmen können.
- Ist diese Abklärung erfolgt und ggf. Konsens hergestellt, müssen erforderliche patient_innen- oder angehörigenedukative Maßnahmen durchgeführt werden, dies bedeutet konkret: Erforderliche Kenntnisse und Fer-

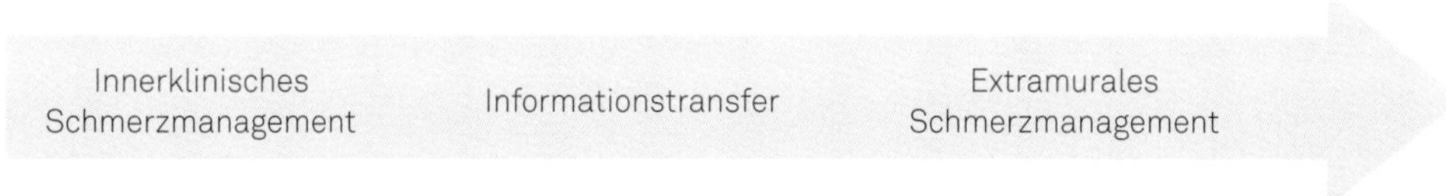

Abbildung 1-2: Informationstransfer (eigene Darstellung)

tigkeiten für die Fortführung des Schmerzmanagements müssen den Betroffenen und/oder angehörigen Kontaktpersonen entsprechend vermittelt werden.

Sind diese Fragen gestellt und hinlänglich beantwortet worden, müssen für die erfolgreiche Umsetzung des Schmerzmanagements im extramuralen Setting folgende weitere Aspekte beachtet werden: Wird die Person – erstmalig oder erneut – in eine Langzeitpflegeeinrichtung oder eine Rehabilitationseinrichtung entlassen, so ist in jedem Fall ein/eine Adressat_in für den Informationstransfer aus dem Akutkrankenhaus in die weiterbetreuende Einrichtung identifizierbar. Die Pflegekraft in der Akutkrankenanstalt, welche autorisiert ist, den Entlassungsprozess zu koordinieren, ist in der ausdrücklichen Verantwortung im Sinne von Zuständigkeit, in ausreichend zeitlicher Entfernung zum geplanten Entlassungstermin proaktiv Kontakt zur weiterbetreuenden, stationären Einrichtung aufzunehmen, eine für die Weiterführung des Schmerzmanagement-Prozesses zuständige Person zu erfragen und dieser sämtliche Aspekte des Schmerzmanagements hinreichend darzulegen. Nebst dieser vor der Überleitung stattfindenden Kommunikation ist bei der tatsächlichen Überleitung ein schriftliches Format (Transferbericht), welcher sämtliche relevanten Informationen enthält, mitzureichen. Etwaige Utensilien und/oder Verordnungen, welche von der nachsorgenden Einrichtung früher benötigt werden, als die nachsorgende Einrichtung diese selbst organisieren kann, sind in ausreichender Menge/Anzahl von der für das Entlassungsmanagement im Akutkrankenhaus zuständigen Person mitzugeben. Der Transferbericht hat darüber hinaus auch explizit den Namen und die Erreichbarkeit der koordinierenden Pflegekraft des Akutkrankenhauses zu enthalten.

Unter Einhaltung dieser Grundsätze und angenommener Empfänglichkeit der nachsorgenden Einrichtung ist das Gefahrenpotential für einen Versorgungseinbruch nach Überleitung minimiert. Herausfordernder gestaltet sich meist eine Entlassung in die häusliche Betreuung.

Informationstransfer

- Welche Person/Profession/Rolle des multiprofessionellen Schmerzmanagement-Teams im innerklinischen Setting ist verantwortlich für den Informationstransfer in den extramuralen Bereich?
- Welche Person im extramuralen Bereich ist verantwortlich, diese Informationen entgegenzunehmen und den übrigen Mitgliedern des Versorgungsteams im extramuralen Bereich zu kommunizieren bzw. die Übergabe zu dokumentieren?

Rechtzeitig vor der tatsächlichen Entlassung aus dem innerklinischen Setting muss folgende Frage beantwortet werden:

- Welche Maßnahmen sind erforderlich, um den Status quo (zufriedenstellende Schmerzsituation) im extramuralen Setting zu erhalten bzw. zu verbessern (falls innerklinisch noch nicht sämtliche Optimierungspotentiale ausgereizt wurden)?
- Wer ist die Ansprechperson für die Informationsweitergabe in den extramuralen Bereich? Im Idealfall gibt der implementierte innerklinische Standard Auskunft darüber, welche Rolle/Profession im Schmerzmanagement-Team für die Informationsweitergabe in den extramuralen Bereich zuständig ist.
- Wie kann besagte Informationsweitergabe in den extramuralen Bereich organisiert werden?

Möglichkeiten hierzu wären:

- Übergabevisite an die extramuralen Partner_innen im Akutkrankenhaus,
- virtuelle Übergabe mittels Videokonferenz,
- umfassender Transferbericht,
- Telefonat.

Welche Vorbereitungen müssen von der für den Entlassungsprozess verantwortlichen Pflegefachkraft im Vorfeld getroffen werden, damit sämtliche erforderlichen

- Informationen,
- benötigte Utensilien,
- Fähigkeiten, Fertigkeiten und Kenntnisse bei Entlassung verfügbar sind? (**Abbildung 1-3**),

  Informationen: Diese umfassen im Wesentlichen den individuellen Behandlungsplan, welcher die medikamentösen und nichtmedikamentösen Maßnahmen zur Schmerzbekämpfung/Schmerzkontrolle detailliert und unmissverständlich darlegt und Auskunft über etwaige Nebenwirkungen der Behandlung gibt. Darüber hinaus sollten medikamentöse und nichtmedikamentöse Maßnahmen, welche im Akutsetting versucht und mangels Erfolgs wieder aufgegeben wurden, hier ebenfalls nachlesbar sein, um etwaige Wiederholungen nicht erfolgreicher Behandlungsversuche zu vermeiden.

  Benötigte Utensilien: Dies gilt insbesonders für die Verfügbarkeit von rezeptpflichtigen Medikamenten, die unter das Betäubungsmittelgesetz fallen; dies gilt des Weiteren in besonderen Maße für die Betreuung von innerklinisch implementierten Schmerzpumpen).

  Fähigkeiten, Fertigkeiten und Kenntnisse: Wurden sämtliche patient_innen- und ggf. angehörigenedukativen Maßnahmen, die zur Bewältigung der Situation beitragen können, angemessen vermittelt?

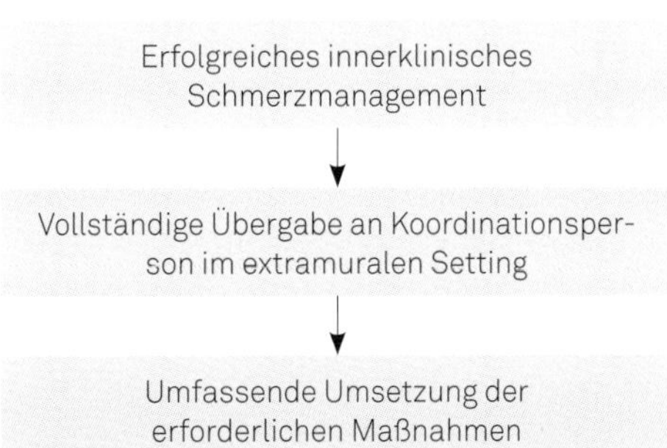
Erfolgreiches innerklinisches Schmerzmanagement
Vollständige Übergabe an Koordinationsperson im extramuralen Setting
Umfassende Umsetzung der erforderlichen Maßnahmen

Abbildung 1-3: Vermeidung von Versorgungseinbrüchen bei Entlassung (eigene Darstellung)

Konkret für die Entlassungssituation und die Weiterbetreuung im häuslichen Bereich ist die Beantwortung folgender Fragestellungen anhängig:

- Sind Personen mit den erforderlichen Kompetenzen und Befugnissen zur Applikation von Schmerzmedikamenten und Durchführung etwaiger nichtmedikamentöser Maßnahmen verfügbar?

Beispiele:

- Personen, die fähig und mittels Ausbildung oder Delegation autorisiert sind, z. B. subkutane Injektionen auszuführen.
- Personen, die fähig und aufgrund ihrer Ausbildung autorisiert sind, Schmerzmedikation per Infusion mittels peripheren Venenkatheter zu applizieren.
- Personen, die fähig und autorisiert sind, Schmerzmedikation mittels zentralem Venenkatheter zu applizieren.
- Personen, die fähig und autorisiert sind, orale Medikamente z. B. mittels Mörser zu pulverisieren und mittels passender Spritze in eine PEG-Sonde zu applizieren.
- Personen, die fähig und autorisiert sind, z. B. die adäquate Funktion einer Schmerzpumpe sicherzustellen durch: Organisation der erforderlichen Medikamente, Nachfüllung, Reaktion auf Störungen, Unterweisung des/der Träger_in.

Der Entlassungsplanung aus dem Akutkrankenhaus bekommt hierbei eine besondere Bedeutung, da die entsprechende Organisation sämtlicher erforderlichen Utensilien aber auch der Personalressource für die erfolgreiche Weiterführung des Schmerzmanagements einige Zeit in Anspruch nehmen kann.

Dies bedeutet, dass diese Erfordernisse entweder rechtzeitig vor Entlassung aus der Akutkrankenanstalt organisiert werden müssen oder aber rechtzeitig vor Entlassung im extramuralen Bereich organisiert werden müssen. Im letzteren Fall ist eine rechtzeitige Information über erforderliche Maßnahmen zur Weiterführung des Schmerzmanagements an eine geeignete Kontaktperson (im Idealfall Pain Nurse) im extramuralen Bereich erforderlich.

Damit dieser Aspekt erfolgreich durchgeführt werden kann hält der Expertenstandard Entlassungsmanagement im Strukturkriterium explizit fest:

> „Die Pflegefachkraft verfügt über Planungs- und Steuerungskompetenzen zur Durchführung einer individuellen Entlassungsplanung inklusive der Begleitung und Gestaltung von Übergängen" (DNQP, 2019, S. 25).

Im Strukturkriterium heißt es weiter:

> „Die Pflegefachkraft verfügt über die Kompetenz, Patient_innen und Angehörige sowohl über poststationäre Versorgungsmöglichkeiten und -risiken als auch über erwartbare Erfordernisse zu informieren, zu beraten und entsprechende Schulungen anzubieten bzw. zu veranlassen sowie die Koordination der weiteren daran beteiligten Berufsgruppen vorzunehmen." (DNQP, 2019, S. 25).

Analog dazu findet sich im Expertenstandard Schmerzmanagement im Prozesskriterium:

> „Die Pflegefachkraft informiert, schult und berät den Menschen mit Schmerzen und ggf. seine Angehörigen in enger Abstimmung mit den an der Versorgung beteiligten Berufsgruppen und auf Basis der vereinbarten Ziele zu seiner Schmerzsituation und trägt zur Stärkung seiner Selbstmanagementkompetenzen bei" (DNQP, 2020, S. 45).

Im Idealfall (aber bedauerlicherweise nicht immer) können mit diesen Maßnahmen auch die Zielvorgaben der Ergebniskategorien erreicht werden:

> „Informationen zu Wissen und Fähigkeiten von Patient_in und Angehörigen zur Bewältigung der poststationären Pflege- und Versorgungserfordernisse liegen vor" (DNQP, 2019, S. 25).

1.2.3 Extramurales Schmerzmanagement

Während für den Informationstransfer vom Akutkrankenhaus in den extramuralen Bereich ganz explizit eine Bringschuld von innerklinischen Akteur_innen besteht (DNQP, 2019), liegt die erfolgreiche Umsetzung des Schmerzmanagements im extramuralen Bereich im Verantwortungsbereich der dort tätigen Akteur_innen, konkret: Allgemeinmediziner_innen, Fachärzt_innen, Pflegefachkräften, und Pflegehilfskräften sowie etwaigen anderen in die Versorgung eingebunden Berufsgruppen z. B. Psychotherapie, Physiotherapie und oftmals betreuenden oder unterstützenden Angehörigen. Da sämtliche Ansätze zum Schmerzmanagement interdisziplinär bzw. multiprofessionell angelegt sind, braucht es für die erfolgreiche Weiterführung des Schmerzmanagements im extramuralen Bereich ein nicht unerhebliches Maß an Koordination und – damit diese stattfinden kann – eine Person, welche einerseits autorisiert und andererseits in der Lage ist, den Prozess des Schmerzmanagements zu koordinieren.

Damit ein suffizientes Schmerzmanagement auch im extramuralen Bereich erfolgen kann, sind folgende Faktoren unabdingbar:

- Es gibt ein Bewusstsein, für die Erfordernisse des Schmerzmanagements der im extramuralen Setting handelnden Personen.
- Die im extramuralen Setting handelnden Personen haben nebst dem entsprechenden Bewusstsein für die Herausforderung auch die erforderlichen Kenntnisse, Fähigkeiten und Ressourcen, ein suffizientes Schmerzmanagement im extramuralen Bereich sicherzustellen.
- Eine koordinierte Aktivität zwischen jenen in das Schmerzmanagementteam eingebundenen Berufsgruppen der von Schmerzen betroffenen Person und ggf. deren Angehörigen findet statt.
- Hilfreich für die Zielerreichung wäre auch im extramuralen Bereich ein implementierter Standard oder eine Leitlinie welche ana-

log zum Akutsetting Zuständigkeiten und Verantwortlichkeiten klärt und erforderliche Ressourcen benennt.

1.2.4 Konklusion

Ein Expertenstandard bildet idealtypisch ab, welche Ressourcen erforderlich sind, um ein effizientes Schmerzmanagement zu ermöglichen. Anzumerken ist hierbei, dass ein stationäres Setting kein Garant für die suffiziente Umsetzung eines evidenzbasierten Schmerzmanagement-Prozesses ist. In jedem Setting (akutstationär, Langzeitpflegeeinrichtung oder häusliches Setting) hängt die erfolgreiche Umsetzung immer (auch) davon ab, ob es eine ausreichende Anzahl von engagierten Personen gibt, die willens und in der Lage sind, den Schmerzmanagement-Prozess entsprechend umzusetzen und auch über die hierfür erforderlichen Ressourcen verfügen.

Unter Ressourcen werden speziell geschulte Fachkräfte (z. B. Pain Nurses), aber auch Zeitressourcen, räumliche Ressourcen zur Erbringung von patient_innen- und angehörigenedukativen Maßnahmen verstanden, das Vorliegen eines etablierten Standards, entsprechendes Bewusstsein aller am Prozess beteiligten Personen, die erforderlichen Kenntnisse, Fähigkeiten und Fertigkeiten, die es braucht, um einen etablierten Standard oder eine Leitlinie entsprechend umzusetzen.

Eingangs bereits erwähnt wurde die Gefahr von Versorgungseinbrüchen bei Entlassung in das häusliche Umfeld bzw. Überleitung in eine nachsorgende Einrichtung und damit eine Verschlechterung des bereits erzielten Behandlungserfolges. Nicht immer ist hierfür nur fehlende/mangelnde Information oder eine zeitlich schlecht koordinierte Entlassung verantwortlich, sondern oftmals sind Ressourcen im extramuralen Bereich schlichtweg nicht vorhanden und können daher auch bei größtmöglichem Bewusstsein für die Erfordernisse nicht organisiert werden. Beispielhaft hierfür konstatieren die Autoren Dietl und Korczak (2019) in ihrem Bericht eine durch wissenschaftliche Untersuchungen gesicherte Unterversorgung mit Akupunktur sowie psychotherapeutischen Verfahren sowie eine Über- und Fehlversorgung hinsichtlich Opiatverschreibungen.

Nicht überall, schon gar nicht flächendeckend, gibt es multiprofessionelle Schmerzmanagement-Teams, sondern oftmals lediglich Personen, die diese Aufgabe oder Teile des Prozesses übernehmen. Häufig verfügen diese Personen eben nicht über das unverzichtbar erforderliche Bewusstsein für die Herausforderung, und häufig verfügen diese Personen auch nicht über die entsprechenden Kenntnisse und Fähigkeiten.

Damit Schmerzmanagement-Prozesse auch im extramuralen Bereich erfolgreich weitergeführt werden können, haben Pflegepersonen eine zentrale Rolle – wie die EFIC im Vorwort ihrer Publikation ausführt:

> „Indeed, nurses play a pivotal role in pain management, not only in-patient care, but also in outpatient and primary care. In many hospitals, pain services are nurse led; nurses are members of interdisciplinary teams in the management of chronic pain, they contribute to and lead policy development and inititatives and are involved in academic and clinical pain research." (EFIC, 2019, S. 5).

Das anzustrebende Ziel muss in jedem Fall sein: Primär ausgebildete und konstant weitergebildete Pain Nurses sind in jedem „community setting" in ausreichender Anzahl vorhanden. Sie sind fähig und autorisiert, erforderliche Aktivitäten des multiprofessionellen Schmerzbehandlungsteams zu koordinieren. Weiters: Sämtliche Ressourcen, und dies meint auch die zeitnahe Verfügbarkeit von und Zugänglichkeit zu nichtmedikamentösen Maßnahmen zum Schmerzmanagement, wie z. B. psychotherapeutischen Behandlungskontingenten, sind im extramuralen Bereich in ausreichendem Umfang vorhanden.

Literatur

Deutsches Netzwerk für Qualitätsentwicklung in der Pflege (DNQP). (Hrsg.). (2019). *Expertenstandard Entlassungsmanagement in der Pflege*. Hochschule Osnabrück.

Deutsches Netzwerk für Qualitätsentwicklung in der Pflege (DNQP). (Hrsg.). (2020). *Expertenstandard Schmerzmanagement in der Pflege*. Hochschule Osnabrück.

Dietl, M. & Korczak, D. (2019). *Versorgungssituation in der Schmerztherapie in Deutschland im internationalen Vergleich hinsichtlich Über-, Unter- oder Fehlversorgung, Deutsche Agentur für HTA des Deutschen Instituts für Medizinische Dokumentation und Information HTA-Bericht 111*. Verfügbar unter https://portal.dimdi.de/de/hta/hta_berichte/hta301_bericht_de.pdf

European Pain Federation (EFIC). (2019). *Core Curriculum for the European Diploma in Pain*. Verfügbar unter https://europeanpainfederation.eu/wp-content/uploads/2019/11/EFIC-CORE-NURSING-WEB-FINAL-Published-on-website.pdf

Moers, M., Schiemann, D. & Stehling, H. (2017). Expertenstandards implementieren – Spezifika gelingender Einführungsprozesse. In D. Schiemann, M. Moers & A. Büscher (Hrsg.), *Qualitätsentwicklung in der Pflege. Konzepte, Methoden und Instrumente* (S. 86–119). Ciando.

Redman, B. (2009). *Patientenedukation: Kurzlehrbuch für Pflege- und Gesundheitsberufe*. Hans Huber.

Schieron, M., Büker, C. & Zegelin, A. (Hrsg.). (2021). *Patientenedukation und Familienedukation Praxishandbuch zur Information, Schulung und Beratung*. Hogrefe.

Weiterführende Literatur

Bundesministerium für Soziales, Gesundheit, Pflege und Konsumentenschutz (BMASGK). (2018). *Qualitätsstandard Aufnahme und Entlassungsmanagement*. Verfügbar unter https://www.sozialministerium.at/Themen/Gesundheit/Gesundheitssystem/Gesundheitssystem-und-Qualitaetssicherung/Qualitaetsstandards/Bundesqualitaetsleitlinie-zum-Aufnahme--und-Entlassungsmanagement---BQLL-AUFEM.html

Dangel, B. (2010). *Pflegerische Entlassungsplanung Ansatz und Umsetzung mit dem Expertenstandard*. Elsevier Urban & Fischer.

Hellmich, P. (2021). *Case und Care Management: im Gesundheits- und Pflegebereich*. Facultas.

1.3 Menschen mit chronischen Schmerzen beraten

Markus Heisel

Beratung nimmt in unserer Gesellschaft einen immer größeren Stellenwert ein. So ist zum Beispiel die Beratung von Flüchtlingen, welche als Form der helfenden Kommunikation bei alltäglichen Problemen betrachtet wird (Braches-Chyrek et al., 2019), ganz aktuell. Doch was bedeutet Beratung? Im Lexikon der Psychologie wird die Beratung beispielsweise folgendermaßen definiert: „als eine freiwillige, meist kurzfristige, oft nur situative soziale Interaktion bei nicht-pathologischen Problemfällen zwischen einem (meist professionellen) Berater (Beraterteam) und einem Ratsuchenden (einer Gruppe oder Organisation)." (Elbing, 2000). Die Bedeutung des Terminus Beratung scheint demnach immer aus dem entsprechenden Kontext hervor. Im Kontext Pflege wird Beratung als „Tätigkeitsbereich in oder neben der Pflege, dessen Zielsetzung es ist, Patientinnen und Patienten und/oder deren Angehörige umfassend über die Möglichkeiten der Pflege zu informieren" (Wanka, 2014) definiert. Innerhalb der professionellen Pflege werden besonders der Schulung, Beratung und Information chronischer Schmerzpatientinnen und Schmerzpatienten eine immer größere Bedeutung zugemessen.

1.3.1 Chronische Schmerzen

Bevor auf den Beratungsaspekt eingegangen wird, muss die Bedeutung des chronischen Schmerzes für die betroffenen Pflegeempfängerinnen und Pflegeempfänger deutlich gemacht werden, wofür es zunächst einer Definition der beiden Bestandteile ‚chronisch' und ‚Schmerz' bedarf. In Deutschland leiden schätzungsweise 12 bis 15 Millionen Menschen an chronischen Schmerzen, von denen sich wiederum 4 bis 5 Millionen stark eingeschränkt fühlen (Deutsche Schmerzliga e. V., o. J.).

Die International Association for the Study of Pain (IASP, 2020) definiert Schmerz als „ein unangenehmes Sinnes- oder Gefühlserlebnis, das mit einer tatsächlichen oder potenziellen Gewebeschädigung einhergeht oder einer solchen ähnelt." Doch was bedeutet das konkret für die Betroffenen? Schmerz ist als subjektive Wahrnehmung zu verstehen, welche objektiv nicht messbar ist. In der Regel macht der Schmerz die Menschen darauf aufmerksam, dass irgendetwas im Körper nicht stimmt und dient damit eigentlich als Schutzmechanismus (Nobis, 2022). Ist die schmerzverursachende Verletzung oder Erkrankung abgeheilt und die Schmerzen halten dennoch länger als drei Monate an, spricht man von chronischen (andauernden) Schmerzen. Der Wert von drei Monaten sollte dabei als Richtwert verstanden werden, da der Übergang von einem akuten zu einem chronischen Schmerz immer individuell und fließend ist. Für das Andauern oder das häufige Wiederkehren des Schmerzes nennen Nobis und Rolke zwei Ursachen: Zum einen ist eine Vielzahl von chronischen Erkrankungen mit andauernden Schmerzen verbunden. Als Beispiele werden hier u. a. rheumatische Leiden oder Durchblutungsstörungen genannt. Des Weiteren kann der Schmerz selbst zu einer Erkrankung werden, wenn die somatische (körperliche) Ursache nicht mehr vorhanden ist (Nobis, 2022). Dabei geht das wichtigste Merkmal des physiologischen Schmerzes verloren: Die Schutz- und Warnfunktion, welche für das Überleben des Individuums lebenswichtig ist und in der Evolution des Menschen unabdingbar ist. Man könnte den chronischen Schmerz damit als sinnlosen Schmerz bezeichnen, da er das Vertrauen in eine evolutionsbedingte Funktion des eigenen Körpers schmälert (Heisel, 2002). Chronische Schmerzen belasten in erster Linie die Betroffene und den Betroffenen, stellen aber auch für ihre Angehörigen sowie unter Umständen das Pflegepersonal eine große Herausforderung dar.

Während die Angehörigen oft nur hilflos zusehen können, muss der oder die professionelle Pflegefachkraft die Aussage der Pflegeempfängerin und des Pflegeempfängers zu Beginn des Pflegeauftrages zunächst akzeptieren. Im Prozesskriterium P1 des Expertenstandards „Schmerzmanagement in der Pflege“ von 2020 wird zu Beginn des Pflegeauftrages gefordert, ein Schmerzassessment durchzuführen, dessen Ziel unter anderem die Feststellung ist, ob ein chronischer Schmerz vorliegt (Deutsches Netzwerk für Qualitätsentwicklung in der Pflege [DNQP], 2020). Im weiteren Verlauf gilt es dann die Gründe für die Entstehung der Chronifizierung vorliegen herauszufinden.

Der chronische Schmerz kann sich über längere Zeit zu einem eigenständigen Krankheitsbild entwickeln: der sogenannten „Schmerzkrankheit“, abgekoppelt und unabhängig vom Schmerzursprung (Heisel, 2002). Diese findet sich in der seit 01. Januar 2022 von der WHO freigegeben Version der „International Statistical Classification of Diseases and Related Health Problems“ (ICD-11) unter dem Code MG30 wieder. Unter dieser Codierung werden zukünftig die unterschiedlichen Formen des chronischen Schmerzes als eigenständige Diagnose klassifiziert. Die deutsche Übersetzung steht derzeit noch aus. Als Grundlage des pflegerischen Schmerzmanagements und der medizinischen Schmerztherapie dient das biopsychosoziale Modell, welches 1977 von dem amerikanischen Psychiater George L. Engel erarbeitet wurde (Engel, 1977). Darin rückt das Individuum mit seiner umfassenden Persönlichkeit und Sozialisation in den Vordergrund und wird erstmals multidimensional betrachtet, was zahlreiche Möglichkeiten zu Schulungs-, Informations- und Beratungskonzepten, welche zielgerichtet ausgewählt werden müssen, eröffnet. Bevor ein fokussierter Blick auf die verschiedenen Konzepte geworfen werden kann, bedarf es zunächst einer Übersicht der komplexen Kategorien des chronischen Schmerzes.

Chronisch nicht-tumorbedingte Schmerzen

Um die Komplexität der nicht-tumorbedingten Schmerzen besser darstellen zu können, werden im Folgenden verschiedene Schmerzkrankheiten und Schmerzstörungen aus dem ICD-10 Diagnoseschlüssel, welche die Schmerzkrankheit in den Vordergrund stellen, aufgeführt.

Hierzu gehören unter anderem[3]:

- M79.7) Fibromyalgie: Die Leitlinien der Arbeitsgemeinschaft der Wissenschaftlichen Medizinischen Fachgesellschaften e.V. definieren die Fibromyalgie als: „Kernsymptome des Fibromyalgiesyndrom sind chronische Schmerzen in mehreren Körperregionen, Schlafstörungen bzw. nicht-erholsamer Schlaf und Müdigkeit bzw. Erschöpfungsneigung (körperlich und/oder geistig).“ (Arbeitsgemeinschaft der Wissenschaftlichen Medizinischen Fachgesellschaften e.V [AWMF]-Portal, 2017)
- F 45.40) Anhaltende somatoforme Schmerzstörung.
- F 45.41) Chronische Schmerzstörung mit somatischen und psychischen Faktoren
- F62.-) Andauernde Persönlichkeitsänderungen, nicht Folge einer Schädigung oder Krankheit des Gehirns
- F62.80) Andauernde Persönlichkeitsänderung bei chronischem Schmerzsyndrom

Chronisch tumorbedingte Schmerzen

Schmerzen werden im onkologischen Bereich als logische Konsequenz der entsprechenden Tumorerkrankungen betrachtet. Im Jahr 2018 gab es etwa 500 000 Neuerkrankungen in Deutschland (Robert Koch Institut, 2021). Schätzungsweise leiden in der Frühphase einer Tumorerkrankung etwa 28 bis 38 Prozent und im Verlauf der Erkrankungen bis zu 80 Prozent der Betroffenen an tumorbedingten Schmerzen. Im Bereich der palliativmedizinischen Behandlung geben etwa 65 Prozent starke bis sehr starke Schmerzen an. Um sich den Bedarf an Beratung bewusst zu machen, muss die Pflege-

3 Da der Fokus dieses Beitrages auf dem Bereich der Schmerzkrankheiten liegen soll, werden die Schmerzarten der Allgemeinsymptomatik hier ausgelassen.

fachkraft die Ätiologie der Tumorschmerzen kennen:

- Tumorbedingte Ursachen (60–90%): Knochendestruktionen und -frakturen durch Metastasen, Kompression und Infiltration von Nerven und Blutgefäßen, Weichteilinfiltrationen, Verlegung eines abführenden Organs, arterieller und venöser Verschluss, Tumornekrosen mit Ulzerationen und möglichen Perforationen. Tumorbedingte Schmerzen weisen aufgrund der jeweiligen Lokalisation eine vielschichtige Symptomatik auf.
- Tumorassoziierte Ursachen (5–20 Prozent): Herpes Zoster Infektion, Dekubitus, Pilzinfektionen, Muskelspasmen
- Therapiebedingte Ursachen (10–25 Prozent): Operative Eingriffe (Nervenschädigungen, Ödeme, Vernarbungen), Chemotherapie (Entzündungen, Neuropathien), Strahlentherapie (Strahlenmukositis, -osteomyelitis)
- Tumorunabhängige Ursachen (3–10 Prozent): Migräne, Kopfschmerzen, Rückenschmerzen

Anhand der Ursachen lässt sich eine Vielzahl an Beratungsbedarfen ableiten, welche die komplexe Dimension in diesem Bereich abbilden.

Chronische Schmerzen bei Kindern und Jugendlichen[4]

Auch Kinder und Jugendliche können bereits unter chronischen Schmerzen leiden. Bei ihnen spricht man von chronischem Schmerz, wenn sie über drei Monate mehrmals pro Woche über Schmerzen klagen. Etwa fünf Prozent aller Kinder sind chronische Schmerzpatient_innen. Die Heranwachsenden fühlen sich ebenso wie die Erwachsenen gequält und sind in ihren Aktivitäten, wie beispielsweise Schule und Hobbies, massiv eingeschränkt. Oft ist die Ursache der Schmerzen nicht erfassbar oder zu erklären. Doch nicht nur die betroffenen Kinder sind massiv belastet, sondern auch das familiäre Umfeld leidet extrem unter dieser Situation. Kinder mit chronischen Schmerzen sind gefährdet im Verlauf ihrer ‚Schmerzkarriere' den Anschluss in der Schule und ihrem sozialen Umfeld zu verlieren. Es können sich psychische Störungen entwickeln, welche das Kind ihr gesamtes Leben belasten können. Vor allem Ängste, Schulprobleme und Depressionen können die Folge unzureichend behandelter chronischer Schmerzen sein, womit Einflüsse in allen Lebensbereichen zu verzeichnen sind. Studien über chronische Schmerzen bei Kindern haben gezeigt, dass eine hohe psychische Belastung des Betroffenen, z. B. aufgrund familiärer oder schulischer Konflikte, eine chronische Schmerzentwicklung forcieren kann (Höfel, 2022; Deutsche Schmerzgesellschaft e.V, 2022). Auch sogenannte Helikopter-Eltern (auch Curling-Eltern oder Paranoid Parents genannt) können die Entwicklung eines chronischen Schmerzsyndroms fördern. Unter Helikopter-Eltern sind Eltern gemeint, die sich permanent in der Nähe ihres Kindes aufhalten umso jeglichen Schaden von ihm fernzuhalten und sich konsequent für sein Wohlergehen einsetzen.

Gerade im Bezug zu Kindern und Jugendlichen kommt der Beratung, Schulung und Information eine noch sensiblere Rolle zu. Daher schließt auch das oben bereits erwähnte biopsychosozialen Modell das Konstrukt der Familie zwingend mit ein.

Nachdem nun ein Überblick über die verschiedenen Kategorien des chronischen Schmerzes geschaffen wurde, wird der Fokus nun auf die Bedeutung der Beratung in der Pflege gerichtet.

1.3.2 Beratung in der Pflege

Besonders im Bereich der professionellen Pflege steigt die Bedeutung der Beratung immer weiter. Hier liegen die Schwerpunkte auf der Schulung, der Beratung und der Anleitung in den unterschiedlichen Fachbereichen. Zusammengefasst werden diese Bereiche in dem Begriff *Edukation*, welcher übersetzt *Erziehung*

4 Zur besseren Lesbarkeit steht ‚Kinder' im Verlauf als Stellvertreter für ‚Kinder und Jugendliche'.

und/oder *Bildung* bedeutet. Im Bereich der professionellen Pflege wird der Begriff wie folgt definiert: „Patientenedukation (und Familienedukation) bezeichnet vielfältige gezielte psychologische und pädagogische Maßnahmen, die Patienten und Angehörigen bei der Krankheitsbewältigung helfen" (Schewior-Popp et al., 2017, S. 221). Die Patient_innenberatung wird von den professionell Pflegenden im Rahmen ihrer Tätigkeit kaum wahrgenommen oder nicht als ihr Tätigkeitsfeld betrachtet. Es wird artikuliert, dass sie für solche Aufgaben nicht zuständig seien. Wenn Pflegende jedoch nach ihrem Tagesablauf gefragt werden, wird offensichtlich, dass sie im Routinebetrieb mehrfach am Tag in beratender Funktion tätig sind, jedoch meist eher ungeplant und unbewusst. Dies ist insoweit nachvollziehbar, als dass sich die professionelle Pflege derzeit noch im Sinne eines problemorientierten Pflegeverständnisses bewegt (Reibnitz, 2009). Seit dem Gesetz zur Reform der Pflegeberufe (im weiteren PflBRefG) aus dem Jahr 2017 änderte sich die Auffassung des Pflegeberufes, da die Edukation dort erstmals explizit als Aufgabe der Pflege definiert wurde. Für die Ausbildungsstruktur bedeutete dieses Gesetz, dass die Edukation als eigener Themenkomplex mit in die Curricula aufgenommen werden musste.

In Abschnitt 1, § 5, Absatz (2) wird als Ausbildungsziel formuliert: „Pflege im Sinne des Absatzes 1 umfasst präventive, [...], ihre Beratung [...] in allen Lebensphasen [...]. Sie erfolgt entsprechend dem allgemein anerkannten Stand pflegewissenschaftlicher, medizinischer und weiterer bezugswissenschaftlicher Erkenntnisse [...]" (Bundesministerium für Familie, Senioren, Frauen und Jugend [BMFSFJ], 2022). Die zukünftigen Pflegefachfrauen und -männer sollen dazu laut Absatz (3), Punkt 1, Buchstabe f zur „Beratung, Anleitung und Unterstützung von zu pflegenden Menschen bei der individuellen Auseinandersetzung mit Gesundheit und Krankheit sowie bei der Erhaltung und Stärkung der eigenständigen Lebensführung und Alltagskompetenz unter Einbeziehung ihrer sozialen Bezugspersonen" (Bundesministerium für Familie, Senioren, Frauen und Jugend [BMFSFJ], 2022) befähigt werden. Damit werden Schulung, Beratung und Anleitung gesetzesmäßig zu Kernkompetenzen in der professionellen Pflege. Fran London schreibt bereits im Jahr 2003, dass die Edukation im amerikanischen Raum sowie in einigen nordeuropäischen Ländern in der alltäglichen Routine der Pflege fest etabliert ist. Um die Jahrtausendwende gab es dort schon zahlreiche wissenschaftliche Auseinandersetzungen und vielfache Forschungsfelder. Abt-Zegelin hebt hier bereits die Notwendigkeit hervor die Selbstbestimmung der Patient_innen mittels Erstellung und Umsetzung von Konzepten im Bereich der Edukation zu stärken. Sie sieht, ebenso wie Müller-Mundt, die Pflegefachkräfte prädestiniert dafür diesen Aufgabenbereich zu übernehmen, da sie im engsten Kontakt zu den Betroffenen stehen. Gerade im Bereich der Altenpflege sieht sie Defizite in der Edukation, da in diesem Bereich die Pflegenden meist als einzige Profession im Gesundheitswesen einen regelmäßigen Umgang mit den Bewohnern haben (London, 2003; Abt-Zegelin, 2002; Müller-Mundt et al., 2000). Aus diesem Grund war und bleibt es wichtig, dass sich die professionell Pflegenden dieser Aufgabe stellen und Fähigkeiten entwickeln, dies in den Alltag zu integrieren und somit im weiteren Verlauf edukative Verrichtungen zielgenauer und effizienter durchführen zu können. Petra Warschburger (2009, S. 16) hat die psychosoziale Beratung wie folgt definiert:

> „Beratung ist ein zwischenmenschlicher Prozess, in welchem eine Person oder eine Gruppe, d. h. die Ratsuchenden/Klienten in der und durch die Interaktion mit einer anderen Person, dem sog. Berater/Team, mehr Klarheit gewinnt über eigene Probleme und deren Bewältigungsmöglichkeiten. Die Hilfe zur Selbsthilfe, d. h. die Steigerung der Problemlösefertigkeiten seitens des Rat-suchenden, ist ein entscheidendes Element von Beratung. Psychosoziale Beratung soll damit nicht nur bei der

> ‚Lösung' eines aktuellen, spezifischen Problems stehen bleiben, sondern den Klienten Möglichkeiten aufzeigen, wie ähnlich gelagerte Probleme in Zukunft zu bewältigen sind".

Im Gutachten des Sachverständigenrates zur Begutachtung der Entwicklung im Gesundheitswesen aus dem Jahr 2007 mit dem Titel „Kooperation und Verantwortung Voraussetzungen einer zielorientierten Gesundheitsversorgung" beschreiben die Gutachter die unmittelbare Nähe der Pflegenden zu den Patientinnen und Patienten und sprechen der Berufsgruppe die Rolle als „Gesundheitsunterstützer" zu. „Dies ist der Fall, wenn zur Leistungserbringung eine sehr enge Kooperation, Kommunikation und Koproduktion mit dem Patienten notwendig ist" und im Weiteren:

> „Die mit diesen Begrifflichkeiten implizierte hierarchische Position der Ärzte im Gesundheitssystem steht einem modernen, auf Kooperation gegründeten Verständnis von Zusammenarbeit der Gesundheitsberufe im Wege, in dem gleichwohl eindeutige Verantwortlichkeiten bestehen." (Sachverständigenrat zur Begutachtung der Entwicklung im Gesundheitswesen, 2007, S. 42).

Dies kann als Zugeständnis gewertet werden, durch welches Beratung allen professionellen Berufsgruppen (auch den Pflegefachkräften) im Gesundheitswesen zugeordnet wird. Wenn jedoch das Gutachten des Sachverständigenrates von 2014 betrachtet wird, wird deutlich, dass die Beratung eine zusätzliche Belastung für die Berufsgruppe der Pflegenden bedeutet. In diesem Gutachten werden die „bedarfsgerechte Versorgung" und die Veränderungen im Gesundheitswesen, insbesondere die Situation der professionellen Pflege, beleuchtet. (Sachverständigenrat zur Begutachtung der Entwicklung im Gesundheitswesen, 2014). Die Vorgaben einer Beratung für Pflegebedürftige haben ihre Grundlage im Sozialgesetzbuch (im weiteren SGB) und grundsätzlich hat jede Versicherte und jeder Versicherte Anspruch auf eine solche Beratung (Hüper & Hellige, 2007; Petter-Schwaiger, 2011; Schmidt & Meißner, 2008). Ebenfalls wichtig im Sinne der Beratung zur Pflege ist das Sozialgesetzbuch XI, denn dort finden sich explizite Bestimmungen über die Beratung von Pflegebedürftigen. Weitere Vorgaben zur Pflegeberatung bieten die Expertenstandards, die das Deutsche Netzwerk für Qualitätsentwicklung in der Pflege (DNQP) entwickelt hat. Der Expertenstandard „Schmerzmanagement in der Pflege" aus dem Jahr 2020 fordert im Strukturkriterium S3a folgendes: „Die Pflegefachkraft verfügt über die Kompetenz zur Information, Schulung und Beratung in Bezug auf Schmerzen und schmerzbedingte Probleme." (DNQP, 2020, S. 16).

Im Kontext der Beratung in der Pflege setzt sich der in anderen Ländern (bspw. USA) bereits seit längerem etablierte Begriff *Health Literacy* nun auch in Deutschland langsam durch (Faller et al., 2011; Hurrelmann & Razum, 2012; Stefani, 2018).

Die wörtliche Übersetzung von Health Literacy lautet Gesundheitskompetenz, was dem Sinn des Konzeptes nicht eindeutig entspricht. Gesundheitskompetenz kann als Ziel einer Beratung im Gesundheitswesen verstanden werden. Faller bezeichnet Health Literacy in seinem Beitrag als „Wissen und Behandlungsalternativen" (Faller et al., 2011, S. 444).

Die internationale Weltgesundheitsorganisation (WHO) definiert ‚Health Literacy' darüber hinaus wie folgt:

> „Health Literacy has been defined as the cognitive and social skills which determine the motivation and ability of individuals to gain access to, understand and use information in ways which promote and maintain good health. Health Literacy means more than being able to read pamphlets and successfully make appointments. By improving people's access to health information and their capacity to use it effectively, health literacy is critical to empowerment." (World Health Organization, 2009).

Dies Definition bedeutet, dass Gesundheitskompetenz als die kognitiven und sozialen Fähigkeiten, die die Motivation und Fähigkeit des Einzelnen bestimmen, Zugang zu Informationen zu erhalten, diese zu verstehen und auf eine Weise zu nutzen, die die Gesundheit fördert und aufrechterhält und die mehr als das Lesen von Broschüren und das erfolgreiche Verabreden von Terminen verstanden wird. Durch die Verbesserung des Zugangs der Menschen zu Gesundheitsinformationen und ihrer Fähigkeit, diese effektiv zu nutzen, ist die Gesundheitskompetenz für die Stärkung von entscheidender Bedeutung. Schaeffer, Hurrelmann und andere bringen ‚Health Literacy' im Zusammenhang mit ‚Empowerment': Patient_innen werden zu Expert_innen ihrer Erkrankung geschult und damit dem Konzept ‚Hilfe zur Selbsthilfe' als Ziel einer Beratung näher gebracht. Wulfhorst sieht ‚Empowerment' als wichtigen Bestandteil bei dem individuelle Gesundheitsentscheidungen zu beeinflussen sind. Die Eigenverantwortlichkeit stellt dabei die Grundorientierung gesundheitspädagogischer Interventionen dar. (Wulfhorst, 2012). Schwerpunktmäßig beschäftigt sich ‚Health Literacy' mit chronischen Erkrankungen, welche aufgrund des demografischen Wandels in den letzten Jahren zugenommen haben. Dies bedeutet jedoch nicht, dass jede Betroffene oder jeder Betroffene mit Informationen zugeschüttet werden soll, denn wie Schaeffer bemerkt, führt „mehr an verfügbarer Information ... nicht zwingend auch zu besserer Informiertheit." (Schaeffer, Pelikan & Bauer 2017, S. 15) und damit zu besserer Gesundheitskompetenz und einer besseren Lebensführung.

Zum Thema ‚Schmerz' gibt es Veröffentlichungen zu Schulungen, die sich auch mit dem Thema chronischen Schmerzen beschäftigen. Petzke et al. setzen sich mit der Patient_innenschulung beim Fibromyalgie-Syndrom auseinander. Hier empfehlen die Autoren eine Patient_innenedukation bereits als Basismaßnahme, bei der Patient_innen ausführlich über das Syndrom informiert werden sollen, da die Folgeerscheinungen weniger im Körperlichen als vielmehr im sozialen Bereich (Arbeitsunfähigkeit, Rentenbegehren in jungem Alter) zum Teil sehr schwerwiegend sein können (Petzke et al., 2017). Damit wird das Fazit von Klement et al. aus dem Jahr 2008 bestätigt, welches besagt: „Patientenschulung kann nicht alleiniger Therapieansatz sein, sondern [...] Teil eines multimodalen Therapieprogramms" (Klement et al., 2008, S. 292). Im Zusammenhang mit Kopfschmerzen schreibt Gaul in seinem Artikel, dass therapeutische Maßnahmen gleichzeitig mit edukativen Programmen im Rahmen der allseits anerkannten multimodalen Schmerztherapie erfolgen müssen. Auch hier taucht wieder der Begriff ‚Empowerment' als ‚Hilfe zur Selbsthilfe' auf. Im Gegensatz zu Schaeffer sieht Gaul auch den Nutzen einer reinen Informationsvermittlung innerhalb des Konzeptes ‚Health Literacy'. Die Kommunikation innerhalb des therapeutischen Teams wird von Gaul ebenfalls hervorgehoben. Dabei legt er großen Wert auf die Einhaltung eines Sprachgebrauchs seitens der Therapeuten. Im Kontext dieses Beitrages ist die Berufsgruppe der professionell Pflegenden immer Teil der Therapeuten im Sinne von Co-Therapeuten (Gaul, 2014).

Beratung bei chronischen Schmerzen

Zur Implementierung eines Schulungskonzepts für chronische Schmerzpatient_innen wurde in einer nicht repräsentativen Datenerhebung mit 113 Betroffenen nach der Erfahrung mit Beratungs- und Schulungsmaßnahmen gefragt. Demnach gaben 26,5 Prozent der Teilnehmerinnen und Teilnehmer an, sie hätten schon einmal an Schulungen zum Thema ‚Schmerz' teilgenommen, 61,5 Prozent hätten jedoch bisher an keiner Schulung teilgenommen (**Abbildung 1-4**). 60 Prozent haben sich bereits im Vorfeld in verschiedenen Medien über Schmerzen informiert (**Abbildung 1-5**), davon 40 TN im Internet, 31 in Zeitschriften (bspw. Apothekenumschau), 25 in Fernsehsendungen, 17 in Büchern und ein TN über eine APP (**Abbildung 1-6**).

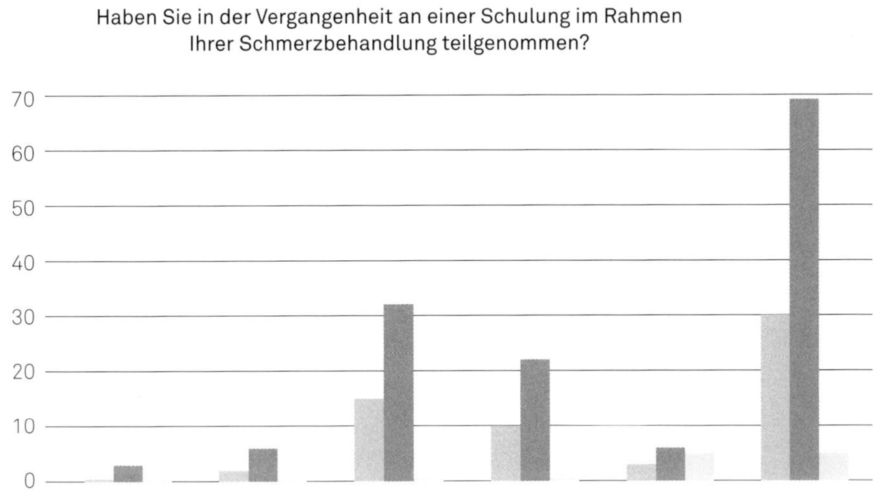

	16–30	31–45	46–60	61–75	>76	Gesamt
Ja	0	2	15	10	3	30
Nein	3	6	32	22	6	69
keine Angabe	0	0	0	0	5	5

Abbildung 1-4: Schulungen (eigene Darstellung)

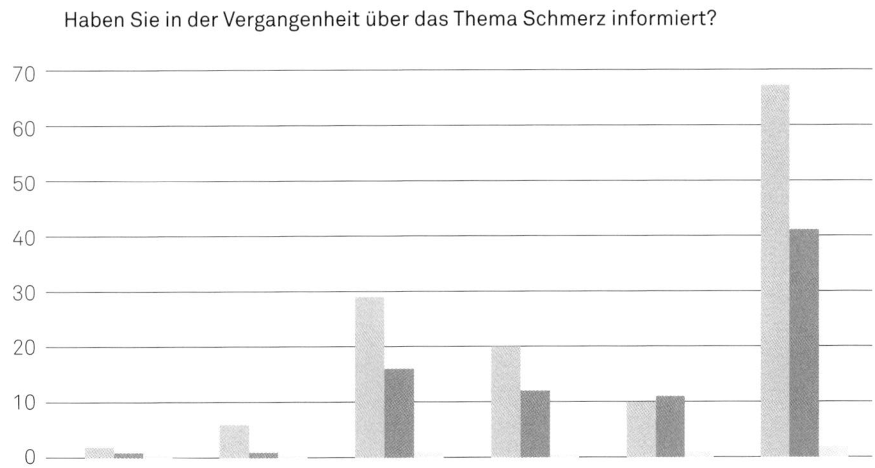

	16–30	31–45	46–60	61–75	>76	Gesamt
Ja	2	6	29	20	10	67
Nein	1	1	16	12	11	41
keine Angabe	0	0	1	0	1	2

Abbildung 1-5: Haben Sie sich in der Vergangenheit über das Thema Schmerz informiert? (eigene Darstellung)

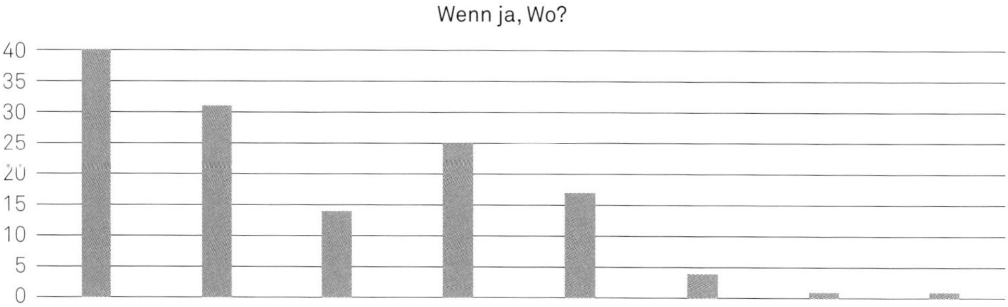

Internet	Zeitschrift	Krankenhaus, Arzt, Reha	Fernseher	Bücher	Vorträge	Infomaterial	APP
40	31	14	25	17	4	1	1

Abbildung 1-6: Wo haben Sie sich in der Vergangenheit über das Thema Schmerz informiert? (eigene Darstellung)

Das Ergebnis dieser Befragung deutet an, dass im Bereich der edukativen Maßnahmen ein deutlicher Bedarf für die betroffenen Menschen mit chronischen Schmerzen besteht. Es ist davon auszugehen, dass dieser Patient_innengruppe die Pflegediagnose ‚Wissensdefizit' nach der NANDA Taxonomie zu Grunde liegt. Die Diagnose Wissensdefizit wird dort als „Ein Fehlen oder Mangel an kognitiven Informationen zu einem bestimmten Thema (Mangel an spezifischen Informationen die für den Patienten [...] notwendig sind um sinnvolle Entscheidungen [...] zu treffen" (Doenges et al., 2018) definiert. Dies kann unter Umständen dazu führen, dass sich Pflegeempfänger in ihrer Verzweiflung Halbwissen aneignen, welches in einem multiprofessionellen bioppsychosozialen Behandlungskonzept ein Hindernis für die edukativen Maßnahmen darstellen kann. Schwarz-Govaers (2009) beschreibt dies in ihrem fachdidaktischen Modell als Vorkenntnisse aus unsicheren Quellen und falsch angeeignetes Wissen.

Beratung aus Sicht des Expertenstandard „Schmerzmanagement in der Pflege"

Die Zielsetzung in der Beratung sollte mit dem an chronischen Schmerzen leidenden Menschen individuell und realistisch vereinbart werden, da es in der Behandlung und Pflege nach dem biopsychosozialen Modell kein Standardverfahren gibt. Die Menschen sollen zu einem eigenständigen Schmerzmanagement befähigt und damit die Bereitschaft gesteigert werden eigenverantwortlich Maßnahmen zu ergreifen, um dadurch die Schmerzen im Rahmen ihrer Möglichkeiten positiv zu beeinflussen. Dies bedeutet auch sich den Ängsten der Betroffenen und ihrer Angehörigen anzunehmen und diese in einer Maßnahme anzusprechen, um sie nach Möglichkeit auszumerzen (zum Beispiel die Angst vor einer Abhängigkeit von Opioiden). Dafür brauchen die Pflegefachkräfte eine entsprechende Handlungskompetenz. In der Ausbildung zu Pflegefachfrauen und -männern ist dies in den Curricula der Generalistik, beispielhaft sei in diesem Kontext das ‚Bremer Curriculum' (Muths & Darmann-Finck, 2019) genannt, entsprechend verortet.

Beratungs- und Schulungskonzepte sollten immer dem Setting (Klinik, Altenpflegeeinrichtungen u. a.) entsprechend gestaltet sein, da die Zielsetzung für ein Konzept individuell festzulegen ist. Dies bedeutet, dass bei der Zielsetzung einer Beratung der akuten stationären Behandlung die Bewältigungsstrategien für die Betroffenen nach der Entlassung im Vordergrund stehen. Dazu könnte beispielsweise ein abteilungsinternes Schulungskonzept etabliert werden. In speziellen Schmerzkliniken und Rehabilitationseinrichtungen finden vermehrt Gruppenschulungen für bestimmte Schmerzerkrankungen z. B. Kopfschmerzschulungen, Rückenschule oder Rheumaschulungen statt. Im ambulanten Bereich wird dagegen auf die individuelle Beratung der Betroffenen sowie ihrer Angehörigen gesetzt. In Altenpflegeeinrichtungen spielen für die Beratung zusätzlich die kognitiven Fähigkeiten der Bewohner eine große Rolle.

Neben der Art der Konzepte sind die Inhalte in den edukativen Maßnahmen sehr unterschiedlich. So steht z. B. bei tumorbedingtem chronischem Schmerz in Hospizen, auf Palliativstationen und der spezialisierten ambulanten Palliativversorgung der Umgang mit der Opioidtherapie und den damit verbundenen Ängsten, Mythen und Vorbehalten im Fokus. Aber auch die Spiritualität spielt in diesem Kontext eine große Rolle. Der betroffene Mensch sollte mit der damit verbundenen Trauer- und Verlustarbeit den letzten Weg im Sinne des ‚Total Pain'-Konzeptes nach Cicely Saunders (das Konzept der vier verschiedenen Ebenen oder Qualitäten von Leid (Schmerz): körperlich, seelisch, sozial und spirituell) gehen können. Hier soll noch einmal die Wichtigkeit der Einbeziehung der Angehörigen hervorgehoben werden, denn nur gemeinsam lassen sich die Probleme mit sowohl den nicht-tumorbedingten als auch den tumorbedingten chronischen Schmerzen bewältigen. Voraussetzung für eine effektive edukative Unterstützung ist der respektvolle und empathische Umgang mit dem Pflegeempfänger. Oft ist der betroffene Mensch bereits in die Situation gekommen, dass ihn das Umfeld und die Mitarbeiter im Gesundheitswesen nicht mehr ernst genommen haben und er gegenüber diesen daher misstrauisch geworden ist. Der Pflegefachkraft sollte stets bewusst sein, dass auch wenn das Schmerzerleben nicht objektivierbar ist und teilweise im Widerspruch zur eigenen Wahrnehmung steht, es dennoch notwendig ist, dass individuelle Empfinden nicht zu bagatellisieren oder zu ignorieren, sondern als subjektives Gefühl zu sehen und den Schmerzausdruck als individuelle Bewältigungsstrategie anzuerkennen. Inhalte einer edukativen Maßnahme können unter anderem Ziele, Möglichkeiten und Grenzen des Schmerzmanagements aufzeigen, Vermittlung der Eigenwahrnehmung und Selbsteinschätzung von Schmerz mittels Skalen u. Ä., Schulung des Schmerzverständnis wie die Entstehung und Verarbeitung von chronischem Schmerz, subjektive Krankheitstheorien und individuelle Bewertung des Schmerzes, Bedeutung von Komorbiditäten sowie das Erkennen und Vermeiden schmerzauslösender bzw. verstärkender Faktoren sein. Hiermit wird versucht eine Veränderung des Verhaltens zu bewirken. Um eine Adhärenz im Umgang mit chronischen Schmerzen zu erreichen, könnten Inhalte wie etwa Maßnahmen zur Verbesserung der Kommunikation (Beschreiben von Schmerz, neuen Schmerzquellen, Nebenwirkungen und anderen Veränderungen), Vermittlung zum Verständnis des Schmerzmanagements und speziell der medikamentösen Schmerztherapie (Behandlungsplan und Einnahmezeiten, Selbstmedikation und ihre Risiken sowie Schmerzprävention, z. B. bei Kopfschmerz oder bei Durchbruchschmerz), die Aufklärung von Mythen und Missverständnissen (bezüglich einer Opioidtherapie, z. B. der Unterschied zwischen Sucht, Toleranz und physischer Abhängigkeit) und Umsetzung von nichtmedikamentöse Verfahren (wie Wärme/Kälte, körperliche Aktivität und Vermeidung von Schonhaltung, Entspannung und Ablenkung sowie Balance von Be- und Entlastung) sinnvoll sein. Alle Maßnahmen zur Schulung und Beratung sind mit dem multiprofessionellen Team abzustimmen, damit alle an der Versorgung beteiligten Berufsgruppen darüber im Bilde sind, welche Aspekte mit den Betroffenen thematisiert wurden und die Behandlung dadurch lückenlos und kontinuierlich erfolgen kann.

1.3.3 Fazit

Edukative Maßnahmen wie Beratung, Schulung und Information sind in der Betreuung von Menschen mit chronischen Schmerzen essenziell und nehmen in der pflegerischen Betreuung eine immens große Rolle ein. Es gibt keine standardisierten Konzepte, welche sich eins zu eins umsetzen ließen. Jede Einrichtung muss ihr Konzept aufgrund ihres eigenen Behandlungs- und Betreuungskonzepts individuell planen und umsetzen, sei es in Gruppenschulungen oder Einzelgesprächen, als Präsentation oder mithilfe eines Beratungsordners. Dabei sollte die individuelle Beratung des Individuums unbedingt auf die Bedürfnisse des jeweils betroffenen Menschen zugeschnitten sein.

Literatur

Abt-Zegelin, A. (2002). *Patienten- und Familienedukation in der Pflege*. Tagungsbeitrag auf dem Kongress des DV Pflegewissenschaft, Berlin. Verfügbar unter https://patientenedukation.de/sites/default/files/downloads/content/patienten-und familienedukation.pdf

Arbeitsgemeinschaft der Medizinischen Fachgesellschaften e.V. (AMWF). (2017). *Definition, Pathophysiologie, Diagnostik und Therapie des Fibromyalgiesyndroms*. Verfügbar unter https://register.awmf.org/assets/guidelines/145-004l_S3_Fibromyalgiesyndrom_2019-11_1-abgelaufen.pdf

Braches-Chyrek, R., Kallenbach, T., Müller, C. & Stahl, L. (Hrsg.). (2019). *Bildungs- und Teilhabechancen geflüchteter Menschen: Kritische Diskussionen in der Sozialen Arbeit*. Budrich.

Bundesministerium für Familie, Senioren, Frauen und Jugend (BMFSFJ). (2022). *Gesetz zur Reform der Pflegeberufe (Pflegeberufereformgesetz-PflBRefG von 2017)*. Verfügbar unter https://www.bgbl.de/xaver/bgbl/start.xav?startbk=Bundesanzeiger_BGBl&jumpTo=bgbl117s2581.pdf#__bgbl__%2F%2F*%5B%40attr_id%3D%27bgbl117s2581.pdf%27%5D__1614269350443

Deutsches Netzwerk für Qualitätsentwicklung in der Pflege (DNQP). (2020). *Expertenstandard Schmerzmanagement in der Pflege*. Hochschule Osnabrück.

Deutsche Schmerzliga e.V. (Hrsg.). (o.J.). *Chronischer Schmerz: Daten, Fakten, Hintergründe*. Verfügbar unter https://schmerzliga.de/ewhihaje/2019/07/Dossier_Schmerzliga.pdf

Deutsche Schmerzgesellschaft e.V. (2022). *Leben mit Schmerzen. Qualifizierte Beratung stärkt Selbstmanagement*. Verfügbar unter https://www.schmerzgesellschaft.de/fileadmin/pdf/PM_Pflegerische_Patientenberatung_F.pdf

Doenges, M.E., Moorhouse, M.F. & Geissler-Murr, A. (2018). *Pflegediagnosen und Maßnahmen* (6. Aufl.). Verlag Hans Huber.

Elbing, E. (2000). Beratung. In *Lexikon der Psychologie*. Online verfügbar unter https://www.spektrum.de/lexikon/psychologie/beratung/2133

Engel, G.L. (1977). The need for a new medical model: a challenge for biomedicine. *Science, 196*(4286), 129–136.

Faller, H., Reusch, A. & Meng, K. (2011). Innovative Schulungskonzepte in der medizinischen Rehabilitation. *Bundesgesundheitsblatt Gesundheitsforschung, Gesundheitsschutz, 54*(4), 444–450. https://doi.org/10.1007/s00103-011-1237-x

Gaul, C. (2014). Kopfschmerzen – Patientenschulung als Baustein multimodaler Therapieprogramme. Was ist gesichert? *Bundesgesundheitsblatt, Gesundheitsforschung, Gesundheitsschutz, 57*(8), 961–966. https://doi.org/10.1007/s00103-014-2002-8

Heisel, M. (2002). *Pflegehandbuch Schmerztherapie*. Bibliomed Verlag.

Hüper, C. & Hellige, B. (2007). *Professionelle Pflegeberatung und Gesundheitsförderung für chronisch Kranke: Rahmenbedingungen – Grundlagen – Konzepte – Methoden*. Mabuse.

Höfel, L. (2022). *Chronische Schmerzen Allgemein*. Verfügbar unter https://www.rheuma-kinderklinik.de/schmerz-zentrum/so-behandeln-wir/behandlungsspektrum/chronische-schmerzen-allgemein

Hurrelmann, K. & Razum, O. (Hrsg.). (2012). *Handbuch Gesundheitswissenschaften*. Beltz Juventa.

International Association for the Study of Pain (IASP). (2020). *Revised Definition*. Available from https://www.iasp-pain.org/publications/iasp-news/iasp-announces-revised-definition-of-pain/

Klement, A., Häuser, W., Brückle, W., Eidmann, U., Felde, E., Herrmann, M., Kühn-Becker, M. Offenbächer, M., Settan, M., Schiltenwolf, M., von Wachter, M. & Eich, W. (2008). Allgemeine Behandlungsgrundsätze, Versorgungskoordination und Patientenschulung beim Fibromyalgiesyndrom und chronischen Schmerzen in mehreren Körperregionen. *Der Schmerz, 22*(3), 283–294.

London, F. (2003). *Informieren, Schulen, Beraten: Praxishandbuch zur pflegebezogenen Patientenedukation.* Verlag Hans Huber.

Müller-Mundt, G., Schaeffer, D., Pleschberger, S. & Brinkhoff, P. (2000). Patientenedukation – (k)ein zentrales Thema in der deutschen Pflege?. *Pflege & Gesellschaft, 5*(2), 42–53.

Muths, S. & Darmann-Finck, I. (2019). *Bremer Curriculum für die Ausbildung zur Pflegefachfrau / zum Pflegefachmann (Entwurf).* Verfügbar unter https://www.gesundheit.bremen.de/gesundheit/berufe-im-gesundheitswesen/pflegefachfrau-mann-12811

Nobis, R. (2022). *Herausforderung Schmerz.* Verfügbar unter https://www.schmerzgesellschaft.de/patienteninformationen/herausforderung-schmerz

Petter-Schwaiger, B. (2011). *Beratung in der Pflege für die Aus-, Fort- und Weiterbildung.* Pflegiothek. Cornelsen.

Petzke, F., Brückle, W., Eidmann, U., Heldmann, P., Köllner, V., Kühn, T., Kühn-Becker, M., Strunk-Richter, M., Settan, M. von Wachter, M., Weigl, M. & Häuser, W. (2017). Allgemeine Behandlungsgrundsätze, Versorgungskoordination und Patientenschulung beim Fibromyalgie-syndrom Aktualisierte Leitlinie 2017 und Übersicht von systematischen Übersichtsarbeiten. *Der Schmerz, 31*(3), 246–254. https://doi.org/10.1007/s00482-017-0201-6

Reibnitz, C.v. (Hrsg.). (2009). *Case Management: Praktisch und effizient.* Springer Verlag. https://doi.org/10.1007/978-3-642-01317-1

Robert Koch Institut (RKI). (2021). *Krebs in Deutschland für 2017/2018.* Verfügbar unter https://www.krebsdaten.de/Krebs/DE/Home/homepage_node.html

Sachverständigenrat zur Begutachtung der Entwicklung im Gesundheitswesen (SVR-Gesundheit). (2007). *Kooperation und Verantwortung – Voraussetzungen einer zielorientierten Gesundheitsversorgung.* Verfügbar unter https://www.svr-gesundheit.de/fileadmin/Gutachten/Gutachten_2007/Kurzfassung_2007.pdf

Sachverständigenrat zur Begutachtung der Entwicklung im Gesundheitswesen (SVR-Gesundheit). (2014). *Bedarfsgerechte Versorgung. Perspektiven für ländliche Regionen und ausgewählte Leistungsbereiche.* Verfügbar unter https://www.svr-gesundheit.de/fileadmin/Gutachten/Gutachten_2014/Langfassung2014.pdf

Schaeffer, D., Pelikan, J.M. & Bauer, U. (Hrsg.). (2017). *Health literacy: Forschungsstand und Perspektiven.* Hogrefe Verlag.

Schmidt, S. & Meißner, T. (2008). Patienten- und Angehörigenarbeit. In S. Schmidt (Hrsg.), *Organisation und Haftung in der ambulanten Pflege* (S. 74–86). Springer Verlag.

Schewior-Popp, S., Sitzmann, F. & Ullrich, L. (Hrsg.). (2017). *Thiemes Pflege. Das Lehrbuch für Pflegende in der Ausbildung.* Thieme. https://doi.org/10.1055/b-004-140670

Schwarz-Govaers, R. (2009). Fachdidaktikmodell Pflege. In C. Olbrich (Hrsg.), *Modelle der Pflegedidaktik* (S. 87). Elsevier, Urban & Fischer.

Stefani, M. (2018). *Die Macht des pflegeberuflichen Alltags.* Springer. https://doi.org/10.1007/978-3-658-21932-1

Wanka, K. (2014). Pflegeberatung. In *DocCheck Flexikon.* Verfügbar unter https://flexikon.doccheck.com/de/Pflegeberatung?utm_source=www.doccheck.flexikon&utm_medium=web&utm_campaign=DC%2BSearch

Warschburger, P. (2009). *Beratungspsychologie.* Springer Verlag. https://doi.org/10.1007/978-3-540-79044-0

World Health Organization (WHO). (2009). *Health literacy and health behaviour.* Available from unter https://www.who.int/teams/health-promotion/enhanced-wellbeing/seventh-global-conference/health-literacy

Wulfhorst, B. (2012). Gesundheitserziehung und Gesundheitsbildung. In K. Hurrelmann & O. Razum (Hrsg.), *Handbuch Gesundheitswissenschaften* (S. 729–756). Beltz Juventa.

Weiterführende Literatur

Aulbert, E. Nauck, F. & Radbruch, L. (Hrsg.). (2011). *Lehrbuch der Palliativmedizin.* Schattauer Verlag

DTV Arbeits- und Sozialrecht (Hrsg.). (2022). *Sozialgesetzbuch.* Beck-Texte. Dtv.

Margulies, A., Kroner, T., Gaisser, A. & Bachmann-Mettler, I. (Hrsg.). (2017). *Onkologische Krankenpflege.* Springer Verlag. https://doi.org/10.1007/978-3-662-53955-2

Zens, M. & Jurna, I. (Hrsg.). (2001). *Lehrbuch der Schmerztherapie, Grundlagen, Theorie und Praxis für Aus- und Weiterbildung.* Wissenschaftliche Verlagsgesellschaft.

2
Edukation zum pflegerischen Schmerzmanagement in der präoperativen Phase

Irmela Gnass

Menschen, die für einen operativen Eingriff in eine Klinik kommen, werden regulär über das chirurgische und anästhesiologische Vorgehen aufgeklärt und ihr Einverständnis zur jeweiligen Entscheidung wird eingeholt. Schmerz wird in dieser Informations- und Aufklärungsphase, die ambulant vor der Aufnahme oder stationär stattfindet, thematisiert.

Warum erscheint es wichtig, Patient_innen vor einer Operation aufzuklären bzw. gezielt edukative Inhalte zu vermitteln?

Doch zunächst ein kleiner Exkurs: Wenn von Edukation gesprochen wird, dann sind hierunter die Information, Schulung, Beratung und die Moderation zu verstehen (Netzwerk Patienten- und Familienedukation in der Pflege e.V, 2022). Die Moderation, als jüngst aufgenommene Methode in der Edukation, fokussiert Gruppenangebote, die vor allem im Rehabilitationsbereich oder ambulanten Nachversorgung stattfinden und steht nicht im Fokus dieses Beitrages zur präoperativen Phase. Angebote wie sogenannte Patient_innen-Informationstage, die von Kliniken zu spezifischen Erkrankungen oder Operationsverfahren angeboten werden, sind im Allgemeinen als Informationsveranstaltung einzuordnen. Diese Informationsvermittlungen tragen jedoch dazu bei, das perioperative Geschehen, somit indirekt das Schmerzgeschehen und die anästhesiologischen Verfahren besser zu verstehen.

Literatur

Netzwerk Patienten- und Familienedukation in der Pflege e.V. (2022, Januar). *Patientenedukation.* Zugriff am 01.10.2022 unter https://patienten edukation.de/themen/patientenedukation

2.1 Präoperative Edukation

Irmela Gnass

Sofern Pflegende präoperativ bereits mit Patient_innen in Kontakt kommen, werden die edukativen Belange sich einerseits am Pflegeprozess und idealerweise auch am Edukationsprozess orientieren. Der Edukationsprozess enthält die folgenden vier Prozessschritte:

1. Erhebung der edukativen Bedürfnisse/Bedarfe der Patient_innen und mögliche Herausforderungen, insbesondere Barrieren
2. Planung durch Festlegung von edukativen Zielen
3. Umsetzung durch Lehren, Verwenden von instruierenden Methoden und Instrumenten
4. Evaluation der Lernerfolge der Patient_innen (Bastable, 2017).

Der Edukationsprozess ist in der gesamten perioperativen Phase anwendbar und zeigt sich somit für die prästationäre wie auch für die postoperative und ggf. ambulante Versorgungsphase hin relevant. In den Guidelines und Leitlinien wird berichtet, dass die präoperative Informationsgabe hilfreich ist, um Erwartungen an die Operation und die anästhesiologischen Verfahren angemessen einzuschätzen und damit ggf. Ängste und Sorgen bei Patient_innen frühzeitig zu reduzieren. Ferner wird von der gezielten Edukationsvermittlung auch ein Beitrag für eine schnellere Genesung respektive Entlassung erwartbar sein (Batchelor et al., 2019; Deutsche Fachgesellschaft für Anästhesie und Intensivmedizin [DGAI], 2021; Deutsches Netzwerk für Qualitätsentwicklung in der Pflege [DNQP], 2020).

2.1.1 Erkenntnisse zur präoperativen Edukation

Eine präoperative Beratung, bzw. Informationsgabe oder Schulung kann in Form eines persönlichen Gespräches oder in Gruppenangeboten erfolgen. Darüber hinaus werden Informationen zu Schmerzgeschehen, -einschätzung und -behandlung in Broschüren und Multimedia-Informationen (Patient_innen Aufklärvideos) vermittelt. Alle präoperativen Informationen und ggf. Schulungen (z. B. zur Nutzung von Schmerzskalen) zeigen in unterschiedlicher Ausprägung eine Wirkung unter anderem auf die Schmerzkontrolle und können nur dann sinnvoll und gewinnbringend sein, wenn die individuelle Situation (edukative Bedürfnisse/Bedarfe) der Patient_innen berücksichtigt werden. „Die Informationsvermittlung soll die Selbstwirksamkeit des Patienten stärken und helfen die Erwartungen der Patienten dem wahrscheinlichen Schmerzverlauf anzupassen." (DGAI, 2021).

Die Selbstwirksamkeit im Schmerzmanagement kann somit schon in der präoperativen Phase gefördert werden und es ist zu vermuten, dass sich hier eine Wirkung bis in die postoperative Phase aufzeigen lässt.

Derzeit liegt jedoch noch keine Evidenz vor, die aufzeigt, dass eine formale Edukation der informellen Informationsvermittlung überlegen ist (Gurusamy et al., 2014), doch idealerweise sollten Patient_innen beide Vermittlungsformen erhalten. Auch sollte angestrebt werden, dass Patient_innen und deren Angehörige Informationen von allen Teammitgliedern (Chirurg_in; Anästhesist_in, Pflegende etc.) erhalten (Batchelor et al., 2019). In der Leitlinie der ERAS-Gesellschaft (Enhanced Recovery After Surgery [ERAS® Society], 2022) wird bei niedrigem Evidenzlevel eine starke Empfehlung für eine routinemäßige spezielle präoperative Beratung der Patient_innen ausgesprochen (Batchelor et al., 2019).

2.1.2 Fazit

Den Antworten auf die Fragen, ob die präoperative Edukation der rechte Zeitpunkt ist und ob dieser zum besseren Ergebnis der Versorgung beiträgt, wird bei schwacher Evidenzen eine positive Tendenz entgegengebracht respektive wird dieses Vorgehen sogar empfohlen. Die Klarheit zum Geschehen rund um eine Operation, sowie das Verständnis bzw. das Verstehen des Schmerzgeschehens lassen eine positive Wirkung für die Förderung der Selbstwirksamkeit (generelle und/oder schmerzspezifische Selbstwirksamkeit) in der gesamten perioperativen Phase annehmen.

Literatur

Bastable, S.B. (2017). *Essentials of patient education* (2nd ed.). Jones & Bartlett Learning.

Batchelor, T.J.P., Rasburn, N.J., Abdelnour-Berchtold, E., Brunelli, A., Cerfolio, R.J., Gonzalez, M., Ljungqvist, O., Petersen, R.H., Popescu, W.M., Slinger, P.D. & Naidu, B. (2019). Guidelines for enhanced recovery after lung surgery: recommendations of the Enhanced Recovery After Surgery (ERAS®) Society and the European Society of Thoracic Surgeons (ESTS). *European Journal of Cardio-Thoracic Surgery, 55*(1), 91–115.

Deutsche Fachgesellschaft für Anästhesie und Intensivmedizin (DGAI). (2021). *Behandlung akuter perioperativer und posttraumatischer Schmerzen*. Verfügbar unter https://www.awmf.org/leitlinien/detail/anmeldung/1/ll/001-025.html

Deutsches Netzwerk für Qualitätsentwicklung in der Pflege (DNQP). (Hrsg.). (2020). *Schmerzmanagement in der Pflege*. Hochschule Osnabrück.

Enhanced Recovery After Surgery (ERAS® Society). (2022). *9th ERAS World Congress May 31st – June 2nd 2023 in Lisbon Portugal – ERAS® Society*. Zugriff am 18.10.2022 unter https://erassociety.org/event/9th-eras-world-congress-may-31st-june-2nd-2023-in-lisbon-portugal/

Gurusamy, K.S., Vaughan, J. & Davidson, B.R. (2014). Formal education of patients about to undergo laparoscopic cholecystectomy. *The Cochrane Database of Systematic Reviews*, (2), Article CD009933. https://doi.org/10.1002/14651858.CD009933.pub2

2.2 Edukation zur Bewältigung des akut-postoperativen Schmerzes

Stefanie Berger

Eine adäquate Patient_innenedukation nimmt im postoperativen Schmerzmanagement eine zentrale Rolle ein (Fredericks et al., 2010). Die Aspekte der präoperativen Edukation wurden im Kapitel zuvor bereits erläutert. Dieses Kapitel fokussiert die postoperative Patient_innenedukation unter Berücksichtigung des Edukationsprozesses und der geteilten Entscheidungsfindung zwischen Gesundheitspersonal und Patient_innen. Zudem werden wesentliche Methoden und Instrumente im Rahmen der postoperativen Edukation angeführt.

Gerade im Rahmen des Schmerzmanagements, in dem Schmerz als subjektives, multidimensionales Phänomen betrachtet wird, zeigt sich die geteilte Entscheidungsfindung (shared decision making) zwischen Gesundheitspersonal und Patient_innen als wesentlich (Jansen, 2001). Dabei nehmen Pflegepersonen eine zentrale Rolle im Rahmen der Organisation und Vermittlung edukativer Inhalte ein. Zu berücksichtigen sind hier Faktoren, welche auf die Situation Einfluss nehmen können, wie beispielsweise die persönliche Einstellung der Pflegepersonen (Friberg et al., 2012).

Der bereits im Kapitel „Edukation zum pflegerischen Schmerzmanagement in der präoperativen Phase“ erläuterte Edukationsprozess mit seinen vier Schritten (Bastable, 2017) bildet auch in der postoperativen Phase eine wesentliche Grundlage für die Umsetzung.

Im ersten Schritt „Assessment“, also der Erhebung von Edukationsbedarfen und potenziellen Lern-Barrieren, ist es wesentlich, die Vorerfahrungen und das Wissen der Patient_innen zu beispielweise Medikation sowie die Bedarfe und potenzielle Barrieren für die Umsetzung eines adäquaten Schmerzmanagements zu erheben. Darauf aufbauend fokussiert Schritt zwei die Zielsetzung, die gemeinsam mit den Patient_innen basierend auf einer adäquaten Erklärung, erfolgen sollte (vgl. Bastable, 2017). Ein individueller Behandlungsplan sollte laut Expertenstandard Schmerzmanagement in der Pflege des Deutschen Netzwerk für Qualitätsentwicklung in der Pflege (DNQP, 2020) die Schmerzsituation, die individuellen Therapieziele und die Selbstmanagementkompetenzen berücksichtigen sowie auch medikamentöse und/oder nichtmedikamentöse Maßnahmen umfassen.

Methoden, die sich u. a. in den letzten Jahren als Strategie zur Evaluation von Edukationsinhalten im Sinne einer Stärkung der Gesundheitskompetenz etabliert haben, sind die Ask me 3® und die Teach-Back Methode. Bei der Ask me 3® Methode werden Betroffene angeleitet, sich selbst die nachfolgenden drei Fragen bei jedem Kontakt mit dem Gesundheitssystem zu stellen und zu prüfen, ob sie die vermittelten Inhalte verstanden haben und diese in den Kontext zu ihrer eigenen Situation setzen können. Dadurch wird die Gesundheitskompetenz gestärkt. Die drei Fragen lauten:

- Was ist mein Hauptproblem?
- Was muss ich tun?
- Warum ist es wichtig für mich, das zu tun? (Institute for Healthcare Improvement [IHI], 2022); Schmidt-Kaehler et al., 2017)

Auf Schritt drei „Implementierung durch Lehren mittels instruierender Methoden und Instrumente“ wird nun näher eingegangen. Dabei geht es um die mündliche und/oder schriftliche Vermittlung von Inhalten. Hierbei ist es wichtig, auf die individuellen Bedürfnisse der Patient_innen einzugehen. Beispielweise können Computersimulation, schriftliche Informationen sowie Informationen via audio-visueller und computerbasierte Medien eingesetzt werden. Wichtig ist dabei, das Selbstmanagement der Patient_innen zu fördern (Bastable, 2017).

Der letzte wesentliche Schritt umfasst die Evaluation des Lernerfolges der Patient_innen.

Hierbei können beispielsweise ein kurzer Test oder eine kurze Demonstration der erlernten Fähigkeiten mit unmittelbarem Feedback des Gesundheitspersonals eingesetzt werden. Hierbei kann die Teach-Back Methode zum Einsatz kommen, die sich durch das Zurückerklären der vermittelten Edukationsinhalte von Seiten der Patient_innen auszeichnet. Dies dient der Rückversicherung, dass die vermittelten Inhalte von den Patient_innen verstanden wurden, ohne die Patient_innen im engeren Sinne zu testen (Schmidt-Kaehler et al., 2017). Im Sinne der partnerschaftlichen Herangehensweise bilden die Empowerment-Schritte nach Huang et al. (2017): Zuhören, Austausch, Reflexion, Aktion und Rückmeldung zum Schmerzmanagement eine wesentliche Grundlage für den Austausch mit den Patient_innen. Dies ist insbesondere auch in Vorbereitung auf die Entlassung relevant.

Literatur

Bastable, S.B. (2017). *Essentials of Patient Education* (2nd ed.). Jones & Bartlett Learning.

Deutsches Netzwerk für Qualitätsentwicklung in der Pflege (DNQP). (2020). *Expertenstandard Schmerzmanagement in der Pflege. Aktualisierung 2020 einschließlich Kommentierung und Literaturstudie.* Hochschule Osnabrück.

Fredericks, S., Guruge, S., Sidani, S. & Wan, T. (2010). Postoperative patient education: a systematic review. *Clinical Nursing Research, 19*(2), 144–164. https://doi.org/10.1177/1054773810365994

Friberg, F., Granum, V. & Bergh, A.L. (2012). Nurses' patient-education work: conditional factors – an integrative review. *Journal of Nursing Management, 20*(2), 170–186. https://doi.org/10.1111/j.1365-2834.2011.01367.x

Huang, T.-T., Sung, C.-C., Wang, W.-S. & Wang, B.-H. (2017). The effects of the empowerment education program in older adults with total hip replacement surgery. *Journal of Advanced Nursing, 73*(8), 1848–1861. https://doi.org/10.1111/jan.13267

Institute for Healthcare Improvement (IHI). (2022). *Ask me 3: Good Questions for Your Good Health.* Zugriff am 21.09.2022 unter https://www.ihi.org/resources/Pages/Tools/Ask-Me-3-Good-Questions-for-Your-Good-Health.aspx

Jansen, L.A. (2001). Deliberative decision making and the treatment of pain. *Journal of Palliative Medicine, 4*(1), 23–30. https://doi.org/10.1089/109662101300051924

Schmidt-Kaehler, S., Vogt, D., Berens, E.M., Horn, A. & Schaeffer, D. (2017). *Gesundheitskompetenz – verständlich informieren und beraten: Material- und Methodensammlung zur Verbraucher- und Patientenberatung für Zielgruppen mit geringer Gesundheitskompetenz.* Universität Bielefeld, Fakultät für Gesundheitswissenschaften.

2.3 Edukation nach Operationen in der poststationären Phase

Nadja Nestler

In der Versorgung von Menschen mit akuten und / oder chronischen Schmerzen ist die Edukation der Betroffenen in der präoperativen sowie auch postoperativen Phase während eines stationären Aufenthalts als Teil des Auftrags im interprofessionellen Schmerzmangement etabliert (Deutsche Fachgesellschaft für Anästhesie und Intensivmedizin [DGAI], 2021). Dies gilt auch im Besonderen für die pflegerische Versorgung (Deutsches Netzwerk für Qualitätsentwicklung in der Pflege [DNQP], 2020). Relativ neu ist international die Begleitung von Patient_innen mit bestimmten Risikofaktoren über den stationären Aufenthalt hinaus. Dies erfolgt für Patient_innen mit einem Risiko für die Entwicklung eines chronisch postoperativen Schmerzes (Katz, 2015). Risikopatient_innen sind dabei insbesondere Menschen mit präoperativ vorbestehenden Schmerzen, jüngerem Alter, weiblichem Geschlecht und einer Schmerzkatastrophisierung sowie im Kontext bestimmter Operationen (Pogatzki-Zahn, 2021; International Association für the Study of Pain [IASP], 2021).

Die Begleitung dieser Patient_innen erfolgt durch einen speziellen Dienst, den sogenannten Transitional Pain Service, während des stationären Aufenthalts und in der nachstationären Phase. Ein interdisziplinäres Team bestehend aus Ärzt_innen, Pflegenden, Physiotherapeut_innen und Psycholog_innen versorgt diese Patient_innen über die Regelversorgung hinaus, so dass hierdurch die Entstehung eines chronisch postoperativen Schmerzes verhindert oder zumindest dessen Entstehung frühzeitig erkannt werden soll, um diese Betroffenen dann an Einrichtungen für die Versorgung von Menschen mit chronischen Schmerzen zu vermitteln (Katz, 2015). Die interdisziplinäre Betreuung bezieht sich dabei insbesondere auf ein unter den Professionen abgestimmtes Angebot an therapeutischen Maßnahmen. Diese Maßnahmen erfolgen nicht parallel zueinander, sondern als abgestimmtes Maßnahmenkonzept, bei der jede Berufsgruppe spezifische Aufgaben hat, die aber in ein Gesamtkonzept münden. Ein bedeutsamer Anteil in dieser bisher in Deutschland nicht etablierten Form der Betreuung der Patient_innen ist die (pflegerische) Edukation der Patient_innen zur Förderung der Gesundheitskompetenz und des Selbstmanagements (IASP, 2021).

2.3.1 Edukation zur Steigerung der Gesundheitskompetenz und des Selbstmanagements

Eine gezielte Edukation der Patient_innen zur Förderung der Gesundheitskompetenz (siehe Kapitel 4.1) in der poststationären Phase bedarf eines prä- oder zumindest stationären Assessments zur Gesundheitskompetenz und der Selbstwirksamkeitserwartung der Patientin/des Patienten. Die Selbstwirksamkeitserwartung wird definiert als Überzeugung in die eigene Fähigkeit eine Handlung erfolgreich ausführen zu können (Egger, 2011). Dazu braucht es Zuversicht der jeweiligen Person in das eigene Verhalten und in das Erreichen eines gewünschten Zieles. Dies sind die Grundvoraussetzungen für ein funktionierendes Selbstmanagement (Nici et al., 2014). Die Edukation zur Stärkung der Selbstwirksamkeitserwartung zielt auf die Stärkung der Patient_innenautonomie und Befähigung durch Wissensvermittlung sowie einen Kompetenzerwerb oder dessen Steigerung für einen konstruktiven und aktiven Umgang mit vielschichtigen Herausforderungen in der Bewältigung von komplexen Situationen ab (Haslbeck & Schaeffer, 2007).

Im Schmerzmanagement sind edukative Themen zur Steigerung der Selbstwirksamkeit im Kontext der Wiederlangen der Aktivitäten des täglichen Lebens zu betrachten. Es gilt also in einer noch recht frühen postoperativen Phase nach der Entlassung aus dem Krankenhaus herausfordernde oder gar schwierige Situation zu bewältigen. Hierzu gehören insbesondere das poststationäre Medikamentenmanagement, also die korrekte Einnahme der weiterverordneten Analgetika, sowie die Möglichkeiten deren Anpassung bei Reduktion der Schmerzen. Ebenso bedarf es der Vermittlung von notwendigen Reaktionen bei zunehmenden Schmerzen und einem höherem Analgetikabedarf.

Dabei kann in der Edukation auf vier Quellen der Selbstwirksamkeitserwartung zurückgegriffen werden (Egger, 2011):

- Überzeugung schwierige Situationen meistern zu können
- Vorhandene Vorbilder als role models
- Vorhandene soziale Unterstützung
- Möglichkeit der Regulation körperlicher Reaktionen

Diese Quellen können genutzt werden um das Selbstmanagement und die Möglichkeit der relativ autonomen Organisation und Durchführung des Schmerzmanagements mit den Patient_innen zu thematisieren und individuelle Strategien für das Schmerzmanagement zu besprechen. Ganz konkret kann es hier also darum gehen, zu überlegen, wie körperliche Aktivitäten (wieder) aufgenommen werden können, wer dabei unterstützen kann, ob es Personen gibt, die als Vorbilder agieren, so dass die Bewältigung dieser Situation für die Patient_innen möglich erscheint und damit auch chronischer Schmerz vermieden werden kann.

Eine solche Edukation sollte bereits stationär eingeleitet werden um diese dann in der poststationären Betreuung fortführen und evaluieren zu können (Huang et al., 2017).

Literatur

Deutsche Fachgesellschaft für Anästhesie und Intensivmedizin (DGAI). (2021). *Behandlung akuter perioperativer und posttraumatischer Schmerzen*. Verfügbar unter https://www.awmf.org/leitlinien/detail/anmeldung/1/ll/001-025.html

Deutsches Netzwerk für Qualitätsentwicklung in der Pflege (DNQP). (Hrsg.). (2020). *Expertenstandard Schmerzmanagement in der Pflege*. Hochschule Osnabrück.

Egger, J.W. (2011). Selbstwirksamkeitserwartung – ein bedeutsames kognitives Konstrukt für gesundheitliches Verhalten. *Psychologische Medizin, 22*(2), 43–58.

Haslbeck, J.W. & Schaeffer, D. (2007). Selbstmanagementförderung bei chronischer Krankheit: Geschichte, Konzept und Herausforderungen. *Pflege, 20*(2), 82–92. https://doi.org/10.1024/1012-5302.20.2.82

Huang, T.-T., Sung, C.-C., Wang, W.-S. & Wang, B.-H. (2017). The effects of the empowerment education program in older adults with total hip replacement surgery. *Journal of Advanced Nursing, 73*(8), 1848–1861. https://doi.org/10.1111/jan.13267

International Association für the Study of Pain (IASP). (2021). *Chronic Postsurgical Pain: Definition, Impact, and Prevention. Fact Sheet No. 4*. Verfügbar unter https://www.iasp-pain.org/resources/fact-sheets/prevention-of-chronic-post-surgical-pain/

Katz, J., Weinrib, A., Fashler, S.R., Katznelzon, R., Shah, B.R., Ladak, S.S.J., Jiang, J., Li, Q., McMillan, K., Santa Mina, D., Wentlandt, K., McRae, K., Tamir, D., Lyn, S., de Perrot, M., Rao, V., Grant, D., Roche-Nagle, G., Cleary, S.P., … Clarke, H. (2015). The Toronto General Hospital Transitional Pain Service: development and implementation of a multidisciplinary program to prevent chronic postsurgical pain. *Journal of Pain Research, 8*, 695–702.

Nici, L., Bontly, T.D., ZuWallack, R. & Gross, N. (2014). Self-Management in Chronic Obstructive Pulmonary Disease. Time for a Paradigm Shift? *Annals of the American Thoracic Society, 11*(1), 101–107. https://doi.org/10.1513/AnnalsATS.201306-150FR

Pogatzki-Zahn, E. (2021). Prädiktion und Prävention chronisch postoperativer Schmerzen. *Der Schmerz, 35*, 30–43. https://doi.org/10.1007/s00482-020-00525-2

2.4 Patient_innenedukation von Health Professionals aus Sicht der Erwachsenenbildung (Andragogik)

Martina Kaufmann

Um eine wirksamere Behandlung und größere Zufriedenheit bei Menschen mit chronischen Schmerzen zu erreichen, ist die Patient_innenedukation (PE) ein wichtiges Mittel. Mit diesem Beitrag sollen zum einen die aus der Perspektive von Praktiker_innen beschriebenen Anforderung an klinisch tätige Berater_innen beschrieben und zugleich die besondere Aufgabe des Coaching genauer betrachtet werden.

PE gilt als Standard im klinischen Management von Patient_innen (Beckmann-Vries et al., 2018) und wird beschrieben als Ermächtigung zum Selbstmanagement, zu Gesundheit und Funktion. Bei ihrem Genesungsprozess wollen die Patient_innen zunehmend miteinbezogen werden, um ihrem Bedürfnis nach gezielten Informationen und individueller Behandlung und Beratung gerecht zu werden. Um diesen Wünschen zu entsprechen hat Beckmann-Fries für die PE drei Aspekte formuliert: Informationsvermittlung, strukturierte Beratung zur Unterstützung der Problemlösung (mit Elementen des Coachings) und Verhaltensinterventionen (z. B. Fertigkeiten trainieren)

Daraus entsteht die Frage, welche Kompetenzen auf Seiten der beratenden Personen dafür am meisten benötigt werden. Um diese Frage zu klären, wurden acht Personen (Psychologie, Physiotherapie, Pflege und Erwachsenenbildner_innen) und 50 Physiotherapeuten befragt (Kaufmann, 2019). Die Datenerhebung erfolgt im Rahmen der andragogischen Ausbildung zum Eidgenössischen Fachausweis Ausbilder.

Mit Hilfe der Nominal Group Technique zur Themenfindung und Priorisierung wurden zentrale Kompetenzen identifiziert, diese wurden außerdem durch Ergebnisse aus einer schriftlichen Befragung ergänzt. Es kristallisierten sich vier elementare Bestandteile heraus, die für die Durchführung von PE oberste Priorität haben:

1. die Haltung zu den Patient_innen,
2. die Rollen als Fachexperte (Fachberatung),
3. die Rollen als Coach (Coaching) und die
4. Reflexion (Kaufmann, 2019).

Diese Fragen werden im Anschluss beleuchtet:

- Welche Haltung ist förderlich für die Patient_innenedukation?
- Welche Berufsrollen mit welcher Beratungsform werden hier besonders gebraucht?
- Welche Bedeutung hat die Reflexion in diesem Prozess?

2.4.1 Patient_innenedukation – eine Frage der Haltung

Es werden Elemente der Haltung für die Patient_innenedukation von Beckmann-Fries beschrieben. Sie sieht die Patient_innen als Partner im Behandlungsprozess. Die Ziele werden gemeinsam mit den HPs formuliert und festgelegt. HPs übergeben Patient_innen die Verantwortung für die eigene Gesundheit, weil diese selbst die Expert_innen dafür sind.

Beispiel für die Kommunikation auf Augenhöhe:

HP: Was hat Ihnen bisher geholfen in Bezug auf Ihre Schmerzen?
P: Das müssen Sie doch wissen, Sie sind der HP (der Patient schiebt die Verantwortung dem HP zu).
Mögliche Antwort des HP: Ich kann Ihnen gerne verschiedene Vorschläge machen, die aus fachlicher Sicht Sinn machen. Allerdings denke ich, dass Sie der Experte für Ihren Körper sind und schon viel Erfahrung mit Ihren Beschwerden gemacht haben. Vielleicht erreichen wir schneller eine passende Lösung, die genau für Sie passt, wenn Sie mir da etwas erzählen? Was denken Sie?

Eine Beziehung auf Augenhöhe kann somit als erstrebenswertes Ziel gelten, setzt dementsprechend jedoch eine Beziehung zwischen HPs und Patient_innen voraus, die bewusst und transparent gestaltet wird. Begeben sich HPs zu stark in die Rolle des Lehrers (Wissensvorsprung, Ratschläge, Anweisungen), entsteht womöglich eine Abwehr bei Patient_innen. Diese kann z. B. von Vorerfahrungen aus der Schulzeit stammen oder von der generellen Asymmetrie zwischen professioneller Expertise der HPs gegenüber den Laien. Wenn diese Asymmetrie in der Beziehung einen Widerstand erzeugt, wird der Prozess des Lernens gestört. Um das zu vermeiden, ist es sinnvoll, dass HPs ihre Haltung offenlegen. Sie verfolgen dabei das primäre Ziel, dass Patient_innen die Verantwortung für ihre Gesundheit übernehmen und das Vertrauen in ihre eigene Handlungskompetenz gestärkt wird.

2.4.2 Die Rollen und Beratungsformen für die Patient_innenedukation

Die HPs haben nach CanMEDS bei ihrer Berufstätigkeit sieben verschiedene Rollen inne. Das Rollenmodell der „Canadian Medical Education Directives for Specialists“ (CanMEDS) (s. z. B. online unter: https://www.zhaw.ch/de/gesundheit/studium/abschlusskompetenzen/) (**Abbildung 2-1**) ist eine empirisch fundierte Einteilung von Rollen und Kompetenzanforderungen für sämtliche Gesundheitsberufe und wird in der Schweiz u. a. im nationalen Lernzielkatalogen der Mediziner:innen verwendet (Berberat et al., 2013).

Wichtige Bestandteile der PE sind aufgeteilt auf verschiedene Rollen: fördern des Lernens der Patient_innen als Aufgabe von Lernenden und Lehrenden, Informationen weitergeben, Kommunikationstechniken, Beratungssituati-

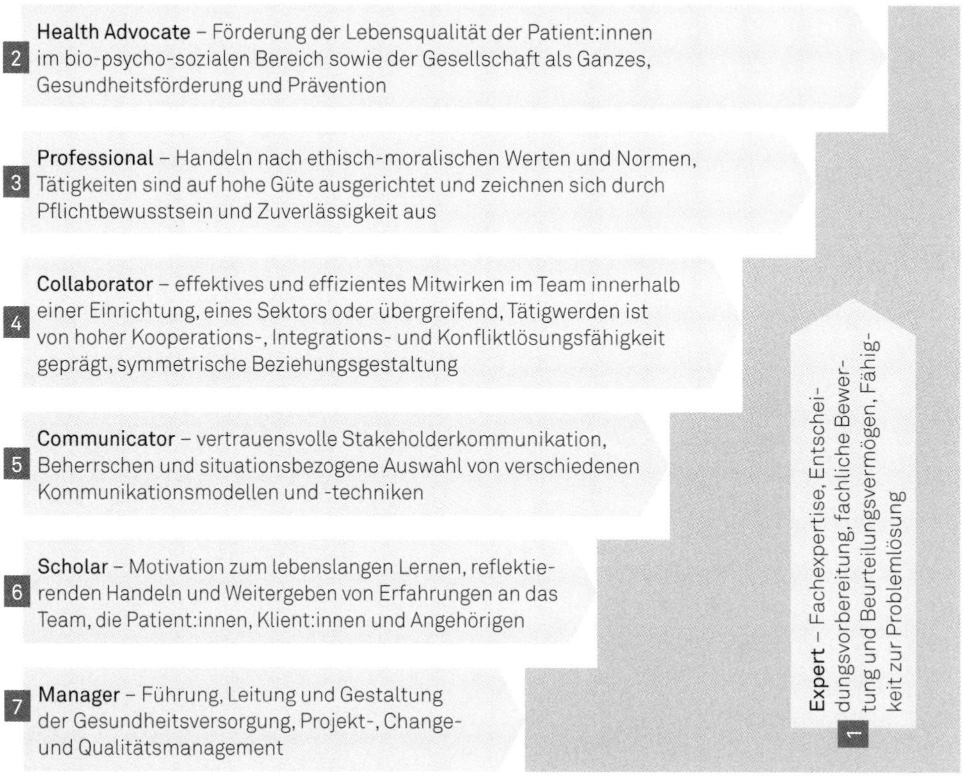

Abbildung 2-1: Darstellung der allgemeinen Kompetenzen und berufsspezifischen Kompetenzen nach dem CanMEDS Framework 2015 (Winkelmann & Rogalski, 2021, S. 10)

on (Kommunikator) und grundlegende Fähigkeiten der Beratung (Health Advokat).

Um die grundlegende Anforderung der PE abzudecken, ist die Beratung ein wichtiger Bestandteil. Es gibt verschiedene Beratungsformen: die Fachberatung und das Coaching aus denen sich die Rollen Fachexperte und Coach ergeben. Die Rolle des Fachexperten ist im CanMEDs-Modell erwähnt (Sottas, 2011). Es ist wünschenswert, die Rolle des Coaches auch für die HPs im CanMEDS-Modell als separate Rolle zu ergänzen, da sie sonst im Prozess der Behandlung nicht als solche wahrgenommen wird und Elemente daraus auch nicht bei den Kompetenzen aufscheinen.

Die beiden Rollen werden in Bezug auf die Behandlungsprozesse in **Tabelle 2-1** beschrieben und zugeordnet.

Grundsätzlich können die Rollen dahingehend unterschieden werden, dass FachExpert_innen für die Bereitstellung der fachlichen Informationen zuständig sind, die die Beschwerden von Patient_innen und die Maßnahmen betreffen. Diese erfolgen ebenfalls individuell angepasst und auf die aktuelle Situation passend. Werden im persönlichen Bereich von Patient_innen Entscheidungen erforderlich, deren Auswirkungen auf elementare Aspekte des Leben u. U. auch längerfristig wirksam werden können wird ein Coaching erforderlich. Hier werden Fragen thematisiert, welche Untersuchung und Maßnahmen zu priorisieren sind und wie diese im individuellen Leben umgesetzt werden können.

Sowohl die Fachberatung der FachExpert_innen, als auch das Coaching sind strukturierte Beratungsformen um von einem Ist- zu einen

Tabelle 2-1: Rollenunterschiede: Fachexpert:in und Coach im Behandlungsprozess

Behandlungsprozess	Fachexpert:in	Coach
Zielformulierung		HP hilft mit Fragen den Patient_innen, sich Ziele zu formulieren. Die Ziele kommen werden in Gänze von Patient_innen bestimmt.
Befundaufnahme	HP holt die für Patient_innen relevanten Informationen ein.	
Untersuchung	HP informiert Patient_innen über die geplanten Untersuchungen und Alternativen und holt deren Einverständnis ein. HP führt die für Patient_innen relevanten Untersuchungen durch. HP erklärt Patient_innen die Ergebnisse (in Bezug auf die Beschwerden und Ziele).	
Behandlung (Maßnahmen)	HP informiert Patient_innen, welche Maßnahmen aus fachlicher Sicht notwendig und möglich sind (inklusive Wirkung und Nebenwirkung), um auf deren Beschwerden zu reagieren.	HP bespricht die verschiedenen Optionen zur Erreichung der Ziele mit Vor- und Nachteilen und lässt den Patient_innen die Wahl.
Beratung für zu Hause	HP trainiert mit Patient_innen die Behandlung (z. B. Heimübungen, Wundversorgung etc.) für zuhause.	HP unterstützt und begleitet Patient_innen bei der Umsetzung der Maßnahmen zuhause zur Erreichung der Ziele förderlich sind. Hindernisse und Antreiber werden formuliert.

bestimmten Soll-Zustand zu gelangen. Bei beiden Beratungsformen ist die Beziehung zum Patient/ zur Patientin und eine professionelle, strukturierte Vorgehensweise wichtig.

2.4.3 Die Rolle des Fachexpert_innen und die Fachberatung

Patient_innen erhalten viele und unterschiedliche Informationen und haben Schwierigkeiten sie für sich auszuwählen und zu priorisieren. Hier ist die Hilfe der Fachexpert_innen gefragt. HP sind Fachexpert_innen in ihrem Bereich. Sie haben je nach Ausbildungsstand und Spezialisierung Erfahrung und evidenzbasiertes Wissen erworben. Fachexpert_innen stellen damit ihre Expertise zur Verfügung und verpacken die Informationen adressatengerecht und ausgerichtet auf die Bedürfnisse und Ziele der Patient_innen. Als Veranschaulichung kann hier ein Paket von der Post dienen: Der Postbote (Experte) bringt ein Paket (Informationen). Der Empfänger – hier vergleichbar mit einem Patienten/ einer Patientin – öffnet das Paket und begutachtet den Inhalt (die Informationen). Er entscheidet, welche Inhalte er aus dem Paket behält oder wieder zurückschickt. Es bleibt also dem Patienten/ der Patientin überlassen, wie er/sie mit den Informationen umgeht.

Zur Aufgabe des HP gehört auch, zu wissen, welche Informationen Patient_innen aus dem angebotenen Informations-Paket behalten haben, da nur so eine effektive Anknüpfung daran möglich wird. Um sich dazu Kenntnis zu verschaffen, lohnt es sich, sich beim Patient_innen zu versichern, welche Informationenselemente vom Patienten/von der Patientin angenommen werden. So können Irrtümer oder Priorisierungen korrigiert und besprochen werden.

2.4.4 Die Rolle des Coaches

Coaches sind gefragt, wenn es um das Leben der Patient_innen geht. Coaching widmet sich der erfolgreichen Umsetzung von Aufgaben und Herausforderungen, der Erweiterung des Handlungsspektrums und verfolgt das Ziel der persönlichen Reflexion. Coaching setzt den Fokus auf die Person (Berufsverband für Coaching, Supervision und Organisationsberatung (BSO), 2022). Es unterstützt beim Finden des passenden Weges zur selbst gestalteten Zukunft, gibt diesen aber nicht vor (Middendorf, 2018). Es geht davon aus, dass wir alle bereits Expert_innen für unser eigenes Wohlbefinden sind. Am Beispiel des Postpakete hilft der Coach nun, die Inhalte des Pakets im Alltag der Patient_innen zusammenzusetzen, einen Platz zu finden, die Verwendung anzuschauen, im Alltag einen sinnvollen und machbaren Einsatz zu finden und damit umzugehen.

Eine strukturierte Coaching-Methode ist das GROW-Modell von Withmore, die als grobes Raster dienen kann (Withmore, 1995).

Die Zielfindung (GOAL) steht hier an erster Stelle. Dann wird der Ist- Zustand (Reality) eingeholt und beschrieben. Es werden verschiedenen Möglichkeiten (Options) gesucht und abschliessend die konkreten Maßnahmen (WILL) festgelegt.

Verschiedene Fragen helfen diese Themen anzugehen. Vorschläge zu möglichen Fragen zu den einzelnen Phasen werden in **Tabelle 2-2** gemacht.

Diese Phasen helfen einen Überblick über die Idee des Coachings zu gewinnen. Sie können im Behandlungsalltag von HPs situativ an die Situation der Patient_innen abgewandelt werden und müssen nicht in dieser Folge durchgeführt werden. Es können nur Teile daraus verwendet werden.

2.4.5 Reflexion

Reflexion ist ein wesentlicher Bestandteil des Lernens. Durch eine regelmässige Reflexion wird Wissen konstruiert und Gefühle, Denkweisen und Verhaltensweisen werden sichtbar.

HPs helfen Patient_innen Verhaltensweisen zu ändern oder sich neue anzueignen. Hierzu sind Reflexionsfragen nach bestimmten Tätigkeiten oder nach der Umsetzung von Maßnah-

Tabelle 2-2: Eine Auswahl von möglichen Fragen zu den Phasen nach Whitmore (Whitmore, 1995)

Phase	Fragen
Zielfindung (Goal)	Warum bist Du da? Was willst Du in 30 Minuten erreichen? Was konkret möchtest Du ändern? Wie oft, wie viel? Termin? Zutrauen – Erreichbarkeit? Messbarkeit (Wie oft, Wie lange, Wie intensiv, ...) Woran erkennst Du, dass Du das Ziel erreicht hast?
Ist-Zustand (Reality)	Wie sieht die Situation jetzt aus? Wie fühlst Du Dich in Diner heutigen Situation? Beschreibe Dein Verhalten
Möglichkeiten (Optionen)	Welche Möglichkeiten stehen Dir heute offen? (offene Sammlung) Welche Strategien hast Du bereits angewendet? Welche Bedingungen musst Du schaffen, um dieser Möglichkeit Raum zu geben?
Maßnahmen (Will)	Was wirst Du ab jetzt machen? Wann wirst Du es tun? Wird Dich diese Handlung zum erwünschten Ziel führen? Auf einer Skala von 1–0, wie sicher bist Du, dass Du die vereinbarten Handlungen auch ausführen wirst? Auf welche **Hindernisse** könntest Du stoßen? Welche **Unterstützung** benötigst Du?

men wichtig. Zudem werden Patient_innen durch Feedback unterstützt, das auf Beobachtungen gestützt sein sollte. Beobachtungen entstehen durch eine möglichst wertfreie Wahrnehmung (audio-visuell, non-verbal und intuitiv) der HPS, die diese Beobachtungen möglichst ohne Interpretation kommuniziert.

Reflexionsfragen an den Patient_innen

Wie ist es Ihnen bei der Tätigkeit (Wundversorgung, Heimübung, Transfer, ...) gegangen?
Welche Hindernisse hat es bei der Tätigkeit gegeben? Was machen Sie das nächste Mal anders?
Was hat Sie bei der Tätigkeit unterstützt? Was machen Sie das nächste Mal wieder so?
Wie sicher fühlen Sie sich diese Tätigkeit das nächste Mal durchzuführen (auf einer Skala von 0–10)?

Beispielhaft werden drei Beobachtungen beschrieben:

- Ich habe gesehen, wie sie die Stirn gerunzelt haben, als ich von den Heimübungen sprach. Wie geht es Ihnen mit den Heimübungen?
- Ich habe gesehen, dass Sie die Atmung angehalten haben. Wie ist es Ihnen gegangen?
- Ich habe gehört, dass Sie Schmerzen bei den Heimübungen hatten? Was haben Sie dann gemacht?

Dieses Feedback und die Reflexionsfragen sind elementare Bestandteile für Patient_innen, um ihr Verhalten wahrzunehmen und anzupassen. Sie helfen den Patient_innen dabei, Hindernisse und unterstützende Elemente zu finden und diese zu nutzen. Sich besser selbst einschätzen zu lernen ist dabei wichtiges Ergebnis, ebenso, wie positives Feedback. Letzteres vermittelt Vertrauen in die eigenen Fähigkeiten und verbessert damit die Effekte des Coaching. Zusammenfassend: Der Prozess der Patient_innenedukation setzt eine Haltung voraus, die Patient_innen zu Expert_innen für ihr Wohlbefindens macht. HPs sind gefordert, zwischen den beiden Rollen als Fachexpert_in und Coach situativ zu wechseln. Der Lernprozess der Patient_innen wird über Reflexionsfragen und Feedback unterstützt, die es Patient_innen ermöglichen, sich und ihrer Möglichkeiten und Maßnahmen hinsichtlich Zielerreichung zu reflektieren. Diese Puzzlesteine unterstützen die Patient_innen, sich, seine Funktion und seine Gesundheit selbst zu managen.

Fallbeispiel: Ein Patient kommt zum Termin mit dem HP.

HP: Guten Morgen, wie geht es Ihnen heute?
Patient: Ich habe heute viel mehr Schmerzen. Ich brauche das Notfallmedikament.
HP (Coach): Als Ziel haben sie angegeben, dass Sie Ihre Schmerzmittel reduzieren wollen. Es gibt verschiedenen Möglichkeiten, die Schmerzen zu beeinflussen. Welche Strategien haben denn früher schon genutzt?
Patient: Sonst nutzt immer eine Stunde abliegen, aber ich habe gleich wieder Therapie. Da reicht die Zeit nicht.
HP (Coach): Haben Sie sonst noch etwas ausprobiert?
Patient: Nein, sonst fällt mir gerade nichts ein. Zuhause nehme ich dann das Notfallmedikament.
HP (Coach): Sie haben zwei Strategien, die Sie zu Hause nutzen: Abliegen und Notfallmedikament, habe ich das richtig verstanden?
Patient: Ja.
HP (Coach): Um den Schmerz zu beeinflussen gibt es noch andere Alternativen. Wollen Sie die mit mir einmal besprechen? Vielleicht ist eine dabei, die Ihnen auch noch hilft anstatt der Medikamente?
Patient: Wenn Sie denken, ich habe sonst schon alles ausprobiert.
HP (Coach): Sie sind der Experte für ihre Schmerzen und haben als Ziel die Schmerzmittel zu reduzieren. Mein Angebot ist, dass Sie mir erzählen, was sie schon alles probiert haben und vielleicht kann ich als HP-Experte noch etwas beisteuern. Sie entscheiden dann, was sie davon nutzen wollen, um Ihr Ziel zu erreichen.
Patient: Ok, dann besprechen wir das morgen.
HP: Wollen Sie für jetzt ihr Schmerzmittel?
Patient: Nein danke, ich probiere es ohne und lege mich noch fünf Minuten hin. Sonst erreiche ich mein Ziel nicht.
HP: Wie geht es Ihnen jetzt mit dieser Entscheidung?
Patient: Danke, gut. Wenn es nicht geht, kann ich das Schmerzmittel ja später noch holen.

Literatur

Beckmann-Fries, V., Gubler-Gut, B. & Niedermann, K. (2018). Umfrage bei Physio- und Ergotherapeuten zu Verständnis und Anwendung von Patientenedukation. *physioscience, 14*(01), 13–21. https://doi.org/10.1055/s-0044-100541

Berberat, P.O., Harendza, S., Kadmon, M. & Gesellschaft Für Medizinische Ausbildung. (2013). Entrustable Professional Activities – Visualization of Competencies in Postgraduate Training. Position Paper of the Committee on Postgraduate Medical Training of the German Society for Medical Education (GMA). *GMS Zeitschrift für Medizinische Ausbildung, 30*(4), Article Doc47.

Berufsverband für Coaching, Supervision und Organisationsberatung (BSO). (2022). *Qualifizierte Beratung.* Verfügbar unter https://www.bso.ch/beratung-und-qualitaet/beratung/

Kaufmann, M. (2019). *Patientenedukation als wirksame Behandlung. Ausbildungskonzept – Bildungsangebote für Erwachsene konzipieren. Ein Kompetenznachweis für das Modul 4 im Rahmen der Ausbildung zum Fachausweis Ausbilder (SVEB)* (unveröffentlichte Qualifikationsarbeit). erhältlich bei der Autorin.

Middendorf, J. (2018). *Lösungsorientiertes Coaching.* Springer Fachmedien. https://doi.org/10.1007/978-3-658-19196-2

Sottas, B. (2011). Abschlusskompetenzen für alle Gesundheitsberufe: Das schweizerische Rahmenwerk und seine Konzeption. *GMS Zeitschrift für Medizinische Ausbildung, 28*(1), Article Doc11.

Winkelmann, C. & Rogalski, C. (2021). *BWLight für Gesundheitsberufe.* Hogrefe Verlag. https://doi.org/10.1024/86132-000

Withmore, J. (1995). *Coaching für die Praxis.* Campus Verlag.

2.5 Edukation mit transsexuellen Personen

Manuela Sternig

Das Leben als Transgender-Person stellt das Individuum vor große gesellschaftliche, juristische und auch ethische Herausforderungen. Die Interaktion zwischen Pflegenden und pflegebedürftigen Transgender-Personen im Pflegesetting ist maßgeblich von Wissen, Vermutungen und auch vom Nicht-Wissen geprägt. Der Umgang mit Transgender-Personen erscheint im Pflegealltag schwer, da diese Menschen ihre Geschlechtergrenzen überschreiten und ihre Geschlechtsidentität kaum oder nur teilweise mit dem Geschlecht übereinstimmen, welches sie nach der Geburt zugewiesen bekamen. Um den vielfältigen und unterschiedlichen Bedürfnissen von Transgender-Personen gerecht zu werden, bedarf es Strukturen und Versorgung, die auf ihre speziellen Bedürfnisse eingehen (Güldenring, 2015). Beratungsangebote für Transgender-Personen sowie ihren Angehörigen müssen ein fester Bestandteil im klinischen Setting sein. Besonders die spezifischen Bedürfnisse in der Gesundheitsversorgung dürfen nicht ignoriert werden. Außerdem bedarf es einer professionellen Grundhaltung der Pflege, um Transgender-Personen nicht mit unangemessener und grenzverletzender Neugierde zu konfrontieren. Nicht nur die primäre Grundversorgung, sondern speziell die geschlechtsspezifischen Dienstleistungen spielen eine besondere Rolle. Eine spezifische Diversitätsanforderung ist die Schmerzedukation bei Transgender-Personen. Im Sinne einer optimalen Gesundheitsversorgung bedarf es partizipativ entwickelter Leitlinien in der Versorgung und pflegerischen Betreuung von Transgender-Personen (Sternig, 2020).

2.5.1 Schmerzedukation

Schmerzedukation für Patient_innen und Angehörige ist mittlerweile ein zentrales, komplexes Aufgabengebiet im Berufsfeld der Pflege und hat sich über die Jahre umfangreich etabliert. Gezielt werden Menschen unterstützt, die sich in einer krankheitsbedingten Ausnahmesituation befinden. Doch wie sieht es mit der Edukation bei Transgender-Personen in Bezug auf Schmerz aus? Welche Schmerzen haben Transgender-Personen und wie sieht eine adäquate Beratungssituation dazu aus?

Transgender-Personen erleben eine Diskrepanz zwischen ihrem persönlichen Empfinden des eigenen Geschlechts und dem Geschlecht, das sie bei der Geburt zugewiesen bekommen. Forschungsergebnisse belegen, dass Transgender-Personen eher am Rand der Gesellschaft leben und mit Stigmatisierung, Ausgrenzung und Diskriminierung sowie mit Einschränkungen im Gesundheitssystem konfrontiert sind. Besonders Stigmatisierung und Diskriminierung in öffentlichen Gesundheitseinrichtungen haben Auswirkungen auf die Gesundheit von Transgender-Personen im klinischen Setting. Eine quantitative Studie von LesMigraS, der Antidiskrimminierungs- und Antigewaltbereich der Lebensberatung Berlin (2011) hat ermittelt, dass 44,7 Prozent der Trans* Befragten sich im Gesundheitswesen diskriminiert fühlten. 12 Prozent der Befragten mussten aufgrund negativer Erfahrungen die Behandlungseinrichtung wechseln (LesMigraS, 2012). Eine EU weit durchgeführte Datenanalyse von der Agentur der Europäischen Union für Grundrechte (2014) hat gezeigt, dass ein Fünftel der Befragten das Gefühl hatten von MitarbeiterInnen des Gesundheitswesens aufgrund der Tatsache, eine Transgender-Person zu sein, diskriminiert wurden.

Die erfasste Transgender-Population – die Zahlen dafür kommen aus Klinikaufzeichnungen und anderen Datenbanken zeigen, dass die primären Gesundheitsdienstleister im Bereich Transgender-Gesundheitsfürsorge geschult werden müssen, umso eine bestmögliche Gesundheitsversorgung für diese heterogene Gruppe zu schaffen. Den Zahlen von Glen und Hurrell (2012) nach zufolge gibt es eine Schätzung von 25 Millionen Transgender-Personen weltweit.

Reisner et al. (2016) schätzen die Transgender-Population auf 7 bis 25 Millionen. Diese Zahlen lassen nur erahnen welchen potenziellen weltweit ungedeckten Bedarf es an Gesundheitsversorgung für Transgender gibt. Durchgeführte Studien zeigen, dass Transgender-Personen weltweit am Arbeitsplatz diskriminiert werden, was dazu führt, dass sie in Arbeitslosigkeit abdriften. Sie haben Probleme beim Zugang zu Wohnraum und grundlegenden Gütern und Dienstleistungen. Da sie von der Gesellschaft ausgeschlossen werden sind die Betroffenen gefährdet auch ihre Gesundheit und ihr Wohlbefinden langfristig zu schädigen. Aus einer durchgeführten nationalen US-Studie geht hervor, dass 35 Prozent der Personen, die ihre Identität zu irgendeinem Zeitpunkt zwischen dem Kindergarten und der zwölften Klasse geäußert haben, Opfer körperlicher Gewalt wurden (und 12 Prozent wurden Opfer sexueller Gewalt). Dieselbe Studie ergab, dass 7 Prozent der Transgender-Erwachsenen am Arbeitsplatz körperlich angegriffen wurden. Weiters wurde festgestellt, dass 44 Prozent der Transgender-Personen klinische Depressionen, 33 Prozent Angstzustände und 41 Prozent Selbstmordversuche aufwiesen. Forschungsergebnisse zeichnen immer wieder dasselbe Bild, dass in weiten Teilen der Welt eine geschlechtsspezifische Gesundheitsversorgung nicht verfügbar oder nur schwer zugänglich oder bezahlbar ist.

Selbst wenn Transgender-Personen Zugang zu geschlechtsspezifischer Gesundheitsversorgung haben, müssen sie häufig feststellen, dass es den Anbietern an Fachkenntnissen mangelt und somit eine unzureichende Versorgung angeboten und durchgeführt wird. Die Yogyakarta-Prinzipien ist ein Dokument, das detailliert darlegt, wie bestehende Menschenrechtsgesetzte auf die Geschlechtsidentität anzuwenden sind. Prinzip 13 erklärt, dass die Staaten alle erforderlichen gesetzgeberischen, administrativen und sonstigen Maßnahmen ergreifen müssen um die gesundheitliche Versorgung oder finanzielle Leistungen im Rahmen der Gesundheitsfürsorge (auch im Hinblick auf körperliche Veränderungen, die im Zusammenhang mit der geschlechtlichen Identität stehen). Die World Professional Association for Transgender Health (WPATH) unterstützt die Forderungen unzumutbare Hindernisse für Geschlechtsanerkennung zu beseitigen und Transgender-Personen lebenslang eine Gesundheitsversorgung durch Fachkräfte, die sich mit den verschiedenen Aspekten der Transgender-Versorgung und -Gesundheit auskennen zukommen zu lassen (SOC V7). Derzeit ist der Zugang von Transgender-Personen zur Gesundheitsversorgung erschwert, weil ihre Erfahrungen als psychische Störung angesehen werden. Die Betrachtung, dass Transgender-Personen als psychisch gestört gelten, hat potenziell negative Auswirkungen auf die Gesundheit und das Wohlbefinden der Betroffenen.

In Anbetracht dieser Erläuterung gilt zu analysieren welche Vorgehensweisen existieren bei der Schmerzedukation für Transgender-Personen in der pflegerischen Versorgung, um die Transgendergesundheit zu unterstützen. Die ersten Erkenntnisse sollen Aufschluss darüber geben, wie Transgender-Personen Schmerzedukation im Krankenhaus erleben.

Um festzustellen, ob dieses Thema bereits in ähnlicher Form erforscht wurde, wurde eine internationale systematische Literaturrecherche durchgeführt, um mögliche Publikationen über Schmerzedukation bei Transgender-Personen zu identifizieren. Die Recherche erfolgte primär über die Datenbanken Pubmed, Cinhal, Ovid medline. Die Schlüsselbegriffe „Transgender“, „Schmerz“, „Edukation“, in unterschiedlichsten Zusammenhängen ergaben 0 Treffer. Auch der intensive Austausch mit Kompetenzzentren für Geschlechtsdysphorie, Geschlechtsinkongruenz und Trans-Gesundheitsversorgung brachte keine zufriedenstellenden Ergebnisse. Aufgrund dieser Tatsache habe ich mich entschieden, eine exemplarische Darstellung eines Einzelfalls aus ihrer derzeitigen Forschungsarbeit vorzulegen und dessen Situation zu schildern. Mit dieser Darstellung eröffnet der Beitrag einen nicht beforschten, gesellschaftlichen Bereich. Der Fall in diesem Buchkapitel umfasst die subjektiven Erfahrungen von Transgender-Personen in Bezug auf Schmerz, Schmerzerleben und -Behandlung im stationären Setting.

2.5.2 Adäquate Beratungssituation von Transgender-Personen bei Schmerzen

Da es sich in der vorliegenden Forschungsarbeit um das Erleben von Transgender-Personen in der pflegerischen Versorgung und Unterstützung im stationären Setting in Österreich handelt, wird ein qualitatives Vorgehen für die Datenerhebung gewählt. Für die Erhebung der Daten werden im Forschungsvorhaben narrative Interviews (Rosenthal, 2019) geführt. Das narrative Interview wurde von Fritz Schütz entwickelt und wird besonders im Zusammenhang mit „lebensgeschichtlichen" Fragestellungen angewandt. Im narrativen Interview wird der Gesprächspartner, die Gesprächspartnerin gebeten die Geschichte eines bestimmten Gegenstandsbereiches von sich aus zu erzählen. Die Interviews spiegeln Erfahrungen und die Erlebniswelt von Transgender-Personen wider. Im Forschungsvorhaben erzählen Transgender-Personen von ihren besonderen Phasen im Leben wie konkrete Ereignisse in der pflegerischen Versorgung und Betreuung im Krankenhaussetting.

Alle bisher interviewten Personen sprechen von sich aus das Schmerzerleben im stationären Setting an. Im Zuge der Datenauswertung ist dieses Phänomen aufgefallen und die ersten Einblicke haben gezeigt, dass es sich um ein relevantes Thema handelt, dass zu diskutieren ist.

Die ersten Erkenntnisse, die durch die Interviews entstanden sind, zeigen, dass Transgender-Personen bei Schmerzen besonders ängstlich sind und sich mehr Gedanken darüber machen, ob möglicherweise eine Komplikation aufgetreten sein könnte wie innere Blutungen oder Hämatombildungen. Sie fühlen sich angespannt und sind verängstigt. Ein aufgeblähter harter Bauch und der Wundschmerz nach der Hysterektomie werden als befremdlich wahrgenommen.

Die geschilderten Ängste gepaart mit den Vorbelastungen sich einer Operation unterziehen zu müssen hinterlässt emotionale Spuren bei den Betroffenen.

Die Interviewpersonen mit einer Hysterektomie schildern, dass sie instinktiv versucht haben, eine Positionsveränderung oder schmerzreduzierend physiologische Körperhaltung einzunehmen, um dadurch eine Schmerzlinderung zu erfahren. Eine Physiotherapie, um die Wundheilung zu unterstützen und ein beckenbodenschonendes Alltagsverhalten zu erlernen hat keine interviewte Transgender-Person erhalten.

Je nach Operationsmethode und Verlauf bleiben Patient_innen für vier bis zehn Tage im Krankenhaus. Die befragten Personen wurden am zweiten postoperativen Tag entlassen. Nach erfolgter Infusionstherapie gegen Wundschmerzen am ersten postoperativen Tag erfolgte am Entlassungstag die Umstellung auf Medikamente zur Einnahme.

Interviewperson 1 (25 Jahre) trifft dazu folgende Aussage:

> Und, na, es war am Abend, da habe ich die Infusion die letzte gekriegt und in der Früh hat sie gesagt, soll ich Tabletten nehmen, und da hat sie mir halt ein paar her getan und ein paar gegen Blähbauch und, ich glaube, drei verschiedene Sachen oder so. Und wie ich entlassen worden bin, habe ich sie gefragt, was ich jetzt genau nehmen muss. Da hat sie gesagt, ja, bisschen von dem und ein bisschen von dem und wenn ich Weh habe.
>
> Und dann bin ich gestanden, und meine Freundin war auch schon da, weil sie hat mich abgeholt und sie hat auch so geschaut. Also nicht auf die Schmerztabletten, sondern wegen der Aussage ein bisschen von dem und ein bisschen von dem.
>
> Weil es war halt so gar keine Anweisung okay, jetzt nimmst du da eine, Mittag und dann am Abend. Und wenn noch zwischendurch Weh hast, dann nimmst noch die Andere noch dazu.

> Weil ich bin jetzt nicht so, dass ich mich jetzt komplett gut auskenne mit Medikamenten.

> So dann war ich daheim. Und dann okay, jetzt nehme ich halt eine von denen nochmal. Es wurde nicht besser, dann wusste ich nicht mehr, ob ich jetzt noch eine andere nehmen soll, oder die für dazwischen. Aus Angst habe ich dann gewartet bis Abend ist und dann die nochmal genommen die ich vom Morgen kannte.

> Also, da war ich echt schon fertig, das war ein bisschen wie abgefertigt, das muss ich schon sagen, ja.

> Da kriegt man eine Nierenschale voll Tabletten nur im Blister. Und dann haben sie gesagt, ja, das kann ich mitnehmen. Also, das war echt, wo ich mir gedacht habe, okay, keine Ahnung, was mache ich mit den Tabletten.

> Ich habe nochmal nachgefragt, weil ich mich eben nicht auskenne und dann eben, ja kam die Antwort der Krankenschwester nimm einfach, wie du meinst, so in die Richtung.

Die befragte Person äußert sich im weiteren Interviewverlauf sehr verunsichert gewesen zu sein. Die Situation nach der Operation war bereits physisch wie psychisch stressbehaftet und jetzt nicht zu wissen, in welchen Abständen welche Tablette gegen Schmerzen zu nehmen ist, hatte die bereits bestehende Anspannung verstärkt. Zudem kommt die frühe Entlassung aus der Klinik bereits am zweiten postoperativen Tag. Die Interviewperson schildert, dass sie keine fachlichen Informationen erhalten hat, auf was sie achten müsste. Es hieß nur, wenn sie Blutungen bekommt, soll sie die Rettung rufen. In diesem Fall hat weder eine Schmerzedukation noch ein Schmerzmanagement stattgefunden.

Interviewperson 2 (72 Jahre) schildert die Erfahrungen folgendermaßen:

> Als ich vor über 40 Jahren operiert wurde, wurde über Schmerz nicht gesprochen. Ich war ja vorher ein Mann und Männer haben sowieso keine Schmerzen sagte der Herr Professor der Medizin. Als mir die Hoden und der Penis entfernt wurden musste ich einen Katheter tragen. Da war innen auch alles wund und es hat gebrannt. Aber was sollte man machen. Ich musste es aushalten und bekam so komische Bäder für den Intimbereich. Das Umfeld sagt, du hast dich ja dafür entschieden. So quasi jetzt musst es halt auch aushalten.

Diese Interviewperson betonte, dass Schmerzen zu akzeptieren sind und eine überzogene Schmerzäußerung möglichst zu vermeiden ist. So blieb der Interviewperson nur die Möglichkeit sich möglichst gut an die veränderte Situation anzupassen.

Dieselbe Person bekam aufgrund der hormonellen Veränderungen eine Entzündung der Brustdrüsen und hatte wahnsinnige Schmerzen.

> Die Krankenschwestern wussten sofort was zu tun ist. Sie haben mir Topfenwickel gemacht und kühlende Tücher aufgelegt. Da habe ich mich dann richtig gut aufgehoben gefühlt. Ich weiß nicht, woran das lag, vielleicht weil sie genau wussten, was sie tun müssen. Da hatte auch niemand Berührungsangst vor mir.

Diese zwei Schilderungen sind objektiv betrachtet interessant, weil es tatsächlich wahrnehmbar ist, dass die Pflegepersonen unterschiedliche Handlungsstrategien aufweisen. Hier könnte die Annahme zutreffen, dass Pflegepersonen in der pflegerischen Versorgung einer Mastitis Fachwissen sicher anwenden im Gegensatz aber in der Versorgung nach Penis- und Hodenoperation möglicherweise überfordert sind mit der Schmerzedukation.

2.5.3 Schlussbetrachtung

Schmerzmanagement ein Begriff aus der Schmerzbehandlung weist darauf hin, dass Betroffene begleitet werden und nicht mit ihrem

Schmerz allein gelassen werden. Dabei werden Betroffene in ihrer Gesamtheit betreut. Das Schmerzmanagement umfasst aber auch die Wissensvermittlung, die mit den Betroffenen zu thematisieren ist. Nach der Erfassung von Schmerzerfahrungen, Schmerzverlauf und Verabreichung von Medikation ist die Vermittlung von sachgerechter Information über das Beschwerdebild als hochwirksame Intervention unumgänglich (Glier, 2002). Die unterschiedlichsten medizinischen Berufsgruppen haben die Aufgabe Transgender-Personen sachlich über die Möglichkeiten einer modernen Schmerztherapie zu informieren. Die Schmerzedukation wird als wichtiger Baustein in der multimodalen Schmerztherapie angesehen. Die Betroffenen lernen durch umfangreiche Aufklärung einen eigenverantwortlichen Umgang mit den Schmerzen (Herwig-Kröner & Frettlöh, 2012).

Die Edukation als Instrument ermöglicht es viel Raum für kreative Umsetzung zu lassen. Ob es als Einzelgespräch oder in der Gruppe durchgeführt wird. Oder auch der Umfang ist nicht vorgegeben. Eine Schmerzedukation kann 30 Minuten dauern oder auch über mehrere Stunden abgehalten werden. Wichtig ist das Thema strukturiert an die Betroffenen zu vermitteln (Louw et al., 2016).

Im Rahmen dieses Kapitels konnte eine relevante Forschungslücke im Bereich Schmerzedukation bei Transgender-Personen identifiziert werden. Zukünftige Forschungsprojekte könnten darauf abzielen diese Lücke aufzugreifen und sichtbar zu machen. Gewonnen werden nicht nur Generierung von theoretischem Wissen über besseres Verständnis von Transgender-Personen über ihre Ansichten und Wünsche, sondern auch Wissen für professionelle Pflegende, in der Versorgung von Transgender-Personen, um noch gezielter und professioneller arbeiten zu können.

Literatur

Glier, B. (2002). *Chronischen Schmerzen bewältigen. Verhaltentherapeutische Schmerzbehandlung (Leben, Lernen 153).* Klett- Cotta Verlag.

Glen, F. & Hurrell, K. (2012). *Technical note: Measuring gender identity (Equality and Human Rights Commission Research report).* Manchester: Equality and Human Rights Commission. Available from https://www.equalityhumanrights.com/en/publication-download/research-report-75-monitoring-equality-developing-gender-identity-question

Güldenring, A. (2015). Zur Rolle der Medizin und aktuellen Trans*gesundheitsversorgung in Deutschland. In Bundesministerium für Familie, Senioren, Frauen und Jugend (Hrsg.), *Geschlechtliche Vielfalt. Begrifflichkeiten, Definitionen und disziplinäre Zugänge zu Trans- und Intergeschlechtlichkeiten. Begleitforschung zur Interministeriellen Arbeitsgruppe Inter- und Transsexualität* (S. 31–40). Bundesministerium für Familie, Senioren, Frauen und Jugend.

Herwig-Kröner, B. H. & Frettlöh, J. (2012). Der multidisziplinäre Ansatz in der Schmerztherapie. *Psychologie in Österreich*, 3/4, 255–263. Verfügbar unter https://www.pioe.at/public/archiv/2012/3&4/PIOe_2012_3_4_Kroener-Herwig_Frettloeh_Der_multidisziplinaere_Ansatz_in_der_Schmerztherapie.pdf

LesMigraS. (2012). *„...nicht so greifbar und doch real". Eine quantitative und qualitative Studie zu Gewalt und (Mehrfach-) Diskriminierungserfahrungen von lesbischen, bisexuellen Frauen und Trans* in Deutschland.* LesMigraS. Verfügbar unter https://lesmigras.de/wp-content/uploads/2021/11/Dokumentation-Studie-web_sicher.pdf

Louw, A., Zimney, K., O'Hotto, C. & Hilton, S. (2016). The clinical application of teaching people about pain. *Physiotherapy Theory and Practice, 32*, 1–11. https://doi.org/10.3109/09593985.2015.1088104

Reisner, S. L., Poteat, T., Keatley, J., Cabral, M., Mothopeng, T., Dunham, E., Holland, C. E., Max, R. & Baral, S. D. (2016). Global health burden and needs of transgender populations: a review. *Lancet, 388*(10042), 412–436. https://doi.org/10.1016/S0140-6736(16)00684-X

Rosenthal, S. M. (2019). *U.S. National Libray of Medicine National Center for Biotechnology Information. Von Transgender Youth: Current Concepts* Verfügbar unter https://www.ncbi.nlm.nih.gov/pmc/articles/PMC5290172/

Sternig, M. (2020). *Inwiefern stellen die subjektiven Pflegeerfahrungen von transidenten Personen, unter Berücksichtigung einer stationären Pflege- und Gesundheitsversorgung in österreichischen Krankenhausbetrieben, im Rahmen vom Übergang von einem*

Geschlecht zum anderen Geschlecht eine Herausforderung dar. Paracelsus Medizinische Universität.

Weiterführende Literatur

Güldenring, A. (2015). Zur Rolle der Medizin und aktuellen Trans*-Transgesundheitsversorgung in Deutschland. In A.T. Sauer (Hrsg.), *Gutachten: Begrifflichkeiten, Definitionen und disziplinäre Zugänge zu Trans- und Intergeschlechtlichkeiten* (S. 31–40). Bundesministerium für Familie, Senioren, Frauen und Jugend.

World Professional Association for Transgender Health. (2012). *Standards of Care for the Health of Transsexual, Transgender, and Gender Nonconforming People.* World Professional Association for Transgender Health. Verfügbar unter https://www.wpath.org/publications/soc?response_type=embed

3
Edukation von Menschen mit Schmerz in sozialen Netzwerken

Tim Szallies

Die Familie gilt als komplexes System sozialer Zusammengehörigkeit. In der gesundheitlichen Versorgung sind die Betroffenen nicht nur als Individuum, sondern auch als Teil ihres individuellen Systems zu verstehen. Diese Ansätze wurden in psychotherapeutischen Settings bereits zu Beginn der 1950er Jahre erarbeitet und finden zunehmend Einsatz in der familienorientierten Versorgungspraxis (Köhlen, 2012; Sarimski, 2021). Ein Beispiel für die Integration des Systems in der Pflege veröffentlichte die Pflegewissenschaftlerin Friedmann als „Theorie des systemischen Gleichgewichts" (Walter et al., 2018, S. 344). Darin verfolgt sie die drei Grundsätze:

- „Der Mensch ist ein ganzheitliches Wesen"
- „Das Umfeld besitzt einen prägenden Einfluss auf das Individuum"
- „Die Pflege umfasst die Integration des Umfelds"

Die Grundsätze spiegeln den Menschen als individuellen Bestandteil seiner Umgebung und liefern die Grundlage für die moderne familienorientierte Versorgung.

Auch in modernen Ausbildungs- und Studiengängen finden sich diese Ansätze wieder. So bildet der Deutsche Berufsverband für Pflegeberufe (DBfK) seit Beginn 2004 Family Health Nurses (FHN) aus, entstanden aus einem WHO-Projekt, und seit 2017 Community Health Nurses (CHN) aus. Mit diesen Fachqualifikationen sollen Menschen mit chronischen Erkrankungen, Familien mit kranken Kindern und Jugendlichen sowie Familien mit Migrationshintergrund im Gesundheitssystem besser versorgt werden (Eberl & Schnepp, 2006).

Doch was bedeutet der Begriff „Familie" in einer Zeit, in der alternative Lebensgemeinschaften stetig an Relevanz gewinnen? Der Begriff kann auf verschiedene Weisen interpretiert werden (Hofer et al., 1992; Martini et al., 2020):

- Juristischer Ansatz: Zwei Generationen, die biologisch oder rechtlich (im Sinne von Adoptionen) miteinander verbunden sind
- Biologisch-Genealogischer Ansatz: Blutsverwandtschaft
- Lebensformativer Ansatz: Zusammenschluss aus mehreren Personen als klassisches (Kernfamilie) oder modernes (Patchwork, Regenbogen, Solo-Eltern, etc.) Konstrukt

So finden auch freundschaftliche Lebensgemeinschaften in der modernen Interpretation des Begriffs „Familie" ihren Platz. Entsprechend scheint es weniger relevant, wie die Familie definiert wird, sondern wer zum eigenen Familiensystem aus Sicht der einzelnen Person dazugehört.

Als Teil der familienorientierten Pflege leitet sich aus den vorausgegangenen Ausführungen die familienorientierte Edukation ab. Die Wirksamkeit des Einbezugs des familiären Systems sowie die Ziele einer effektiven Edukation, die aus strukturellen und inhaltlichen Anteilen besteht, konnten in unterschiedlichen Studien nachgewiesen werden (Young et al., 2007; Kitzman-Ulrich et al., 2010).

Strukturell soll die familienorientierte Edukation die Fähigkeit der Familie stärken, ihre Probleme selbständig zu lösen. So wird jedem Familienmitglied die Möglichkeit gegeben werden selbstwirksam zu sein und somit aktiv mitzuwirken. Dabei ist es wichtig, den Mitgliedern ihre Relevanz innerhalb des Systems aufzuzeigen. Des Weiteren werden externe Hilfsmöglichkeiten, wie psychologische oder soziale Unterstützung erörtert.

Inhaltlich werden die Bedürfnisse der Familienmitglieder erarbeitet und die Rolle des Einzelnen innerhalb des Systems erläutert. Externe Hilfsmöglichkeiten werden gemeinsam und individuell erarbeitet und ausgewählt. Wichtig ist, dass stetig eine Kommunikation auf Augenhöhe zwischen allen Parteien stattfindet (Young et al., 2007).

Die familienorientierte Edukation soll Betroffene individueller erreichen. Dazu werden sie in ihrem eigenen System betrachtet und das soziale Umfeld mit einbezogen. Das familiäre System muss dabei nicht zwingend aus Blutsverwandten bestehen. Dieses Format der Edukation erfordert eine präzise Planung, gute Kommunikation und ein hohes Maß an Flexibilität, um sich auf die individuelle Situation einzulassen.

Literatur

Eberl, I. & Schnepp, W. (2006). Familiengesundheitspflege in Deutschland: Konsensfindung als Grundlage. *Pflege, 19*(4), 234–243. https://doi.org/10.1024/1012-5302.19.4.234

Hofer, M., Wild, E. & Noack, P. (1992). *Familienbeziehungen: Eltern und Kinder in der Entwicklung; ein Lehrbuch*. Hogrefe.

Kitzman-Ulrich, H., Wilson, D.K., St. George, S.M., Lawman, H., Segal, M. & Fairchild, A. (2010). The integration of a family systems approach for understanding youth obesity, physical activity, and dietary programs. *Clinical child and family psychology review, 13*(3), 231–253. https://doi.org/10.1007/s10567-010-0073-0

Köhlen, C. (2012). Prinzipien der Familienorientierten Pflege. Häusliche Kinderkrankenpflege. *Kinderkrankenschwester, 31*(4), 164–167.

Martini, E., Palumbo, P. & Picione, R.D.L. (2020). Modern Family: between tradition and new (post-family) narratives. *International Journal of Psychoanalysis and Education, 12*(2), 38–49.

Sarimski, K. (2021). *Familien von Kindern mit Behinderungen*. Hogrefe Verlag. https://doi.org/10.1026/03036-000

Walter, A., Friedemann, M.L. & Köhlen, C. (2018). Curriculares Arbeiten mit der Theorie des systemischen Gleichgewichts. In M.L. Friedemann & C. Köhlen (Hrsg.), *Familien- und umweltbezogene Pflege* (S. 340–356). Hogrefe.

Young, K.M., Northern, J.J., Lister, K.M., Drummond, J.A. & O'Brien, W.H. (2007). A meta-analysis of family-behavioral weight-loss treatments for children. *Clinical psychology review, 27*(2), 240–249. https://doi.org/10.1016/j.cpr.2006.08.003

3.1 Familiale Edukation zur Kariesprävention bei Kindern

Nicola Hagen

Karies gilt als die häufigste chronische Infektionserkrankung im Kindesalter, welche durch das Zusammenwirken von Bakterien und ernährungsbedingten Faktoren verursacht wird. Inadäquate und zuckerreiche Nahrung, in Verbindung mit fehlender Mundhygiene, reduziert die Festigkeit des Zahnschmelzes, dadurch können zahnschädigende Bakterien die Zahnstruktur angreifen (Bundesministerium für Gesundheit und Frauen, 2017).

Die pathogenen Keime, hauptsächlich das Bakterium *Streptococcus mutans*, bauen zur Energiegewinnung Zucker ab, dies verursacht ein saures Milieu im Mundraum und führt zu einer Demineralisierung des Zahnschmelzes und in weiterer Folge zu Zahnkaries. Eine nicht behandelte Kariesinfektion beim Kind schreitet rasch voran und bleibt oft unbehandelt (Çolak et al., 2013). Tritt Karies in den ersten sechs Jahren auf, so wird dies als Frühkindliche Karies (*early childhood caries, ECC*) bezeichnet (Zentrum für Präventive Zahnmedizin und Kinderzahnheilkunde, 2013).

Kariesrisikofaktoren

Einige Studien deuten darauf hin, dass ECC bei Kindern mit Migrationshintergrund und durch benachteiligte sozioökonomische Faktoren wie beispielsweise Beruf, Einkommen und Bildung häufiger auftritt. Jene Kinder und deren Eltern, welche in herausfordernden familiären Verhältnissen aufwachsen, zeigen Unterschiede hinsichtlich der Essgewohnheiten und Wissen über Zahngesundheit im Gegensatz zu Kindern, die in Familien mit gutem sozioökonomischem Background aufwachsen (Çolak et al., 2013).

Unter herausfordernden familiären Verhältnissen versteht sich in diesem Zusammenhang die geringen finanziellen Mittel, die Schwierigkeit einen Beruf auszuüben aufgrund der sprachlichen Barrieren und einem niedrigen Bildungsniveau. Einen großen Einfluss auf die Mundgesundheit von Kindern auf familiärer Ebene wird hauptsächlich durch die Eltern beziehungsweise Bezugspersonen vermittelt, da diese die meiste Zeit mit ihren Kindern verbringen (Naidu & Nunn, 2020). Die Mütter und Väter prägen das Gesundheitsverhalten ihrer Kinder durch ihr mangelndes Wissen bezüglich Zahngesundheit und durch ihre eigene ungenügende Mundhygiene (Hiratsuka et al., 2019).

Häufigkeiten von kariesbelasteten Kindern

Trotz der Beobachtung eines Rückgangs der Prävalenz von Karies bei Kindern in den westlichen Regionen, bleibt Karies bei Kindern in weniger entwickelten Ländern ein ernstzunehmendes Problem (Çolak et al., 2013). 48 Prozent der Sechsjährigen in Österreich weisen laut WHO (Weltgesundheitsorganisation) kariesbefallene Zähne auf. Die Zahl steigt seit 2006 stetig. Kinder mit Migrationshintergrund leiden häufiger unter Kariesbefall (65 Prozent) als Kinder ohne Migrationshintergrund (40 Prozent). Kinder von Eltern mit niedrigem Bildungsniveau haben 49 Prozent unbehandelte Karies und Eltern mit höherem Bildungsgrad 24 Prozent Kariesbefall. Körperliche und geistig beeinträchtigte Sechs- bis Siebenjährige weisen eine größere Karieslast auf als Kinder ohne körperliche und geistige Beeinträchtigung (Bundesministerium für Gesundheit und Frauen, 2017).

Untersuchungen aus Deutschland haben ergeben, dass im Durchschnitt 10–15 Prozent der Kinder an ECC leiden. Weltweit zeigt sich eine Prävalenz von 3 bis 45 Prozent (Kassenzahnärztliche Bundesvereinigung [KZBV] & Bundeszahnärztekammer [BZÄK], 2014).

Folgen von Karies

Die Folgen von Karies können sowohl die unmittelbare als auch die langfristige Lebensqualität des betroffenen Kindes und der Familie erheblich beeinträchtigen (Çolak et al., 2013). Eine hohe Karieslast bei den unter Sechsjährigen kann sich stark negativ auf die Lebensqualität des betroffenen Kindes auswirken, einschließlich frühzeitiger Schmerzerfahrung durch Entzündungen der Zahnnerven und langfristige Folgeschäden durch reduzierte Nahrungsaufnahme, Sprachentwicklungsstörung, Kieferentwicklungsstörungen und soziale Ausgrenzung (Kraljevic et al., 2017).

Auswirkung der Ernährung

Zucker wird als Hauptfaktor für die Entstehung von Zahnkaries verantwortlich gemacht, da die Bakterien im Mund Säure produzieren, welche den Zahnschmelz angreifen und zerstören. Das Kariesrisiko ist am höchsten, wenn Zucker häufig konsumiert wird und lange im Mund verweilt. Die unsachgemäße Verwendung von Babyflaschen spielt eine zentrale Rolle bei der Ätiologie von frühkindlicher Karies. Ein großer Zusammenhang besteht zwischen frühkindlicher Karies und gesüßten Trinkflaschen am Abend. Da in der Nacht die Speichelproduktion geringer ist, kommt es dadurch zu einer Demineralisation statt einer Remineralisation (Çolak et al., 2013). Der Mangel an nährstoffreichen Lebensmitteln ist besonders schädlich für Kleinkinder, die schnell wachsen und sich entwickeln, außerdem sind sie anfälliger für ernährungsbedingte Krankheiten wie Karies (Achalu et al., 2019). Risikoindikatoren für ECC sind schlechte Mundhygiene, häufiges nächtliches Fläschchen und hoher Konsum an gezuckerten Getränken. Dies stellt ein großes gesundheitliches und wirtschaftliches Problem dar (Kraljevic et al., 2017).

3.1.1 Projektarbeit

Der vorliegende Artikel beschäftigt sich mit der Zahngesundheit von Kindern im Alter von eins bis sechs Jahren im familiären Setting. Wie einleitend beschrieben, leiden nach wie vor viele Kinder an Karies, vor allem bei Kindern mit Migrationshintergrund und körperlicher und geistiger Beeinträchtigung ist der Zahnstatus schlecht (Çolak et al., 2013). Jene vulnerable Gruppe ist teilweise vollständig von deren Eltern abhängig und auf deren Unterstützung in den Tätigkeiten des täglichen Lebens (*Activities of Daily Living*, „ATLs") angewiesen, wie auch bei der Zahnpflege.

Herausforderungen

Die tägliche Mundhygiene stellt die Eltern vor großen Herausforderungen und bewirkt eine große psychische Belastung. Die fehlende Kooperationsbereitschaft des Kindes führt oftmals dazu, dass Zähneputzen nicht (vollständig) durchgeführt werden kann (Delli et al., 2013). Darüber hinaus ist den Eltern nicht ausreichend bewusst, dass mangelnde Zahnpflege schwerwiegende Folgen für den Betroffenen nach sich zieht. Kariesbefall verursacht erhebliche akute Schmerzen und langfristige Probleme (Kraljevic et al., 2017).

Herausforderung Stress

Der Stressfaktor „Zeit" wurde von den Eltern öfters erwähnt. Dieser schafft eine zusätzliche Anspannung bei Kind und Eltern. Die Anwendung aufgrund der fehlenden zeitlichen Ressourcen löst bei den Eltern einen Stress aus. Dies zeigt sich in schnelleren und gröberen Bewegungen, lauterer Stimme und weniger verbale und nonverbale Informationsvermittlung durch die Eltern. Diese erhoffen sich dadurch „Zeit zu sparen". Die Kinder nehmen den Stress der Eltern wahr, was dann zu einer Stressreaktion ihrerseits führt. Dies zeigt sich in Abwehr, Anspannung, Mund geschlossen halten, Unruhe und Weinen.

Das Gefühl von Stress ist die Reaktion des eigenen Körpers auf psychische, soziale und umweltbezogene Stressoren. Ausgelöst werden diese durch verschiedene Reize, wie etwa Zeitdruck, Überforderung, Sorgen, Lärm, Schmerzen, Hunger, Durst und Schlafmangel (Werdecker & Esch, 2018).

Herausforderung Kampf und Verweigerung

Die Vermutung liegt nahe, dass Eltern Zähneputzen ihrer Kinder als „täglichen Kampf" wahrnehmen. Es macht den Anschein, dass die Kinder das elterliche Verhalten als übergriffige

Handlung empfinden und diese in den Intimbereich „Mund“ ihres Kindes eingreifen. Es kann darüber spekuliert werden, dass die Autonomie ihres Kindes nicht gewahrt wird und die Eltern als wichtige Vertrauenspersonen jeden Tag einen schwerwiegenden Vertrauensbruch begehen. Dennoch haben die Eltern nach § 138 des Allgemeinen Bürgerlichen Gesetzbuches gesetzlich die Pflicht sich um ihre minderjährigen Kinder zu kümmern, diese Fürsorgepflicht bezieht auch Hygiene, Nahrung und Gesundheitsförderung mit ein. Das Wohl des Kindes darf nicht gefährdet sein (Bundesamt für Justiz, 2021).

Die Eltern erwähnen das Dilemma in Verweigerungsmomenten. Ihr Sohn oder ihre Tochter akzeptieren Zähneputzen als mutmaßlichen Angriff oftmals nicht. Die Schwierigkeit besteht darin, dass es den Eltern nicht möglich ist ihrem Kind die Notwendigkeit des Zähneputzens verbal im herkömmlichen Sinne zu erklären, da diese kognitiv nicht in der Lage sind die Wichtigkeit des Zähneputzens zu verstehen.

Herausforderung Kommunikation

Die Kinder benötigen eine andere Form der Kommunikation, da sie Wörter oftmals nicht verstehen und sich selbst verbal nicht ausdrücken und mitteilen können. Es bedarf eine andere kommunikative Ebene als die verbale Kommunikation.

Herausforderung Sorgen und Ängste

Die Sorgen der Eltern beziehen sich auf den psychischen Schmerz, den sie ihren Kindern zufügen, wenn diese gegen den Willen ihres Kindes handeln. Bezugspersonen erwähnen die Angst, dass sie von ihren Kindern weniger geliebt werden aufgrund der penetranten Vorgehensweise. Konkret geht es darum, dass die Eltern zu zweit „zusammenhelfen“, damit sie ihrem Kind Plaque an den Zähnen mittels Zahnbürste entfernen können, das heißt: Mund aufhalten, Kopf halten, manchmal Hände festhalten. Nicht selten stoppen die Eltern das Zähneputzen frühzeitig, da sie ihre Kinder nicht so grob behandeln möchten.

Durchführung der Projektarbeit

Es geht darum Wissen über die Mundgesundheit zu vermitteln und die korrekte Durchführung von Zahnpflege zu lehren. Das Projekt „Zahngesundheit beim körperlichen und geistig beeinträchtigten Kind“, welches in einem *Zentrum für ganzheitliche Förderung und Therapie* durchgeführt wurde, konstituiert die Edukation im familiären Kontext. An einem Elternnachmittag wurden alle Eltern, welche einen Therapie-Platz im Therapiezentrum für ihr Kind haben, eingeladen, um Therapeutinnen und Therapeuten, Betreuerinnen und Betreuer, Therapieschwerpunkte, Arbeitsweisen und Räumlichkeiten kennenzulernen. An diesem Nachmittag wurde auch das Projekt „Zahngesundheit von Kindern“ vorgestellt. Interessierte Eltern konnten sich in eine Liste eintragen, um am Projekt teilzunehmen. Eingeschlossen wurden Kinder zwischen einem und sechs Jahren, welche an Tetraplegie leiden.

Die Kinder wurden im nächsten Schritt in zwei Gruppen zugeordnet, um vergleichen zu können, ob und welche Auswirkung eine Mundhygieneschulung für die Eltern auf die Zahngesundheit ihres Sohnes oder Tochter hat. Es wurde versucht die Merkmale der Kinder zum Beispiel Geschlecht und Alter homogen auf beide Gruppen zu verteilen.

Gruppe 1: Interventionsgruppe: Vier Kinder zwischen eins und dreieinhalb Jahren, zwei Mädchen und zwei Buben mit der Diagnose Gendefekt und Tetraplegie bildeten diese Gruppe. Die Eltern der Teilnehmenden aus Gruppe 1 (Interventionsgruppe) erhielten zu Beginn eine einmalige Mundhygieneschulung, welche allgemeine Informationen über Karies, dessen Ursache und Folgen, die richtige Zahnputztechnik und die Empfehlung zur Häufigkeit von Zähneputzen beinhaltet. Zahnbürste und Zahnpasta wurden von der Projektleiterin zur Verfügung gestellt.

Die Schulung wurde von einer diplomierten Gesundheits- und Krankenpflegerin durchgeführt. Die Informationen wurden zusätzlich per Handout ausgehändigt. Die Sprache wurde simpel und kurz gehalten. Es wurde darauf geachtet, dass die Schulung trotz etwaiger sprachlicher Barrieren verständlich formuliert wurde. Bei Unklarheiten konnten jederzeit Fragen gestellt werden. Weiters wurden die Eltern angehalten zweimal täglich (morgens und abends) den Kindern die Zähne zu putzen. Dies durfte gerne im Morgen- beziehungsweise Abendritual integriert werden. Es war wünschenswert das Kind vor jedem Zähneputzen verbal und nonverbal auf die bevorstehende Maßnahme vorzubereiten und es zu informieren. Der Ablauf sollte stets gleich sein. Um eine positive Assoziation zu schaffen, wurde empfohlen, nonverbale Kommunikation zum Einsatz zu bringen, um den Stress bei den Eltern und bei den Kindern zu reduzieren.

Gruppe 2: Kontrollgruppe: Es wurden vier Kinder zwischen eins und dreieinhalb Jahren mit einem Gendefekt und Tetraplegie ausgewählt. Gruppe 2 (Kontrollgruppe) blieb bei der Standardpflege und erhielt weder eine Mundhygieneschulung noch ein Handout. Für diese Gruppe gab es keine Vorgaben für Zahnbürsten und Zahnpasta.

Anschließend wurde über einen Zeitraum von acht Wochen schriftlich erhoben, wie oft die Bezugspersonen den Kindern die Zähne geputzt haben. Erfragt wurde, ob das Kind in der Früh und am Abend die Zähne geputzt hat, oder ob das Kind verweigert hat. Die Zahnputzerhebung haben die Bezugspersonen der Kinder selbst in einer entsprechenden Tabelle im vorgesehenen Feld angekreuzt. Als Erhebungsinstrument für den Mundhygienestatus der Kinder wurde der *Visible Plaque Index* (*VPI*) herangezogen, da Plaque als Hauptursache für die Entstehung von Karies verantwortlich ist. Dieser wurde wöchentlich bei jedem Kind beurteilt. Die Beurteilung wird mit „Plaque ja“ oder „Plaque nein“ beantwortet (Bodenwinkler, Sax & Kerschbaum, 2017). Eine Beurteilung kann ohne Berührung im Mundraum erfolgen, somit ist das Erhebungs-Instrument simpel und stressfrei durchführbar. Diese wurde wöchentlich von der Projektleiterin (DGKP) beurteilt. Dafür wurde von der diplomierten Gesundheits- und Krankenpflegerin eine einfache Tabelle erstellt, welche für jede Woche von der Projektleiterin selbst ausgefüllt wurde. Die Kinder kommen regelmäßig in das Therapiezentrum, deshalb konnte der VPI konsequent erhoben werden. Gleich nach Ankunft im Zentrum wurde ein morgendlicher Begrüßungskreis gemacht. Jedes Kind wird einzeln mit einem Lied begrüßt, danach wurde der Tagesablauf besprochen. Im nächsten Schritt wurde jedem Kind verbal und nonverbal gezeigt, dass jetzt die Lampe in den Mund leuchten wird. Die Lampe wurde dafür bereits eingeschalten und den Kindern gezeigt und sie durften diese auch ertasten. Während des Begrüßungskreises wurde mit einer kleinen Taschenlampe in den Mund jedes Mädchens und Jungens geleuchtet, um die Plaquebildung beurteilen zu können. Es scheint als sei die Atmosphäre für die Kinder vertraut und entspannt. Es gab Tage, an denen es schwieriger war, die Erhebung durchzuführen. Meistens, wenn die Kinder schlecht geschlafen hatten oder etwas verkühlt waren. Die Begutachtung wurde dann auf später verschoben. Manchmal half eine Logopädin, die eine orale Stimulation durchführte. Es gelang in den acht Wochen immer den VPI zu erheben.

3.1.2 Ergebnisse

Die Ergebnisse beider Gruppen zeigen klare Unterschiede beim Zähneputzen hinsichtlich der Putz-Häufigkeit und der Plaque-Bildung. In der Gruppe 1 haben fast alle Kinder täglich ihre Zähne geputzt bekommen. Darüber hinaus kam es bei keinem Kind zu einer Zahnputzverweigerung. Als Resultat wurde bei keinem Kind in dieser Gruppe zu keiner Bewertung innerhalb der acht Wochen Plaque an den Zähnen festgestellt.

In der Gruppe 2 zeigte sich ein diffuses Zahnputzverhalten, in dem Sinne, dass manche Kinder morgens, andere nur abends und viele bei weitem nicht täglich ihre Zahnhygiene durchgeführt hatten. Während des gesamten

Erhebungszeitraumes haben keine Eltern durchgehend zweimal täglich ihren Kindern die Zähne geputzt. Die stärkere Plaque-Bildung spiegelt sich in den Zähnen von jenen Kindern mit reduzierter Zahnhygiene wider. Je seltener die Zähne geputzt wurden, desto häufiger wurde Plaque an den Zähnen beobachtet.

Kinder, von denen die Eltern eine Mundhygieneschulung erhielten, wurde zweimal täglich das Gebiss geputzt und sie blieben frei von Plaque-Befall. Jene Kinder, von denen die Eltern nicht mittels Mundhygieneschulung geschult wurden, haben weniger oft Zähne geputzt und die Zahnoberfläche wies deutlich häufiger Plaque auf.

3.1.3 Reflexionstreffen nach der Projektarbeit

Nach Abschluss der Projektarbeit fand ein freiwilliges Reflexionstreffen mit allen Eltern und der Projektleiterin statt. Das Interesse war sehr groß, alle Eltern hatten daran teilgenommen. Ziel war es die letzten acht Wochen der Erhebung zu reflektieren und die Ergebnisse zu präsentieren. Jene Eltern, welche eine Edukation partizipierten, waren teilweise bestürzt über ihr nicht ausreichendes Wissen zur Zahngesundheit, sie waren besorgt, dass sie nicht schon früher die Möglichkeit zur Aufklärung und Edukation wahrgenommen hatten. Viele Bezugspersonen aus Gruppe 1 beschrieben die Mundhygieneschulung als Erkenntnis. Die Eltern sind dankbar für die theoretische und praktische Wissensvermittlung. Einige Mütter und Väter aus der Interventionsgruppe fühlen sich seitdem bedeutsam, da sie etwas für die Gesundheit ihrer Kinder beitragen und die Zahngesundheit beeinflussen können, zumal sie sich oftmals machtlos fühlten. Die Ängste, die zunächst bezüglich des Liebesentzugs thematisiert wurde, erschienen rückblickend bei einigen als unbegründete Sorge.

Viele Eltern möchten zukünftig das Zähneputzen in den Alltag als Ritual integrieren, damit sie ihre Kinder vor akuten Schmerzen und langfristigen Folgen durch Karies bewahren.

Maßnahmen zur Mundhygiene: In diesem Kapitel werden für die erwähnten Herausforderungen Ideen gesammelt, wie dem betroffenen Kind und dessen Eltern geholfen werden kann, um frühkindliche Karies zu vermeiden.

Maßnahmen für Wissensvermittlung: Die Erkenntnisse der Projektarbeit bestätigen das ungenügende Wissen über Karies und die mangelnden Informationen über simple und präventive Maßnahmen zur Zahngesundheit von Eltern ihrer Kinder. Ebenso zeigt sich, dass einfache, praxisbezogene und kosteneffiziente Schulungsangebote, wie die Mundhygieneschulung, auf Mikroebene (Familie) positive Wirkung zeigt. Für die Implikation in die Praxis ist es wichtig, die Mundhygieneschulung nicht isoliert zu betrachten, sondern diese als Bestandteil eines Maßnahmenbündels wahrzunehmen. Die Eltern benötigen initial das „Instrument" der Mundhygieneschulung, um die Edukation in das tägliche Leben integrieren zu können. Es sollte für die Erziehungsberechtigten das Bewusstsein geschaffen werden, dass sie eine Schlüsselrolle im Hinblick auf die Zahngesundheit ihrer Kinder einnehmen.

Auf der Ebene der Primär- und Sekundärprävention gilt es im Sinne von *Health Literacy*, Empowerment und Subjektzentrierung zu handeln. *Health Literacy* ist die Gesundheitskompetenz, welche Wissen, Motivation und die Kompetenz des Menschen umfasst, Gesundheitsinformationen zugänglich zu machen, zu verstehen, zu bewerten und anzuwenden. Es geht um Gesundheitsversorgungs-Entscheidungen, welche im täglichen Leben getroffen werden, um die Lebensqualität aufrechtzuerhalten oder zu verbessern. Ein niedriger sozialer Status (niedriges Bildungsniveau, niedriges Einkommen), gesundheitlich eingeschränkte Personen und Menschen mit Migrationshintergrund haben eine eingeschränktere Gesundheitskompetenz und einen schlechteren Zugang zu Gesundheitsförderungsmaßnahmen aufgrund der wirtschaftlichen und sozialen Barrieren (World Health Organization [WHO], 2013).

Maßnahme für Ernährung: Die effektivste Möglichkeit zur Kariesprävention ist die Reduktion von Zucker und der Verzicht auf Fläschchen mit gesüßtem Inhalt nach dem abendlichen Zähneputzen, sodass sich die Zähne in der Nacht remineralisieren, anstatt zu demineralisieren (Kraljevic et al., 2017).

Maßnahmen zur Kommunikation: Nonverbale Kommunikation beschreibt jegliche Form von „in Kontakt treten", wenn die Sprache und Worte nicht wahrgenommen werden können (Nöth, 2000). Mit unserer Umwelt zu kommunizieren und Signale zu verarbeiten kann über unsere Sinne erfolgen. Je nachdem mit welchen Sinnen das Kind wahrnehmen kann, entweder visuell, auditiv, olfaktorisch, haptisch- taktil oder gustatorisch (Bartoszek & Nydahl, 2012).

Berührungen sind die Sprache ohne Worte, sie helfen Beziehung aufzubauen und einen Beginn und ein Ende zu erkennen. Dies kann für das Ritual des Zähneputzens schön angewendet werden. Da der Mund ein intimer Bereich ist, kann eine Manipulation wie Zähneputzen, Ohnmacht und das Gefühl von Hilflosigkeit auslösen. Langsame, eindeutige und nachvollziehbare Bewegungen können dem Kind Sicherheit und Vertrauen vermitteln (Bartoszek & Nydahl, 2012). Da Zähneputzen nicht selten übergriffig und vertrauensbrüchig von den Kindern verstanden wird, ist es wichtig dem Kind Vertrauen zu schenken. Vertraute Elemente können dahingehend unterstützen, wie beispielsweise bekannte Umgebung, gewohnten Ablauf (Zähneputzen vor oder nach dem Frühstück), Zahnputz-Utensilien riechen, fühlen und schmecken. Der Ablauf des Zähneputzens sollte für das Kind nachvollziehbar, strukturiert und vorhersehbar sein und langsam durchgeführt werden (Bartoszek & Nydahl, 2012). Die Kinder dürfen auch gerne den eigenen Körper erfahren, spüren und wahrnehmen. Vor dem Zähneputzen kann die Hand des Kindes zum Mund geführt werden. Visuelle Angebote verhelfen zur Orientierung, es können Bilder (Symbolkarten mit Zahnbürsten) gezeigt werden, sodass das Kind weiß, dass die Eltern nun Zähneputzen werden (Bartoszek & Nydahl, 2012). Zu Beginn des Zahnputzvorgangs wird dem Kind die Zahnbürste gezeigt, es darf an der Zahnpasta riechen. Der Kopf wird sanft gehalten, damit dem Sohn oder der Tochter keine Verletzung durch die Zahnbürste zugefügt wird. Wenn das Kind den Mund nicht öffnen möchte, wird versucht die Zahnbürste behutsam einzuführen. Beruhigende Worte, Gesang der Eltern oder Kindermusik werden als Ablenkung eingesetzt.

Maßnahmen bei Stress: In solchen Stresssituationen kann es den Beteiligten helfen einen akustischen Ruhepol zu schaffen, dies kann ein langsames Ticken eines Metronoms oder eines Weckers sein.

Hören von Lieblingsmusik oder langsamer Entspannungsmusik kann bei manchen Kindern den Stress reduzieren. Den Eltern kann empfohlen werden ihr Sprechen mittels Sprechtempo, Lautstärke und Tonhöhe anzupassen. Zähneputzen sollte ein bewusstes Dasein zeigen, das Kind sollte wahrgenommen werden. Dafür dürfen sich die Eltern gerne Zeit nehmen (Bartoszek & Nydahl, 2012).

3.1.4 Reduktion von Behandlungskosten durch Primärprävention

Präventive Maßnahmen zielen darauf ab Krankheiten zu verhüten, indem über gesundheitsschädliches Verhalten informiert und Maßnahmen präsentiert werden, die Krankheiten verhindern, reduzieren oder verzögern. Zahlen aus dem Jahr 2016 zeigen, dass in Österreich 2441,3 Millionen EUR für Gesundheitsförderung und Prävention investiert wurde, das entspricht in etwa 280,6 EUR pro Person. Prävention hinsichtlich Zahngesundheit wurde mit 101,3 EUR Euro gefördert (Bundesministerium für Arbeit, Soziales, Gesundheit und Konsumentenschutz [BMASGK], 2019). Präventive Maßnahmen, wie etwa effektive Mundhygiene, gesunde, nährstoffreiche und zuckerreduzierte

Ernährung, adäquate Fluoridversorgung und zahnärztliche Kontrolluntersuchungen können Kosteneinsparungen durch nicht benötigte Vollnarkosen und Behandlungen von kariösen Zähnen bewirken (Robert Koch Institut, 2015).

Die Therapie von ECC bei unkooperativen und jungen Kindern ist oft nur in Vollnarkose möglich, was die Therapiekosten steigern lässt (Kraljevic et al., 2017).

3.1.5 Resümee

Der Zusammenhang zwischen Karies und Schmerz konnte klar thematisiert werden. Außerdem wird deutlich, dass Ernährung eine große Auswirkung auf die Entstehung von Karies bei Kindern hat.

Zuckerreiche Ernährung und nächtlicher Fläschchen-Konsum greifen den Zahnschmelz an und lassen Zahnkaries durch Demineralisierung entstehen (Çolak et al., 2013). Wenn zusätzlich die Mundhygiene inadäquat und die Zähne der Kinder zu selten geputzt werden, so schreitet Karies rasch voran (Bundesministerium für Gesundheit und Frauen, 2017). Oftmals bleibt Karies unbehandelt und verursacht große Schmerzen für die Kinder, verursacht durch Entzündungen der Zahnnerven (Kraljevic et al., 2017).

Langfristig wirken sich die Schmerzen auch auf die Ernährungssituation aus, die Kinder essen weniger und sind dadurch Nährstoff unterversorgt (Kraljevic et al., 2017).

Das vorgestellte kleine Projekt im Setting Familie zeigt, dass nicht nur Expert_innen einen Beitrag zur Zahngesundheit von Kindern beitragen können. Menschen in ihrem familiären Umfeld haben mithilfe von Primärprävention die nötigen Kenntnisse die kleinen Betroffenen zu unterstützen, um diese vor Karies bedingten Schmerzen zu bewahren und die Lebensqualität zu steigern.

Dahingehend sollte im Sinne von Health Literacy das Ziel verfolgt werden die Eltern von beeinträchtigten Kindern zu befähigen, bessere Entscheidungen für ihre Kinder treffen zu können und ihnen die Informationen zur Relevanz der Zahngesundheit ihrer Kinder für jetzt und den späteren Lebensverlauf zugänglich zu machen, um das Wohlbefinden und die Gesundheit zu erhalten beziehungsweise zu steigern (WHO, 2013).

Den Kindern kann durch diese kleine alltägliche Zahnputz-Routine im häuslichen Umfeld viel Leid erspart bleiben, nämlich Schmerzen, verursachte Probleme im weiteren Lebensverlauf, Zahnarztbesuche und die Behandlung der kariösen Zähne, dies im Sinne des Kindeswohl.

Literatur

Achalu, P., Zahid, N., Sherry, D.N., Chang, A. & Sokal-Gutierrez, K. (2019). A Qualitative Study of Child Nutrition and Oral Health in El Salvador. *International Journal of Enviromental Research and Public Health, 16*(2508), 1–12.

Bartoszek, G. & Nydahl, P. (2012). *Basale Stimulation. Wege in der Pflege Schwerstkranker*. Elsevier.

Bodenwinkler, A., Sax, G. & Kerschbaum, J. (2017). *Länder-Zahnstatuserhebung 2016: Sechsjährige in Österreich*. Gesundheit Österreich.

Bundesministerium für Arbeit, Soziales, Gesundheit und Konsumentenschutz (BMASGK). (2019). *Öffentliche Ausgaben für Gesundheitsförderung und Prävention in Österreich 2016*. BMASGK.

Bundesministerium für Gesundheit und Frauen. (2017). *Österreichischer Gesundheitsbericht 2016*. BMGF.

Bundesamt für Justiz. (2021). *Allgemeines bürgerliches Gesetzbuch für die gesammte deutschen Erbländer der Oesterreichischen Monarchie. BGBl. I Nr. 175/2021 i.d.F BGBl. I Nr. 175/2013*. Verfügbar unter https://www.ris.bka.gv.at/GeltendeFassung.wxe?Abfrage=Bundesnormen&Gesetzesnummer=10001622&FassungVom=2013-07-31&ShowPrintPreview=True

Çolak, H., Dülgergil, C.T., Dalli, M. & Hamidi, M.M. (2013). Early childhood caries update: A review of causes, diagnoses, and treatments. *Journal of Natural Science, Biology and Medicine, 4*(1), 29–38. https://doi.org/10.4103/0976-9668.107257

Delli, K., Reichart, P., Bornstein, M.M. & Livas, C. (2013). Management of children with autism spectrum disorder in the dental setting: Concerns, behavioural approaches and recommendations. *Medicina Oral Patologia Oral y Cirugia Bu-*

cal, 18(6), 862–868. https://doi.org/10.4317/medoral.19084

Hiratsuka, V.Y., Robinson, J.M., Greenlee, R. & Refaat, A. (2019). Oral health beliefs and oral hygiene behaviours among parents of urban Alaska Native children. *International Journal of circumpolar health, 78*(1), 1–6. https://doi.org/10.1080/22423982.2019.1586274

Kassenzahnärztliche Bundesvereinigung (KZBV) & Bundeszahnärztekammer (BZÄK). (2014). *Frühkindliche Karies vermeiden: Ein Konzept zur zahnmedizinischen Prävention bei Kleinkindern.* KZBV und BZÄK.

Kraljevic, I., Filippi, C. & Filippi, A. (2017). Risk indicators of early childhood caries (ECC) in children with high treatmend needs. *Swiss Dental Journal SSO, 127*(5), 398–404.

Naidu, R.S. & Nunn, J.H. (2020). Oral Health Knowlegde, Attitudes and Behaviour of Parents and Caregivers of Preschool Children: Implications for Oral Health Promotion. *Oral Health and Prevention Dentistry, 18*(2), 245–252.

Nöth, W. (2000). Nonverbale Kommunikation. In W. Nöth (Hrsg.), *Handbuch der Semiotik* (S. 293–322). J.B. Metzler. https://doi.org/10.1007/978-3-476-03213-3_5

Robert Koch Institut (RKI). (2015). *Gesundheit in Deutschland. Gesundheitsberichtserstattung des Bundes.* RKI.

Werdecker, L. & Esch, T. (2018). *Stress und Gesundheit.* Springer Verlag. https://doi.org/10.1007/978-3-662-54179-1_33-1

World Health Organization (WHO). (2013). *Health literacy: The solid facts.* Available from https://apps.who.int/iris/bitstream/handle/10665/326432/9789289000154-eng.pdf?sequence=1&isAllowed=y

Zentrum für Präventive Zahnmedizin und Kinderzahnheilkunde. (2013). *Frühkindliche Karies-Fakten und Prävention.* Verfügbar unter https://www.zm-online.de/artikel/2013/periimplantitis/fruehkindliche-karies-fakten-und-praevention

3.2 Familienorientierter Ansatz in der Edukation

Tim Szallies

Die familienorientierte Edukation soll Betroffene individueller erreichen. Dazu werden sie in ihrem eigenen System betrachtet und das soziale Umfeld mit einbezogen.

3.2.1 Inhalte der Edukation

Die pathophysiologischen Mechanismen der Schmerzentstehung bis hin zur Wahrnehmung sind in den letzten Jahrzehnten gut erforscht worden. Trotzdem sind viele beeinflussende Determinanten noch ungeklärt. So wundert es nicht, dass eine angemessene Aufklärung auch fachvertrautem Personal nicht leichtfällt (Hacker et al., 2021).

Grundbausteine einer guten Edukation bilden der erste Kontakt und eine angemessene Kommunikation. Während ein empathisches Verhalten seitens der Betreuenden zwar vorausgesetzt sein sollte, sind die Auswirkungen empathischen Verhaltens häufig unbekannt. Studien der letzten Jahre konnten aufzeigen, dass ein empathischer Kontakt im Erstgespräch sogar zu einem besseren Outcome führen kann. Beispielsweise ist durch Schulungen zum Thema Empathie bei Mitarbeitenden, eine signifikante Reduktion des Schmerzempfindens der Betroffenen erreicht worden (Roche et al., 2017).

Auch wenn Edukation häufig als Informationsfluss in eine Richtung verstanden wird, ist das Feedback der Zuhörenden essenziell, um zu erkennen, welche Informationen angekommen sind. Aktives Zuhören ermöglicht, zügig Missverständnisse aufzudecken und zu beseitigen (Redmann, 2009).

Unabhängig davon, in welchem Kontext die Edukation stattfindet und inwiefern diese individualisiert werden muss, kann sich an den folgenden Schritten orientiert werden (**Abbildung 3-1**).

Die Schritte helfen, den Ablauf der Edukation zu strukturieren und können wiederkehrend eingesetzt werden.

Doch welche Inhalte sind in einer bedürfnisorientierten Edukation angebracht? Zur Beantwortung dieser Frage sollte sich vor allem auf das Ziel fokussiert werden. Edukation soll Betroffenen und ihrem Umfeld ein Bewusstsein darüber schaffen, welche Ursachen der Erkrankung zu Grunde liegen, welche Auswirkungen diese haben können und wie zukünftig ein guter Umgang erreicht werden kann (Redmann, 2009). Vor allem bei chronifizierten Prozessen ist Betroffenen und Angehörigen häufig die erlernte, kognitive Komponente des Schmerzgeschehens völlig unbekannt. Doch ohne das Verständnis für die psychische Beteiligung können Bestandteile der Therapie nicht nachvollzogen werden und die Compliance sinkt (Knieling & Gundacker, 2020). Dies erklärt, warum viele Menschen mit chronischen Schmerzerkrankungen beispielsweise eine psychotherapeutische Behandlung ablehnen.

Das Verständnis über den Prozess der Chronifizierung ist ein wichtiger Bestandteil der Edukation. Betroffene und deren Angehörige können mit dem Wissen über die verschiedenen Komponenten und deren Auswirkungen ein höheres Maß an Verständnis erlangen. Es ist essenziell, um die individuellen Maßnahmen im Rahmen des therapeutischen Settings zu erarbeiten. Zudem wird dadurch die Akzeptanz

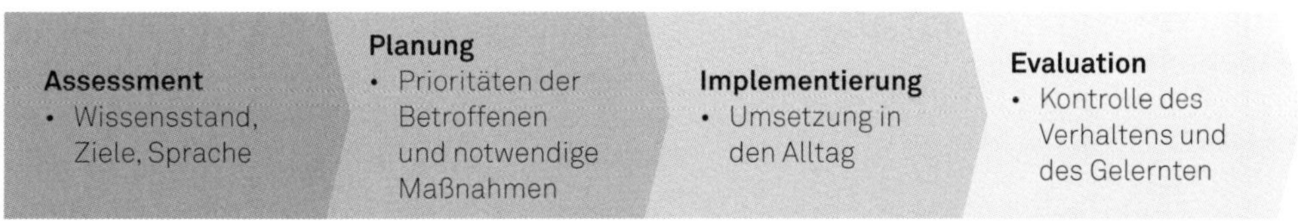

Abbildung 3-1: APIE-Modell (vgl. Bastable, 2017)

gefördert. Zur Veranschaulichung eignen sich verschiedene Modelle wie beispielsweise das Garmischer Schmerzverarbeitungsmodell (**Abbildung 3-2**).

Nachdem der Ablauf einer Chronifizierung verstanden ist, können einzelne Aspekte, je nach Bedarf, näher ausgeführt werden. Regelmäßig Feedback einzuholen und ggf. Anpassungen in der Vorgehensweise vorzunehmen, stellt dabei sicher, dass Teilnehmende nicht überfordert sind und ggf. nicht weiter folgen können. Zudem ist darauf zu achten, alle Teil-

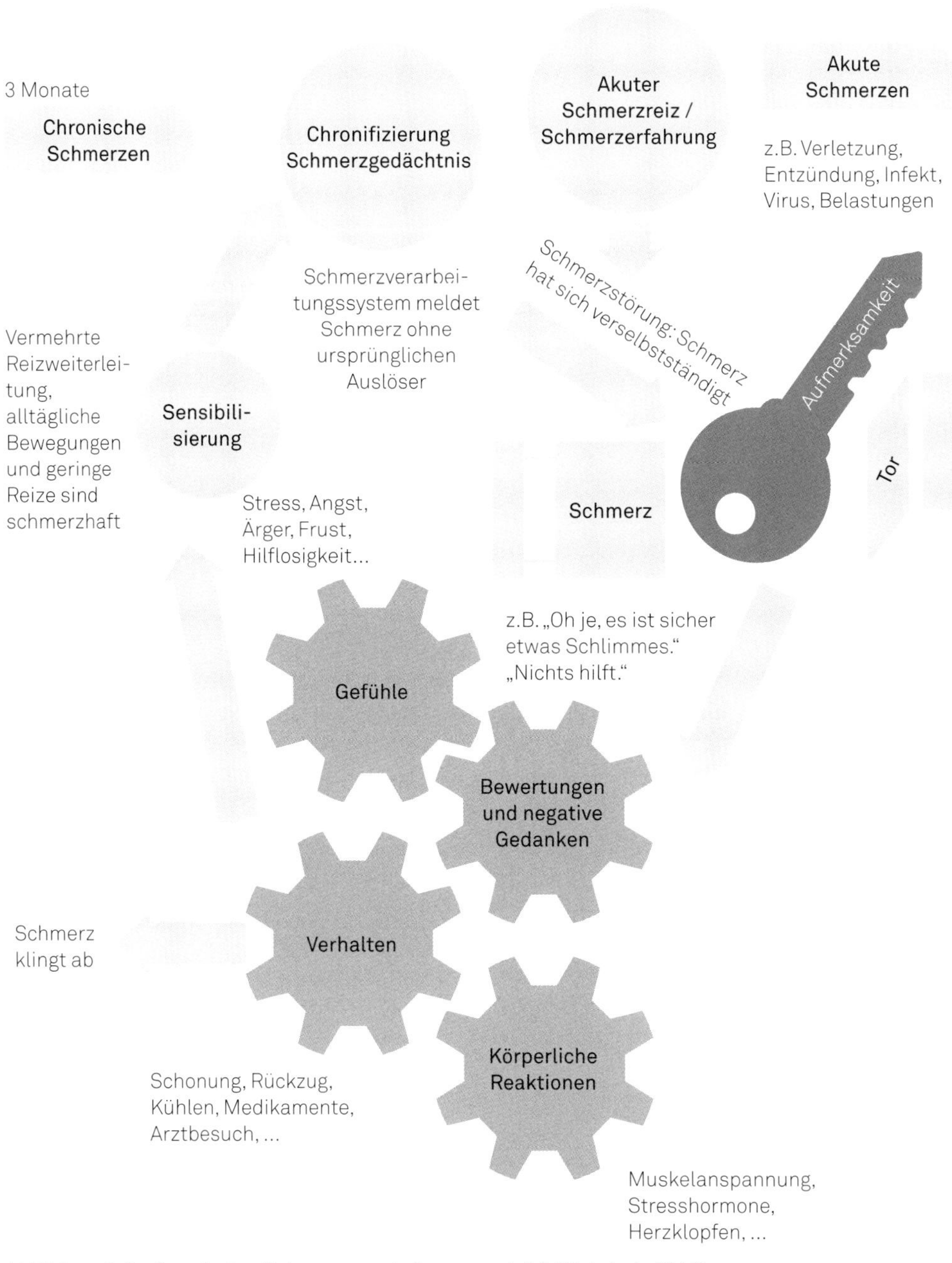

Abbildung 3-2: Garmischer Schmerzverarbeitungsmodell (Höfel et al., 2016)

nehmenden anzusprechen und vor allem bei Anwesenheit von Kindern und kognitiv eingeschränkten Menschen eine barrierefreie Sprache zu verwenden (Bredel & Maaß, 2016).

In Hinblick sowohl auf das Grundverständnis chronischer Erkrankungen als auch auf die gemeinsame Planung von Maßnahmen ist das biopsychosoziale Modell gut etabliert (**Abbildung 3-3**).

Die Ausführungen zum Modell sollen ein tieferes Verständnis für die Verknüpfung eigener (intrinsischer) und umweltbedingter (extrinsischer) Faktoren schaffen. Dies ist eine wichtige Voraussetzung für die Auswahl angepasster Therapieformen.

Bevor die einzelnen Maßnahmen jedoch geplant werden, ist es wichtig, Therapieziele festzulegen. Auf Grund der Unwissenheit über die Komplexität des Chronifizierungsprozesses wundert es nicht, dass die meisten Betroffenen den einfachen Wunsch verspüren, dass ihr Schmerz verschwinden soll. Zwar ist nicht auszuschließen, dass einige Betroffene eine Schmerzfreiheit erreichen, jedoch sind viele von nicht heilbaren oder wiederkehrenden und anhaltenden Einschränkungen betroffen (Careddu et al., 2022). So scheint es sinnvoller, Therapieziele nach der Lebensqualität auszurichten. Für die Formulierung stehen verschiedene Instrumente, wie beispielsweise der *McGill Quality of life Questionnaire-Revised*, auch in der deutschen Sprache zur Verfügung (Cohen, 2014). Mit Hilfe des Fragebogens können einzelne Aspekte aufgegriffen und beispielsweise eine Reduktion der Einschränkung als Ziel schriftlich festgehalten werden.

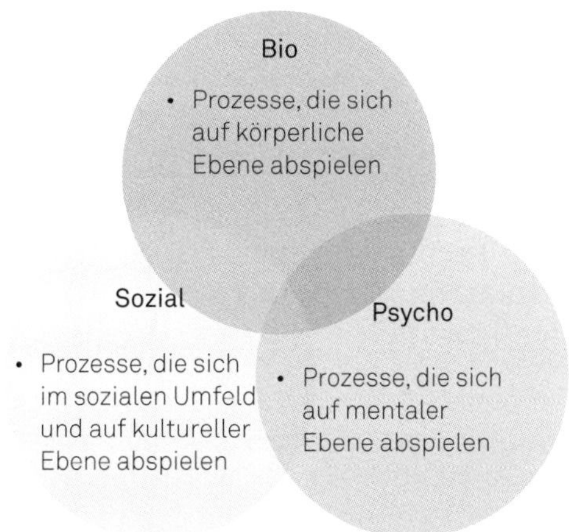

Abbildung 3-3: Biopsychosoziales Modell (vgl. Engel, 1977, eigene Darstellung)

Nachdem allen Beteiligten die Ziele klar sind, sollten im nächsten Schritt angepasste Maßnahmen für die Betroffenen erarbeitet werden. Auch hier ist eine Zusammenarbeit aller Parteien zu gewährleisten. Dies führt zu einer besseren Compliance und fördert gleichzeitig die Authentizität. So kann bereits während der edukativen Maßnahme die Selbstwirksamkeit der Betroffenen und deren Angehörigen gesteigert werden.

Das Repertoire an Maßnahmen ist groß. So scheint die erste Hürde, angemessene Therapie(n) für die Betroffenen zu finden. Dies wird nicht nur durch persönliche Vorlieben, sondern auch durch lokale Verfügbarkeiten und die Kostenübernahme der Krankenkassen limitiert. Die multimodale Schmerztherapie hat sich in den letzten Jahren vor allem bei chronischen Schmerzpatient_innen gut etabliert (Pfingsten et al., 2019). Ein beispielhaftes, aber nicht vollständiges Angebot kann **Abbildung 3-4** entnommen werden.

Grundsätzlich sollte neben einer Nutzen-/Risiko-Abwägung der einzelnen Maßnahmen eine gute Compliance erreicht werden. So macht es in einigen Fällen Sinn, die persönlichen Präferenzen den Methoden mit der besten Evidenz vorzuziehen (Bastable, 2017). Eine klare schriftliche Formulierung und Strukturierung sollen Betroffenen helfen, sich im Verlauf zu orientieren.

3.2.2 Durchführung der Edukation

Grundlage für eine familienorientierte Edukation ist, wie eingangs erwähnt, der Einbezug des sozialen Systems. Dabei soll das Verständnis über die aktuelle Situation und deren Auswirkungen hervorgehoben werden.

Die richtige Auswahl der Methode(n) ist ebenso relevant wie deren Inhalte. Vor allem in den

Psychologische Therapie	Physikalische Therapie	Pflegerische Therapie	Ärztliche Therapie	Soziale Therapie
• Einzel-/Gruppen-therapie • Kampfkunst • Imagination • Ablenkung • Entspannung • Biofeedback • Tiertherapie	• Sensorisches Training • Koordinations-training • Ergonomisches Training • Atemtherapie • Thermotherapie • Elektrotherapie • Spez. Körpertherapie • Osteopathie	• Schulungen • Alltags-/Belastungs-training • Erlebnis-pädagogik • Physikalische Maßnahmen • Aromapflege • Koordination der Maßnahmen	• Spezielle Anamnese • Spezielle Diagnostik • Medikamen-töse Therapie	• Schul-/arbeitsplatz-bezogene Organisation • Sozialrechtliche Beratung • Freizeit-programm • Bescheinigun-gen (AU, Schul-unfähigkeit, KH-Aufenthalt)

Abbildung 3-4: Auszug Therapieoptionen MMST (vgl. Kieselbach et al., 2021; eigene Darstellung)

letzten Jahren sind vielfältige Methoden durch elektronische Medien hinzugekommen. Onlineschulungen, edukative Videos, Podcasts, Foren und Applikationen ermöglichen fast unbegrenzte, individuelle Zugangsmöglichkeiten. Wichtig ist, diese zusätzlich und nicht ausschließlich zu verwenden, da unvollständige Inhalte und Zusammenhänge von Laien oft nicht erkannt werden. Doch auch unter den traditionellen Methoden gibt es mehr und weniger geeignete für die individuelle Situation. So sollten edukativ Tätige möglichst mit einem Koffer an Methoden ausgestattet sein, um mit den verschiedenen Anforderungssituationen umgehen zu können.

Edukation ist ein dynamischer Prozess und kann sich aus den Formen *Moderation*, *Information*, *Beratung* und *Schulung* zusammensetzen (Hacker et al., 2021). Die *Moderation* wird als Intervention zur Erarbeitung von Inhalten verstanden. Dies kann beispielsweise im Rahmen von Gruppengesprächen stattfinden. Als *Information* wird eine knappe Weitergabe von Sachverhalten verstanden, die vor allem dem Wissenszuwachs dienen soll. Deutlich Ergebnis-offener und individueller ist die *Beratung* zu verstehen, in der eher mit dem Ziel einer Entscheidungsfindung nach den individuellen Bedürfnissen vorgegangen werden sollte. Während die Information mit einer schnellen Weitergabe an Wissen assoziiert ist, liegt der Fokus in Schulungen in der Zielorientierung. Dabei werden Inhalte in Einzel- oder Gruppenschulungen so vermittelt, dass sie verstanden werden (Günther, 2020). Für jedes Setting ist die passende Edukationsform zu wählen. Dabei kann es auch sinnvoll sein, Formen zu kombinieren.

Nicht zuletzt bei Präsenzveranstaltung sollten klare Strukturen herrschen. So sind Details über den Veranstaltungsort, Start- und Endzeitpunkt, sowie eine Übersicht über die Inhalte, den Teilnehmenden rechtzeitig mitzuteilen (Zegelin et al., 2019). Des Weiteren sollten zu Beginn der Edukation klare Kommunikationsregeln für einen reibungslosen Ablauf der Maßnahmen vereinbart werden (Zegelin et al., 2019). Auch die räumlichen Voraussetzungen wirken sich auf eine erfolgreiche Informationsvermittlung aus. So ist stets auf eine ruhige und ungestörte Umgebung zu achten. Dies gilt vor allem für Edukationsformen, die beispielsweise am Bett der Betroffenen stattfinden müssen.

3.2.3 Problematiken und Lösungsansätze während der Edukation

In Anbetracht vorausgegangener Aspekte zeigt sich, dass diverse Einflussgrößen den Edukationsprozess stören können. Auf interpersoneller Ebene kann vor allem das Verhältnis zwischen Schulenden und Betroffenen gestört sein. Da das Verhältnis die Basis der Edukation darstellt, sollte der Erstkontakt bereits mit einem hohen Maß an Empathie beginnen. Doch auch im Verlauf auftretende Unstimmigkeiten sind zügig aufzugreifen und durch eine adäquate Kommunikation zu beheben, sodass der Ergebnisgewinn im Vordergrund bleibt.

Doch auch Konflikte, die Betroffene mitbringen, spielen eine wichtige Rolle. Vor allem zu Beginn der Edukation sind intrapersonelle Unstimmigkeiten ein häufiges Phänomen. Dies äußert sich beispielsweise in fehlender Motivation, nichtvorhandener Krankheitseinsicht oder dem Auftreten so genannter „dysfunktionaler Gedanken". Typische „Denkfallen" (**Abbildung 3-5**) sollten frühzeitig thematisiert und ausgeräumt werden.

Ebenfalls als intrinsischer Konflikt zu betrachten, ist das Ausbleiben einer gewissen Krankheitseinsicht. Sie kann unter anderem durch mangelnde Informationen und fehlendes Verständnis entstehen. Da die Krankheitseinsicht eine wichtige Rolle im edukativen Prozess darstellt, sollte stets auf deren Entwicklung geachtet werden.

Während das Verständnis mit angepassten Maßnahmen schnell erreicht werden kann, sind motivationale Faktoren schwieriger zu beheben. Motivation ist sowohl als Störgröße als auch als Ressource zu betrachten. Sie scheint maßgeblich abhängig von der aktuellen Situation der Betroffenen zu sein. Kinder und junge Erwachsene mit primär körperlichen Traumata sind häufig motivierter zu ihrem Alltag zurückzukehren als diejenigen, die aufrechterhaltende Verhalten erfahren (Mehrhoff, 2000). Dazu gehören beispielsweise vermehrte Zuneigung und Aufmerksamkeit durch das soziale Umfeld.

Auch bei Erwachsenen kann diese Unterscheidung getroffen werden. Hier spielt jedoch häufiger noch das Rentenbegehren eine Rolle. Es gibt verschiedene Ansätze zur Motivationssteigerung. Während die Ausgestaltung methodisch und inhaltlich variabel ist, dient als Grundlage die beschriebene Zielformulierung. Eine Möglichkeit dies zu gestalten können Behandlungspläne (**Abbildung 3-6**) sein. Ziel solcher Pläne ist die Behandlung zu strukturieren und die Umsetzung von Standards zu gewährleisten (Kölch, 2020).

Eine weitere Art der Visualisierung stellen Stufenpläne dar, in denen Ziele Schritt für Schritt erreicht und dokumentiert werden.

Zusätzlich können intrapersonelle Konflikte durch vorhandene Komorbiditäten gefördert werden. Entsprechend gilt es diese schnellstmöglich durch eine gezielte Anamnese zu identifizieren und je nach Schweregrad weitere Maßnahmen zu initiieren. Zu häufigen Komorbiditäten zählen unter anderen Depressionen, Suchterkrankungen und Verhaltensstörungen (Serafini et al., 2020).

Eine weitere Problematik ergibt sich aus der höchst unterschiedlichen Klientel, denen Anleitende täglich gegenüberstehen. Während in Akutsituationen jede gesellschaftliche Schicht betroffen sein kann, findet sich vor allem unter chronischen Schmerzpatient_innen ein geringerer sozioökonomischer Status (van den Kerkhoff et al., 2013). Besonders gestaltet sich die Edukation von Kindern und die der Erwachsenen mit krankhafter oder altersbedingter kognitiver Einschränkung. Entsprechend müssen edukative Maßnahmen in jeder Situation individuell angepasst werden.

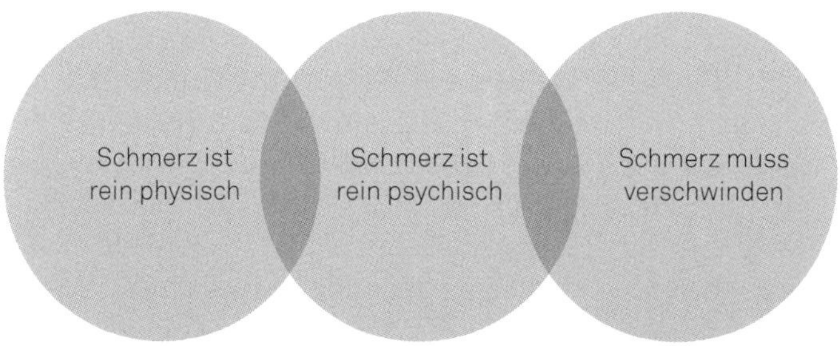

Abbildung 3-5: Denkfallen (vgl. Dobe & Zernikow, 2016; eigene Darstellung)

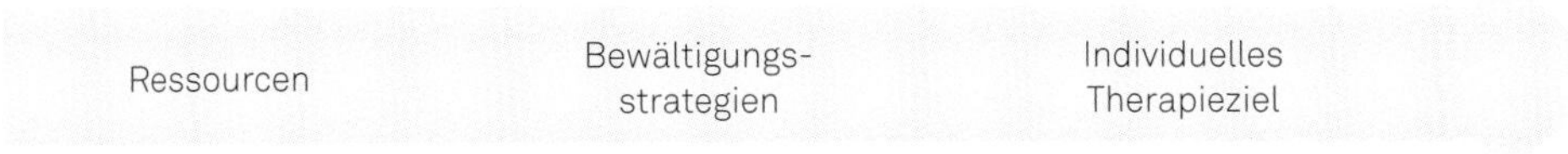

Abbildung 3-6: Behandlungsplan (vgl. Hübner-Möhler et al., 2015)

Auch aus dem Umgang mit Menschen mit Migrationshintergrund ergeben sich zu beachtende kommunikative Schwierigkeiten. Dabei sind nicht nur sprachliche Barrieren ein Hindernis, sondern auch nonverbale Ausdrucksweisen, also die Körpersprache. Während wir im Kontakt mit vertrauten Personen mit Hilfe der Mimik schnell erkennen können, ob ein gewisses Verständnis vorhanden ist, fällt dies mit unvertrauten kulturellen Ausdrucksweisen häufig schwer (Givler et al., 2021). So sollten im Rahmen der Edukation, wenn möglich, dolmetschende und kultursensible Personen integriert werden.

Grundsätzlich gilt es, alle potenziell störenden Faktoren präventiv zu behandeln bzw. schnellstmöglich zu erkennen und nach passenden Lösungsstrategien zu suchen. So soll ein reibungsloser Ablauf gewährleistet werden.

3.2.4 Überprüfung edukativer Maßnahmen

Die Hauptziele edukativer Maßnahmen sind die Verbesserung der Compliance und des Selbstmanagements, indem ein Verständnis für die komplexen Zusammenhänge geschaffen wird (Meng et al., 2021). Betroffene sollen befähigt werden ihren Prozess aktiv mitzugestalten. Jedoch muss die Mitgestaltung kontrolliert durchgeführt und regelmäßig überprüft werden. Zur Evaluation edukativer Maßnahmen gibt es diverse Instrumente. So kann beispielsweise der Lernerfolg von zu Schulenden mit Hilfe der Taxonomiestufen nach Bloom (weiterentwickelt nach Anderson & Krahtwohl, 2001) überprüft und eingestuft werden (siehe **Tabelle 3-1**).

Auch die Beurteilung des Gelernten kann als stetig aktiver Prozess gesehen werden. So sind abgesehen von der abschließenden Überprüfung, zwischenzeitliche Verständniskontrollen effizient. Auch für diese Art der Kenntnisprüfung finden sich verschiedenste Methoden. Eine Möglichkeit bietet die „Teach Back-" Methode, in der die Betroffenen gebeten werden, das Gelernte mit eigenen Worten zu wiederholen (Oh et al., 2021). Dies ermöglicht allen Beteiligten das Vermittelte zu reflektieren und bereits auftretende Verständnisprobleme zu beseitigen.

3.2.5 Abschluss

Die familienorientierte Edukation kann als Ergebnis eines Perspektivenwechsels betrachtet werden, in dem die Betroffenen als Individuum ihres persönlichen Systems gesehen werden. Diese Betrachtung ermöglicht es, das persönliche Umfeld in den Behandlungsprozess miteinzubeziehen. Dabei spielt es keine Rolle, wer zu dem persönlichen System dazugehört. Dies fördert die Authentizität ebenso wie die Compliance der Beteiligten und soll zu einem verbesserten Outcome führen.

Zur Durchführung der Edukation sind inhaltliche Aspekte ebenso zu bedenken, wie äußerliche Faktoren. Dabei ist es wichtig, einen Prozess zu gestalten, der klar definiert, schriftlich fixiert und jederzeit überprüfbar ist. Die Gestaltung hat dabei einen großen Handlungsspielraum. Wichtig ist jedoch das gemeinsame Erarbeiten der Ziele und Maßnahmen, da diese das Fortführen der Therapie (Adhärenz) fördert. Therapieerfolge und Lernerfolge der Betroffenen sind mit Hilfe geeigneter Instrumente zu erheben und festzuhalten, sodass das Fortführen der Edukation bedürfnisorientiert geschieht. Problematiken sind präventiv oder

Tabelle 3-1: Taxonomiestufen (vgl. Volk, 2020)

Taxonomiestufen	Faktenwissen
Verständnis (K2)/ Verstehen	Verstehen von Hintergründen & Zusammenhängen
Anwendung (K3)/ Anwenden	Übertragung der Inhalte auf eigene Situation
Analyse (K4)/ Analysieren	Gelerntes vs. aktuelles Verhalten
Synthese (K5)/ Gestalten	Integration des Gelernten, Anpassung des Verhaltens
Beurteilung (K6)/ Beurteilen	Wiederholende/ abschließende Beurteilung durch Teilnehmende

im Verlauf schnellstmöglich zu erkenn und zu beheben, um den Lernerfolg nicht zu beeinträchtigen.

Aus den Ausführungen ergeben sich die folgenden Qualitätsaspekte einer effektiven Edukation:

- klare Strukturen (Ablauf/Kontinuität)
- individuelle Gestaltung (personelle Bedürfnisse beachten)
- regelmäßige Kontrolle
- Problematiken erkennen und beheben
- Mensch als Individuum seines Systems betrachten
- Einsatz motivationaler Gesprächstechniken
- Empathisches Handeln

Literatur

Anderson, L.W. & Krathwohl, D.R. (2001). *A Taxonomy for Learning, Teaching and Assessing: A Revision of Bloom's Taxonomy of Educational Objectives: Complete Edition*. Longman.

Bastable, S. (2017). *Patient education essentials*. Jones & Bartlett Learning.

Bredel, U. & Maaß, C. (2016). Leichte Sprache. Barrierefreie Kommunikation. In C. Maaß & I. Rink (Hrsg.), *Handbuch Barrierefreie Kommunikation* (S. 251–272). Frank & Timme.

Careddu, S., Ljutow, A. & Reichmuth, N. (2022). Effektivität einer individualisierten, multimodalen Behandlung bei chronischen Schmerzpatienten. *Der Schmerz, 36*(1), 30–38. https://doi.org/10.1007/s00482-021-00558-1

Cohen, S.R. (2014). McGill Quality of Life Questionnaire. In A.C. Michalos (Ed.), *Encyclopedia of Quality of Life and Well-Being Research* (S. 3883–3889). Springer Verlag. https://doi.org/10.1007/978-94-007-0753-5_1749

Dobe, M. & Zernikow, B. (2016). *Rote Karte für den Schmerz*. Carl Auer.

Engel, G.L. (1977). The need for a new medical model: a challenge for biomedicine. *Science, 196* (4286), 129–136.

Givler, A., Bhatt, H. & Maani-Fogelman, P.A. (2021). *The importance of cultural competence in pain and palliative care*. StatPearls publishing.

Günther, F. (2020). *Vermittlung von Gesundheitskompetenz als Aufgabe professioneller Pflege*. Verfügbar unter https://opus.ostfalia.de/frontdoor/deliver/index/docId/1137/file/Guenther_2020_Gesundheitskompetenz.pdf

Hacker, M., Slobodenka, S. & Titzer, H. (2021). *Edukation in der Pflege*. Facultas Verlag.

Höfel, L., Spamer, M., Draheim, N., Häfner, R., Schnöbel-Müller, E. & Haas, J.P. (2016). Multimodale Schmerztherapie bei Kindern und Jugendlichen mit chronischen muskuloskelettalen Schmerzen. Edukation und Therapie. *Aktuelle Rheumatology, 41*(4), 326–333. https://doi.org/10.1055/s-0042-105741

Hübner-Möhler, B., Behlert, J., Herzog, S., Messerer, B., Münstermann, U. & Schmidt, P. (2015). Schmerzmanagement in der pädiatrischen Pflege. In B. Zernikow (Hrsg.), *Schmerztherapie bei Kindern, Jugendlichen und jungen Erwachsenen* (S. 223–249). Springer Verlag. https://doi.org/10.1007/978-3-662-45057-4_11

Kieselbach, K., Wirz, S. & Schenk, M. (Hrsg.). (2021). *Multimodale Schmerztherapie: Ein Praxislehrbuch*. Kohlhammer Verlag.

Knieling, J. & Gundacker, E. (2020). Edukation, Interaktion und Körperwahrnehmung. *Der Schmerz-*

patient, 3(02), 89–95. https://doi.org/10.1055/a-1099-7372

Kölch, M. (2020). *Stufenpläne in der Kinder- und Jugend Psychiatrie. Universität Rostock.* Verfügbar unter https://www.kinderpsychiater.org/fileadmin/downloads/bag/OA-2020/Koelch_Stufenplaene_2020.pdf

Mehrhoff, F. (2000). Vernetzte Rehabilitation am Beispiel des Managements nach einem Unfall. *Die Rehabilitation, 39*(04), 231–236. https://doi.org/10.1055/s-2000-5900

Meng, K., Heß, V., Schulte, T., Faller, H. & Schuler, M. (2021). Health literacy bei onkologischen Rehabilitanden und deren Relevanz für den subjektiven Rehabilitationsverlauf. *Die Rehabilitation, 60*(2), 102–109. https://doi.org/10.1055/a-1361-4072

Oh, E.G., Lee, H.J., Yang, Y.L. & Kim, Y.M. (2021). Effectiveness of discharge education with the teach-back method on 30-day readmission: a systematic review. *Journal of patient safety, 17*(4), 305–310. https://doi.org/10.1097/PTS.0000000000000596

Pfingsten, M., Arnold, B., Böger, A., Brinkschmidt, T., Casser, H.R., Irnich, D., Kaiser, U., Klimczyk, K., Lutz, M., Schiltenwolf, D., Seeger, B., Zernikow, B. & Sabatowski, R. (2019). Sektorenübergreifende interdisziplinäre multimodale Schmerztherapie. *Der Schmerz, 33*(3), 191–203. https://doi.org/10.1007/s00482-019-0374-2

Redman, B.K. (2009). *Patientenedukation: Kurzlehrbuch für Pflege-und Gesundheitsberufe.* Hans Huber.

Roche, J. & Harmon, D. (2017). Exploring the Facets of Empathy and Pain in Clinical Practice: A Review. *Pain Practice, 17*(8), 1089–1096. https://doi.org/10.1111/papr.12563

Serafini, R.A., Pryce, K.D. & Zachariou, V. (2020). The mesolimbic dopamine system in chronic pain and associated affective comorbidities. *Biological psychiatry, 87*(1), 64–73. https://doi.org/10.1016/j.biopsych.2019.10.018

Van Den Kerkhof, E.G., Peters, M.L. & Bruce, J. (2013). Chronischer postoperativer Schmerz: Standards für Studien! *Journal Club Schmerzmedizin, 2*(02), 88–89. https://doi.org/10.1055/s-0033-1351211

Volk, B. (2020). Ordnung von Lernzielen – Ordnung des Wissens. Die Bedeutung der Taxonomie von Bloom für die Wissenschaftlichkeit und Praxis der Hochschuldidaktik. In P. Tremp & B. Eugster (Hrsg.), *Klassiker der Hochschuldidaktik? Doing Higher Education* (S. 219–233). Springer VS. https://doi.org/10.1007/978-3-658-28124-3_13

Zegelin, A., Sunder, N. & Segmüller, T. (2019). Patientenedukation in der Pflege-Themensammlung & Unterrichtsvorschläge (Teil 2). *Padua, 14*(1), 64–67. https://doi.org/10.1024/1861-6186/a000476

Weiterführende Literatur

Deutscher Berufsverband für Pflegeberufe (DBfK). (2022). *Family Health Nurse & Community Health Nurse.* Verfügbar unter https://www.dbfk.de/de/themen/Community-Health-Nursing.php

Eberl, I. & Schnepp, W. (2006). Familiengesundheitspflege in Deutschland: Konsensfindung als Grundlage. *Pflege, 19*(4), 234–243. https://doi.org/10.1024/1012-5302.19.4.234

Hofer, M., Wild, E. & Noack, P. (1992). *Familienbeziehungen: Eltern und Kinder in der Entwicklung; ein Lehrbuch.* Hogrefe.

Kitzman-Ulrich, H., Wilson, D.K., St. George, S.M., Lawman, H., Segal, M. & Fairchild, A. (2010). The integration of a family systems approach for understanding youth obesity, physical activity, and dietary programs. *Clinical child and family psychology review, 13*(3), 231–253. https://doi.org/10.1007/s10567-010-0073-0

Knieling, J. & Gundacker, E. (2020). Edukation, Interaktion und Körperwahrnehmung. *Der Schmerzpatient, 3*(02), 89–95. https://doi.org/10.1055/a-1099-7372

Köhlen, C. (2012). Prinzipien der Familienorientierten Pflege. Häusliche Kinderkrankenpflege. *Kinderkrankenschwester, 31*(4), 164–167.

Martini, E., Palumbo, P. & Picione, R.D.L. (2020). Modern Family: between tradition and new (post-family) narratives. *International Journal of Psychoanalysis and Education, 12*(2), 38–49.

Meng, K. & Faller, H. (2020). Patientenschulung und Gesundheitskompetenz. In J. Bengel & O. Mittag (Hrsg.), *Psychologie in der medizinischen Rehabilitation* (S. 149–160). Springer Verlag. https://doi.org/10.1007/978-3-662-61170-8_12

Sarimski, K. (2021). *Frühförderung bei schwerster Behinderung: Ein familienorientiertes Konzept für die Praxis.* Kohlhammer Verlag.

Walter, A., Friedemann, M.L. & Köhlen, C. (2018). Curriculares Arbeiten mit der Theorie des systemischen Gleichgewichts. In M.L. Friedemann & C. Köhlen (Hrsg.), *Familien- und umweltbezogene Pflege* (S. 340–356). Hogrefe.

Wittink, H. & Oosterhaven, J. (2018). Patient education and health literacy. *Musculoskeletal Science and Practice, 38*, 120–127. https://doi.org/10.1016/j.msksp.2018.06.004

Young, K.M., Northern, J.J., Lister, K.M., Drummond, J.A. & O'Brien, W.H. (2007). A meta-analysis of family-behavioral weight-loss treatments for children. *Clinical psychology review, 27*(2), 240–249. https://doi.org/10.1016/j.cpr.2006.08.003

3.3 Palliative Care und Edukation

Katharina Lex

Im angloamerikanischen Sprachraum wurden verschiedene Vorsorgekonzepte bereits seit den 1990er-Jahren diskutiert (Coors et al., 2015). Das Ziel der strukturierten Vorsorgeplanung war und ist, das Selbstbestimmungsrecht in medizinisch-pflegerischen Belangen auch für in der Zukunft liegenden Situationen, in denen keine Einwilligungsfähigkeit mehr besteht und/oder verbale Fähigkeiten zur eindeutigen Willensbekundungen nicht mehr ausreichen, zunächst in einem begleiteten Prozess zu identifizieren und letztendlich idealer Weise auch schriftlich zu fixieren (Agrawal & Epstein, 2018). Hintergrund waren zwei Gerichtsurteile in den 1970er- und 1980er-Jahren in den USA (Agrawal & Epstein, 2018). Im folgenden Kapitel wird, statt des international gebräuchlichen Begriffs des Advance Care Plannings (ACP), von „vorausschauender Vorsorgeplanung" beziehungsweise wahlweise auch der englischen Abkürzung „ACP" gesprochen. Neben Fragen, die intensive medizinische Interventionen am Lebensende tangieren, etwa die Frage danach, ob, und wenn ja, unter welchen Rahmenbedingungen, eine kardiopulmonale Reanimation gewünscht ist, sollte ein wesentliches Thema der Gesprächsprozesse immer auch die Schmerztherapie am Lebensende sein. Zu wissen, ob medizinisch und pflegerisch alles getan werden soll, um möglichst schmerzfrei zu werden, oder ob ein Schmerz bis zu einem gewissem Grad tolerierbar ist, ist ein wichtiger Hinweis, für die weitere (Schmerz)-therapie. Auch ist es sinnvoll, wenn Patient_innen und deren Zugehörige idealerweise bereits im Vorfeld zumindest rudimentäre Kenntnisse zu den häufigsten und zu erwartenden Nebenwirkungen potenter Schmerzmedikation haben (etwa, dass Morphin und verwandte Pharmazeutika in aller Regel Obstipationen auslösen).

Einschlägige Leitlinien und Standards verweisen auf die Wichtigkeit, Menschen in palliativen Situationen und deren Zugehörigen, Möglichkeiten der vorausschauenden Vorsorgeplanung anzubieten (National Institute for Health and Care Excellence [NICE], 2018; Arbeitsgemeinschaft der Medizinischen Fachgesellschaften [AMWF], 2021).

An- und Zugehörige sind für fast alle Patient_innen essenziell für deren Wohlergehen. In palliativen Versorgungstrukturen lastet einerseits auf den Zugehörigen häufig ein großer Teil der pflegerischen Fürsorge, andererseits sind An- bzw. Zugehörige häufig diejenigen Personen, die nach Abschluss der strukturierten Vorsorgeplanung vor der Aufgabe stehen, die Präferenzen der Patient_innen, wenn diese nicht mehr dazu in der Lage sind, als Stellvertretende zu vertreten und ggf. ihren/seinen Willen durchzusetzen. Ein weiterer Grund, warum die Familie bei der strukturierten Vorsorgeplanung so wichtig ist, ist ein ganz pragmatischer: je weniger ethische Konflikte am Lebensende auftreten und je besser das Gefühl bei den überlebenden Zugehörigen ist, dass die Patientin/der Patient so sterben konnte, wie sie/er das gewollt hätte, desto weniger traumatisch für die Zugehörigen.

Es gibt erste wissenschaftliche Hinweise darauf, dass das Abfertigen strukturierter Vorsorgeplanungsdokumente bei Zugehörigen die Traurigkeit reduziert, aber gleichzeitig die Trauer bei betroffenen Patient_innen vergrößern kann, so eine kürzlich publizierte Sekundäranalyse bei onkologisch erkrankten Menschen (Falzarone et al., 2021). Sekundäranalyse bedeutet, dass Forschende Daten, die bereits im Rahmen einer bestimmten Fragestellung gesammelt und analysiert worden sind, erneut mit dem Fokus einer anderen, neuen Fragestellung auswerten.

In Deutschland existiert seit 2015 für Bewohnende in stationären Senioreneinrichtungen und auch in stationären Einrichtungen der Eingliederungshilfe für Menschen mit Behinderungen, die gesetzliche Verpflichtung, jedem Bewohnendem, der entsprechenden Bedarf hat, eine „gesundheitliche Vorsorgeplanung für die letzte Lebensphase“ anzubieten (Bundesministerium der Justiz, 2015, § 132 g, S. 2116). Weiter führt der Gesetzgeber aus, dass Versicherte über medizinisch-pflegerische Versorgungsstrukturen in der letzten Lebensphase zu beraten seien, und im Rahmen individueller Fallbesprechungen sollten, die individuellen Bedürfnisse der betroffenen Personen als Maßstab, sowohl Notfallszenarien besprochen werden als auch geeignete Angebote der palliativen Versorgung dargestellt werden (Bundesministerium der Justiz, 2015, § 132 g).

3.3.1 Vorsorgeplanung – Herausforderungen für neurodegenerativ erkrankte Menschen

Beispiele für neurodegenerative Erkrankungen sind neben demenziellen Erkrankungen, die mit Abstand am häufigsten vorkommen, die Amyotrophe Lateralsklerose (ALS), bösartige Hirntumoren (Glioblastome) und der Morbus Parkinson (Bundesministerium für Bildung und Forschung [BMBF], 2022). Kennzeichen all dieser Erkrankungen ist ihre Unheilbarkeit, das Risiko, im Verlauf der Erkrankungen behindert zu werden und die Tatsache, dass sich bis jetzt nur Symptome lindern lassen, nicht jedoch die Ursache: das Sterben der Neuronen verhindern lässt (Joint Programme – Neurodegenerative Diseases Research [JPND], 2022).

Der Zugang zur palliativen Versorgung ist für neurodegenerativ erkrankte Menschen schwieriger als beispielsweise für onkologisch erkrankte Menschen (Eggers et al., 2018). Vor diesem Hintergrund betont die World Health Organization (WHO), die Notwendigkeit, vorhandene Barrieren in der Inanspruchnahme medizinischer und pflegerisch-unterstützender Leistungen von Parkinson-Patient_innen und deren (pflegenden) An- und Zugehörigen weltweit in Angriff zu nehmen (WHO, 2022).

Bis jetzt, herrscht, selbst unter ausgewiesenen Expert_innen, kein Konsens darüber, zu welchem Zeitpunkt ACP-Gespräche bei den Betroffenen starten sollten, evidenzbasierte Leitlinien zu dieser wichtigen Frage fehlen (Walter et al., 2019; Weck & Lorenzl, 2018).

Je nachdem, welche neurologische Erkrankung vorliegt, sind die Zeiträume, in denen für die nahe gesundheitliche Zukunft Vorsorge getroffen werden kann, sehr unterschiedlich. Bei einigen neurodegenerativen Erkrankungen, etwa der Amyothrophen Lateralsklerose (ALS), ist es aufgrund der nach wie vor schlechten Prognose, geboten, eine strukturierte Vorsorgeplanung rasch nach der Diagnose zu starten.

Es ist essenziell, Vorsorgeplanungsaktivitäten in dieser Patient_innengruppe so rechtzeitig zu starten, dass „genug“ Zeit für die (oft für alle Beteiligten) sehr anstrengenden und intensiven Vorsorgeplanungsgespräche bleibt, Patient_innen aber (noch) in der Lage sind, sich dezidiert zu äußern. Eine aktuelle Literaturübersicht (ein Review) empfiehlt, auch bei neurodegenerativen Erkrankungen, mit einer im Vergleich etwa zur ALS langen Lebenserwartung, etwa beim Morbus Parkinson, frühzeitig mit dem ACP-Prozess zu starten (Giordano et al., 2022).

Die Grundmaxime für die Vorsorgeplanung bei neurodegenerativen Erkrankungen lautet „nicht zu früh, auf keinen Fall zu spät“. Es gilt jeweils, das Zeitfenster zu erwischen, in dem Patient_innen bereits etwas Zeit hatten, um die Diagnose (und stark die damit verbundene mehr oder weniger begrenzte verbleibende Lebenszeit) zu „verdauen“ und sich etwas an den Gedanken, chronisch krank zu sein und im Verlauf wahrscheinlich auf Pflege angewiesen zu sein, zu gewöhnen. Werden Vorsorgeplanungsprozesse zu früh im Krankheitsverlauf angeboten, sind Patient_innen eher irritiert und nicht bereit, sich auf diesen anspruchsvollen Prozess einzulassen (Rabe, 2018).

3.3.2 Vorsorgeplanung und Schmerzen

Zur Palliative Care Philosophie gehörte und gehört auch immer das Ideal einer guten Symptomkontrolle, also das Lindern von Schmerzen und anderen Symptomen, so ein Factsheet der Weltgesundheitsorganisation (WHO, 2020).

Wissenschaftlich ist man sich darüber einig, dass Schmerzen am Lebensende ein wesentliches, sehr häufiges Symptom sind und sich negativ auf die verbleibende Lebensqualität auswirken (Domenichiello & Ramsden, 2019). Fragt man Menschen, was ihnen am Lebensende bzw. in der Sterbephase wichtig ist, so ist für den größten Teil der Menschen Schmerzfreiheit zentral (Egger et al., 2019). Falls keine komplette Symptomlinderung (mehr) möglich ist, so sollte die Leidenszeit für Patient_innen möglichst kurz sein, so der gesellschaftliche und professionelle Konsens (Nelson-Becker & Victor, 2020).

Strukturierte Vorsorgeplanungsgespräche und die Dokumente, die idealer Weise nach den abgeschlossenen Gesprächen ausgefüllt und zu gegebener Zeit (beispielsweise in einem jährlichem, oder, bei Verschlechterung der gesundheitlichen Situation, etwa nach einem Krankenhausaufenthalt) evaluiert werden, eignen sich sehr gut, um sich bereits im Vorfeld (also zu einem Zeitpunkt an dem man noch keine starken Schmerzen hat) detailliert mit dem Angebot und den Herausforderungen des modernen Schmerzmanagements vertraut zu machen.

Obwohl in fast allen deutschsprachigen „Patientenverfügungsformularen" das wichtige Thema Schmerz zumindest erwähnt wird, ist die Recherche der Autorin nach Evidenz (wissenschaftlich überprüfbaren Aussagen), überschaubar. Booker und Booker betonen in ihrem Review, dass „ACP eine Möglichkeit sei, um die Lücke zwischen dem Planen und der Koordination im Schmerz-Management bei älteren Menschen mit Demenz, zu entschärfen" (Booker & Booker, 2018, S. 420). Booker und Booker bemängeln, dass im Rahmen von ACP-Diskussionen, das Thema „Schmerz" häufig nur gestreift wird, was in einer nicht individualisierten und einer potenziell inadäquaten oder auch Unterbehandlung von Schmerzen bei Menschen mit demenziellen Erkrankungen resultieren kann (Booker & Booker, 2018). Lum und Kluger empfehlen in einer Literaturübersicht, im Rahmen der strukturierten Vorsorgeplanung anzusprechen, dass „funktionelle Verbesserungen eher ein Ziel sein können, als komplette Schmerzfreiheit und dass potenzielle Nebenwirkungen sorgfältig gegen die Funktionalität bei gleichzeitig tolerierbaren Schmerzen abgewogen werden sollten" (Lum & Kluger, 2020, S 4).

Booker und Booker nennen einige spezifische „Schmerz-Fragen", von denen es hilfreich sein kann, wenn Patient_innen und deren Zugehörige dem Gesundheitsdienstleistendem (in der Regel wird ACP durch Pflegende durchgeführt), die/der das ACP durchführt, stellen könnten:

1. „Welche Schmerzmedikation kann bei meinem Gesundheitszustand sicher gegeben werden?
2. Welche Nebenwirkungen sind denn bei den verschiedenen Schmerzbehandlungen zu erwarten?
3. Welche nichtmedikamentösen Maßnahmen der Schmerztherapie gibt es denn grundsätzlich? Welche davon lassen sich denn sicher und einfach anwenden?
4. Welche meiner derzeitigen Schmerzmedikamente können denn zukünftig eingesetzt werden?
5. Wie werden die Schmerzmedikamente meine Demenz beeinflussen?
6. Wird die Einnahme von Schmerzmedikamenten mein Sterben beschleunigen?
7. Welche Unterstützungsmaßnahmen stehen denn im Bereich des Schmerzmanagements mir und meinen Zugehörigen zur Verfügung?
8. Wie wird denn die Einstellung zur Schmerztherapie die Lebensqualität meiner Zugehörigen oder meiner häuslich Pflegenden beeinflussen?
9. Wie ist denn der Prozess, um meine Präferenzen bzgl. der Schmerzbehandlung in meiner strukturierten Vorsorgeplanung aktuell zu halten?" (Booker & Booker, 2018, S. 425).

Es ist essenziell, Vorsorgeplanungsaktivitäten in dieser Patient_innengruppe so rechtzeitig zu starten, dass „genug" Zeit für die (oft für alle Beteiligten) sehr anstrengenden und intensiven Vorsorgeplanungsgespräche bleibt, Patient_innen aber (noch) in der Lage sind, sich dezidiert zu äußern. Ein Review empfiehlt, auch bei neurodegenerativen Erkrankungen, mit einer im Vergleich etwa zur ALS langen Lebenserwartung, etwa beim Morbus Parkinson frühzeitig mit dem ACP-Prozess zu starten (Giordano et al., 2022).

Ein wesentlicher Aspekt, den man sich bewusst machen sollte, wenn man sich die Frage stellt, ob man die strukturierte Vorsorgeplanung starten sollte, ist die Entlastung der Zugehörigen. Obwohl der Prozess der Erstellung einer Vorsorgeplanung sehr herausfordernd, anstrengend und traurig sein kann – für alle Beteiligten: die Patientin und den Patienten, die An- und Zugehörigen, durchaus aber auch den Gesundheitsdienstleistenden – ist es doch so, dass jede medizinisch/pflegerische Entscheidung, die die besorgten, traurigen, entsetzten Zugehörigen **nicht** innerhalb eines Notfallszenarios (also Samstagsnacht, auf einer unbekannten Notaufnahme eines einem unbekannten universitären maximalversorgenden Krankenhauses) treffen müssen, entlastet die Angehörigen in dem gerade skizziertem Szenario sehr. Diesen Entlastungsaspekt erwähnen auch Booker und Booker (Booker & Booker, 2018).

Was ich als Ergänzung ohnehin anbietet, sind zusätzlich zu offiziellen „Vorsorgedokumenten" –Pflegeverfügungen. Ein empfehlenswertes Dokument findet sich unter „weiterführender Literatur".

Entscheidend um tatsächlich über ACP-Inhalte, Präferenzen, Wünsche, Befürchtungen, konkrete medizinische Szenarien (etwa die sehr wesentliche Frage, ob man bei einer auftretenden Schluckstörung mit dem Legen einer PEG-Sonde einverstanden wäre (Lex et al., 2018)) in einen Gesprächsprozess einzutauchen, ist die Bereitschaft der Patient_innen, sich wirklich einzulassen. Bleibt es bei einem oberflächlichen „wir können sprechen, aber sobald es konkret um mein Lebensende geht, möchte ich bitte nichts besprechen (und erst recht nichts entscheiden)", dann nutzen auch Empathie, gute Vorbereitung und entsprechende Gesprächstrainings nichts.

3.3.3 Reflexion

Nachdem Sie nun mit einigen grundlegenden Überlegungen zur strukturierten Vorsorgeplanung vertraut sind, soll Sie dieser Abschnitt dazu anregen, sich etwas abstrakter und vertieft Gedanken zum Thema zu machen.

Bitte denken Sie an die letzte Versorgung einer Patientin/eines Patienten oder Bewohnenden mit einer Schmerzproblematik zurück. Hatte diese Person valide Vorsorgedokumente? Wenn nein, was sind denn mögliche Gründe für das Fehlen der entsprechenden Dokumente? (Hinweise wären hier: strukturelle Gründe, nicht-Wissen, bereits eingetroffene nicht-Einwilligungsfähigkeit, Zeitmangel auf Seiten des Personals? Unlust, sich mit dem Thema auseinander zu setzen). Als Anregung (Cave! Material ist derzeit leider nur in englischer Sprache verfügbar): bei ihrer/ihrem nächsten Patient_in bzw. Bewohner_in die (noch) keine validen Vorsorgedokumente verfügt (und **einverstanden** sein muss bitte) könnten Sie versuchen, in einen ersten Dialog bzgl. Vorsorgeplanung zu kommen. Diese Leitfragen haben sich bereits vielfach bewährt: https://www.hospiz.at/wordpress/wp-content/uploads/2016/11/VSD_15.03.2017_Ansichtsexemplar.pdf.

Hatte diese von Ihnen betreute Person einen „Schmerznotfallplan" (also ein Dokument aus dem für alle (Patient_in selbst, ggf. An- und Zugehörige, „fremdes Personal") – also die pflegenden oder medizinischen Kolleg_innen in der Notaufnahme beispielsweise – hervorgeht, welche Maßnahmen (z. B. auch Tee anbieten, oder sich zu demjenigen ans Bett zu setzen) bei einer Schmerspitze anzuwenden sind?

Wenn Nein, gibt es dafür (nachvollziehbare) Gründe? Wenn ja, für wie umsetzbar halten Sie den Schmerznotfallplan?

Gerne notieren Sie (für sich, ggf. aber auch für Ihr Team, bzw. auch für die Patientin bzw. den Patienten) die Gesprächsergebnisse ihres ersten Versuchs. Sollten Sie sich in diesem Bereich qualifizieren wollen, so gibt es (zumindest in der Schweiz und in Deutschland) ein umfangreiches Angebot zur Vorsorgeplanungsberater:in bzw. zum -berater.

Literatur

Agrawal, R. & Epstein, A.S. (2018). Advance Care Planning and End-of-Life Decision Making for Patients with Cancer. *Seminars in Oncology Nursing, 34*(3), 316–326. https://doi.org/10.1016/j.soncn.2018.06.012

Arbeitsgemeinschaft der Wissenschaftlichen Medizinischen Fachgesellschaften e.V. (AMWF). (2021). *Palliativmedizin für Patienten mit einer nicht heilbaren Krebserkrankung, Kurzversion.* Verfügbar unter https://register.awmf.org/assets/guidelines/128-001OLk_S3_Palliativmedizin_2021-03.pdf

Booker, S.S. & Booker, R.D. (2018). Shifting Paradigms: Advance Care Planning for Pain Management in Older Adults with Dementia. *Gerontologist, 58*(3), 420–427. https://doi.org/10.1093/geront/gnx025

Bundesministerium der Justiz. (Hrsg.). (2015). *Hospiz- und Palliativgesetz.* Verfügbar unter https://www.bgbl.de/xaver/bgbl/start.xav?startbk=Bundesanzeiger_BGBl&jumpTo=bgbl115s2114.pdf#__bgbl__%2F%2F*%5B%40attr_id%3D%27bgbl115s2114.pdf%27%5D__1656513531680

Bundesministerium für Bildung und Forschung (BMBF). (2022). *Erkrankungen des Gehirns. Wenn Nervenzellen zugrunde gehen.* Verfügbar unter https://www.gesundheitsforschung-bmbf.de/de/neurodegenerative-erkrankungen-wenn-nervenzellen-zugrunde-gehen-5947.php

Coors, M., Jox, R. & in der Schmitten, J. (2015). Advance Care Planning: eine Einführung. In M. Coors, R. Jox & J. in der Schmitten (Hrsg.), *Advance Care Planning. Von der Patientenverfügung zur gesundheitlichen Vorsorgeplanung* (S. 11–22). Kohlhammer.

Domenichiello, A.F. & Ramsden, C.E. (2019). The Silent epidemic of chronic pain in older adults. *Progress in Neuro-Psychopharmacology and Biological Psychiatry, 93*, 284–290. https://doi.org/10.1016/j.pnpbp.2019.04.006

Egger, B., Heimerl, K., Likar, R. & Hoppe, M. (2019). Sorgenetzwerke am Lebensende: Interviews über das „gute Sterben" im österreichischem Bundesland Kärnten. *Zeitschrift für Palliativmedizin, 20*(3), 133–140. https://doi.org/10.1055/a-0886-9427

Eggers, C., Dano, R., Schill, J., Fink, G.R., Timmermann, L., Voltz, R., Golla, H. & Lorenzl, S. (2018). Access to End-of Life Parkinson's Disease Patients Through Patient-Centred Integrated Healthcare. *Frontiers in Neurology, 9*, Article 627. https://doi.org/10.3389/fneur.2018.00627

Falzarone, F., Prigerson, H.G. & Maciejewski, P.K. (2021). The Role of Advance Care Planning in Cancer. Patient and Caregiver Grief Resolution: Helpful or Harmful? *Cancer, 13*(8), 1977.

Giordano, A., De Panfilis, L., Perin, M., Servidio, L., Cascioli, M., Grasso, M.G., Lugaresi, A., Pucci, E., Veronese, S. & Solari, A. (2022). Advance Care Planning in Neurodegenerative Disorders: A Scoping Review. *International Journal of Environmental Research and Public Health, 19*(2), 803. https://doi.org/10.3390/ijerph19020803

Joint Programme – Neurodegenerative Diseases Research (JPND). (2022). *Why choose neurodegenerative Diseases?* Available from https://www.neurodegenerationresearch.eu/why/

Lex, K., Sari Kundt, F. & Lorenzl, S. (2018). Using tube feeding and levodopacarbidopa intestinal gel application in advanced Parkinson's disease. *British Journal of Nursing, 27*(5), 259–262. https://doi.org/10.12968/bjon.2018.27.5.259

Lum, H.D. & Kluger, B.M. (2020). Palliative Care for Parkinson Disease. *Clinics in Geriatric Medicine, 36*(1), 149–157. https://doi.org/10.1016/j.cger.2019.09.013

National Institute for Health and Care Excellence (NICE). (2018). *Guideline: Decision-making and mental capacity.* Verfügbar unter https://www.nice.org.uk/guidance/ng108/resources/decisionmaking-and-mental-capacity-pdf-66141544670917

Nelson-Becker, H. & Victor, C. (2020). Dying alone and lonely dying: Media discourse and pandemic conditions. *Journal of Aging Studies, 55*, 100878. https://doi.org/10.1016/j.jaging.2020.100878

Rabe, J. (2018). *Early Integration von Palliative Care für Patientinnen und Patienten mit Morbus Parkinson und deren Angehörige* (Unveröffentlichte Masterarbeit). Paracelsus Medizinische Privatuniversität Salzburg.

Walter, H.A.W., Seeber, A.A., Willems, D.L. & de Visser, M. (2019). The Role of Palliative Care in

Chronic Progressive Neurological Diseases-A Survey amongst Neurologists in the Netherlands. *Frontiers in Neurology, 9*, 1157. https://doi.org/10.3389/fneur.2018.01157

Weck, C.E. & Lorenzl, S. (2018). Neuropalliativmedizinische Aspekte bei Patienten mit Parkinsonerkrankungen. *Fortschritte der Neurologie Psychiatrie, 86*(1), 30–33.

World Health Organization (WHO). (2020). *Factsheet Palliative Care*. Verfügbar unter https://www.who.int/news-room/fact-sheets/detail/palliative-care

World Health Organization (WHO). (2022). *Factsheet Parkinson's Disease*. Verfügbar unter https://www.who.int/news-room/fact-sheets/detail/parkinson-disease

Weiterführende Literatur

Bayer, S. & Pissarek, A. (2015). Integrating hospice and palliative care in Austrian nursing homes. *European Journal of Palliative Care, 22*(6), 282–284. Verfügbar unter http://www.hospiz.at/wordpress/wp-content/uploads/2016/10/Pissarek_Beyer_EJPC_22.6.pdf

in der Schmitten, J., Nauck, F. & Marckmann, G. (2016). Behandlung im Voraus planen (Advance Care Planning): ein neues Konzept zur Realisierung wirksamer Patientenverfügungen Advance Care Planning: A New Concept to Realise Effective Advance Directives. *Zeitschrift für Palliativmedizin, 17*, 177–195. Verfügbar unter https://www.thieme-connect.de/products/ejournals/pdf/10.1055/s-0042-110711.pdf https://doi.org/10.1055/s-0042-110711

Knipping, C. (1999). *Kantonsspital St. Gallen. Pflegerische Bedürfnisse am Lebensende*. Verfügbar unter https://www.kssg.ch/system/files/media_document/2021-04/Pflegerische%20Bed%C3%BCrfnisse%20am%20Lebensende.pdf.pdf

Ploner, C.J., Rolke, R. & Kommission Leitlinien der Deutschen Gesellschaft für Neurologie, Deutsche Gesellschaft für Palliativmedizin. (2022). *Palliativmedizinische Versorgung neurologischer Erkrankungen*. Verfügbar unter https://register.awmf.org/assets/guidelines/030-145l_S2k_Palliativmedizinische-Versorgung-neurologischer-Erkrankungen_2023-04.pdf

Zegelin, A. (2020). *Patientenverfügung einmal anders*. Verfügbar unter https://www.uni-wh.de/gesundheit/department-fuer-pflegewissenschaft/forschung-und-qualifikationsarbeiten/angelika-zegelin-patientenverfuegung-einmal-anders/

3.4 Pflegebedürftige alte Menschen und ihre Angehörigen

Anja Dragstra

Die folgende Darstellung gibt einen beispielhaften Einblick in die Umsetzung von Schmerzedukation, durchgeführt und implementiert von einer Pain Nurse in der ambulanten Versorgung. Bei den gezeigten Aspekten handelt es sich um einen reinen Erfahrungsbericht, der gleichermaßen fördernde wie auch hindernde Faktoren in diesem Prozess sichtbar macht und Anregungen für Kolleginnen und Kollegen mit ähnlichen Aufgaben geben kann. Lange ist bekannt, dass der Implementierungserfolg auch oft von mitreißenden, motivierenden und hartnäckigen Individuen abhängig ist (Clark, 2022). Daher stellt sich Anja Dragstra, welche diese Erfahrungen zusammengestellt hat, im folgenden Kasten im Kontext ihrer Berufserfahrung vor.

Liebe Leser_innen,
in den 1980er-Jahren habe ich meine Ausbildung zur Krankenschwester absolviert. Medizinische Fächer wurden von erfahrenen Oberärzten oder Oberärztinnen gelehrt, die aus der langjährigen Erfahrung in der Praxis berichten konnten. Andererseits war es eine Zeit, in der die Schmerztherapie lediglich rudimentär entwickelt war (außer in der Anästhesie). Damals standen sowohl die pflegerischen Tätigkeiten als auch die medizinischen Grundlagen zur Erkennung von Zusammenhängen stärker im Fokus, als die heutigen Erfahrungen darstellen. Zeitliche Mittel für regelmäßigen fachlichen Austausch zwischen Krankenschwestern und Krankenpflegern und dem medizinischen Personal ist dabei nur ein Baustein, der diese Zusammenführung ermöglicht hat.
Mittlerweile habe ich 20 Jahre im interdisziplinären intensivmedizinischen Bereich und 13 Jahre im chirurgischen und internistischen Bereich gearbeitet. Während meiner beruflichen Laufbahn habe ich mich kontinuierlich pflegerisch und medizinisch fortgebildet. Die Aufgaben auf den Intensivstationen haben mir viel Erfahrung mit der Steuerung von Schmerz- und Sedierungs-Perfusoren ermöglicht. Durch meine Zeit auf der internistischen Abteilung konnten Erfahrungen in der Schmerzbehandlung auch mit Fokus auf Palliativmedizin ergänzt werden. Seit 2012 habe ich mich zur Pain Nurse weitergebildet.
Im Alter von 55 Jahren nahm ich eine neue Aufgabe bei einem großen privaten Pflegeunternehmen auf. Bereits im Vorstellungsgespräch wurde thematisiert, wie ich mir vorstellen könnte, meine fachlichen Kenntnisse als Pain Nurse und meine langjährige Berufserfahrung aus dem Krankenhaus einzubringen. Meine Vorstellungen beinhalteten die Übernahme des pflegerischen Schmerzmanagements aller ambulant betreuten Patienten und Patientinnen, die Schulung der Mitarbeiter_innen, die Zuständigkeit für die Überleitung der Patienten und Patientinnen aus dem Krankenhaus in die häusliche Pflege, die Antragstellung und die Begleitung der Pflegebegutachtungen zum Pflegegrad, durchgeführt durch den Medizinischen Dienst (MD).

3.4.1 Als Pain Nurse in der Inneren Abteilung

Erstmalig wirkte ich an einem Konzept zur Schmerzedukation im Rahmen meiner Tätigkeit als Pain Nurse auf einer Inneren Abteilung mit. Hier wurde gemeinsam mit den Oberärztinnen und -ärzten aller Fachrichtungen des Krankenhauses, dem Schmerztherapeuten und einer weiteren Pain Nurse im Bereich der Anästhesie, ein einheitliches Schmerzkonzept erarbeitet. Das Konzept enthielt die Schulung aller Assistenzärztinnen und Assistenzärzte durch den Schmerztherapeuten und die Schulung aller Pflegekräfte durch die beiden Pain Nurses.

Durch fehlende Gestaltung für zeitliche Ressourcen konnte das Pflegepersonal nicht in Gänze geschult werden. Oftmals kamen viele

Patientinnen und Patienten bei der Aufnahme in die innere Abteilung im Krankenhaus aus der häuslichen Versorgung mit unzureichender Schmerzbehandlung. Das heißt, sie wurden hauptsächlich wegen anderer Symptome oder Erkrankungen aufgenommem, wiesen jedoch zusätzlich chronische Schmerzprobleme auf, die bis dato nicht ausreichend oder nicht fachgerecht behandelt wurden. Im kleinen Kreiskrankenhaus, das Ort dieser Erfahrung war, gab es keine Chancen für eine Arbeit im interprofessionellen Schmerzmanagement.

Nach dem Arbeitsplatzwechsel nutzte ich die Chance, die Verbesserung der schmerztherapeutischen Behandlung von überwiegend älteren Patient_innen in der ambulanten Versorgung aufzugreifen. Eine Verbesserung der schmerztherapeutischen Behandlung sorgte – so die Annahme – für eine Verringerung der Pflegebedürftigkeit der Patient_innen und somit zur Entlastung der Pflegekräfte. Zudem verfolgte ich das Ziel, die Zusammenarbeit mit den zuständigen Hausärztinnen und Hausärzten zu verbessern, um Schmerzbehandlung und somit auch Medikation abzustimmen. Eine Stelle als Pain Nurse im Unternehmen als Stabsstelle ohne Refinanzierung über die Pflegekassen wurde geschaffen. Das Unternehmen gab mir die Möglichkeiten und Ressourcen, um meine Aufgabenbereiche zu entwickeln und eigenverantwortlich umzusetzen. Im Qualitätsmanagement war das Thema akuter und chronischer Schmerz schon sehr gut implementiert. Durch die qualitativ hochwertige Weiterbildung zur Pain Nurse und die jahrelange selbstständige Arbeit im Krankenhaus sah ich mich schnell dazu in der Lage, ein Konzept für die anstehenden Herausforderungen zu erstellen.

Eine zentrale Aufgabe beinhaltet das Aufsuchen aller neu aufgenommenen Patient_innen. In diesem Zusammenhang erstelle ich die Dokumentation des Neuzugangs, um die Pflegefachkräfte zu entlasten. Bei jeder neu aufgenommenen Person erfolgt eine Evaluierung der Schmerzen. Jede Patientin und jeder Patient mit Schmerzäußerung erhält eine ausführliche Beratung in Bezug auf die individuelle Schmerzsituationen. Besonderes Augenmerk lege ich auf die nicht-medizinische Schmerztherapie. Dabei erarbeite ich gemeinsam mit dem Patienten/der Patientin deren persönliche Schmerzstrategien, die sie sich im Laufe des Lebens bereits angeeignet haben und gebe ihnen noch weitere nichtmedikamentöse Behandlungsmöglichkeiten an die Hand.

Die Schmerzberatung beinhaltet:

- Erfassung der Lokalisation des Schmerzes,
- Eruierung, ob es sich um einen akuten oder chronischen Schmerz handelt,
- Erlernen einer eigenen Schmerzeinschätzung (Nummerische Rating-Skala/Visuelle Analog-Skala/Smiley Analog-Skala/Verbale Rating-Skala),
- Aufklärung über mögliche Folgen von Schmerzen,
- Information über Maßnahmen der nichtmedikamentösen Schmerztherapie und der medikamentösen Schmerztherapie (siehe **Abbildung 3-7**: Schmerzberatungsprotokoll).

Eine Schmerzdokumentation wird bei jedem Schmerzpatienten/ jeder Schmerzpatientin geführt, bei welchem im Auftrag der Hausärztin oder des -arztes per Verordnung Schmerzmedikamente bereitgestellt oder verabreicht werden. Bei stabiler Schmerzsituation wird die Schmerzdokumentation routinemäßig einmal monatlich evaluiert. Bei instabiler Schmerzsituation wird engmaschig evaluiert, bis zum Zustand einer stabilen Schmerzsituation.

Patient_innen können ihre Schmerzwerte mittlerweile eigenständig laut der entsprechenden Schmerzskalen einschätzen, da sie dies bereits in der Schmerzberatung kennengelernt und angewendet haben. Erhebungen werden sowohl in Ruhe als auch unter individueller Belastung abgefragt. Die Schmerzlokalisation, die Intensität, die Qualität und der Rhythmus (zeitliche Dimension) werden dokumentiert. Schmerz verstärkende wie lindernde Faktoren werden sowohl in Ruhe als auch unter individueller Belastung erfragt (**Abbildung 3-8**).

Name des (pflegebed.) Kunden:	**Bei eingeschr. Selbstmanagementkompetenz beraten:**	**Unterschrift des Beratenen:**
Beratungsdatum:	**Unterschrift beratende PFK:**	

Schmerzsituation: ☐ akuter/zu erwartender Schmerz ☐ chronisch-rezidivierende Schmerzen

Ursache/Lokalisation: ....

☐ BESD Skala (Fremdeinschätzung) ☐ VRS Skala (Selbsteinschätzung) ☐ NRS Skala (Selbsteinschätzung)

Mögliche Folgen von Schmerzen:

☐ Beeinträchtigungen der Beweglichkeit (z.B. Schonhaltung, Immobilität), dadurch ggf. auch erhöhte Gefahr für Bettlägerigkeit, Druckgeschwüre, Gelenkversteifung & Sehnenverkürzung
☐ Beeinträchtigung der Lungenbelüftung bei Schmerzen im Brustkorb und Bauchraum, durch Schonatmung gesteigertes Risiko einer Lungenentzündung
☐ Appetitlosigkeit
☐ Abgeschlagenheit, Müdigkeit
☐ gedrückte Stimmung, Ängste bis hin zur Depression
☐ Chronifizierung der Schmerzen (der Schmerz bleibt, auch wenn die Ursache weg ist)
☐ veränderte Selbstwahrnehmung
☐ Schlaflosigkeit
☐ sozialer Rückzug

Hinweise zur Schmerzbehandlung & vorgeschlagene Maßnahmen:

☐ **Maßnahmen der nicht-medikamentösen Schmerztherapie:**

- ☐ bekannte Schmerzauslöser möglichst (ver-)meiden bzw. reduzieren ....
- ☐ Kälte-/Wärmeanwendungen (Hinweis Methoden, Dauer, Hautschutz, Kontraindikationen, Risiken)
- ☐ Entlastung/Ruhigstellung/Lagerung, z.B. ....
- ☐ Bewegungsübungen und andere notwendige Aktivitäten nach einer Schmerzmitteleinnahme planen
- ☐ Ablenkung lässt Schmerzen leichter ertragen (z.B. Musik, Fernsehen, Gespräche)
- ☐ Entspannung (z.B. Phantasiereisen, progressive Muskelentspannung, autogenes Training)
- ☐ Möglichkeit Physiotherapie, Akupunktur, TENS, evtl. Schmerztherapeut mit Arzt besprechen

☐ **medikamentöse Schmerzbehandlung, wie vom Arzt verordnet, bitte beachten:**

- ☐ Ärztliche Anweisungen zur Einnahme (Dosis, Zeiten, Häufigkeiten, vor/während/nach dem Essen) unbedingt beachten. Bei einer Dauermedikation auch nicht einfach bei Schmerzfreiheit absetzen.
- ☐ Einnahme von Bedarfsmedikation nicht zu lange hinauszögern, wenn der Schmerz sich manifestiert hat, wird wesentlich mehr Schmerzmittel benötigt. Einnahmevorgaben beachten.
- ☐ Rechtzeitige Schmerzmitteleinnahme vor Aktivitäten, die vorauss. Schmerzauslöser sind
- ☐ Rückmeldung an den Arzt, wenn Schmerzreduktion nicht ausreichend ist oder Nebenwirkungen auftreten, ggf. Schmerztagebuch/-protokoll führen.
- ☐ Keine Angst vor Abhängigkeit! Ihr Arzt steuert die Schmerzmedikation gemäß dem Bedarf, starke Schmerzen bedürfen starker Schmerzmittel. Fragen Sie den Arzt, wenn Sie sich Sorgen machen.
- ☐ Kontaktaufnahme mit dem Arzt, wenn Sie Beschwerden bekommen, die Nebenwirkungen der Schmerzmittel sein könnten (abhängig von eingesetzten Medikamenten, siehe Packungsbeilage).
- ☐ Häufige Nebenwirkungen sind z.B. Müdigkeit, Schwindel/Kreislaufprobleme, Sturzneigung, Übelkeit und Erbrechen, Verstopfung. Dazu bedarfsorientierte Information gegeben: z.B. Sturzvorbeugung, Vorbeugung Verstopfung

☐ ....

....

☐ Besprechung anh.akt Pflegeplanung (☐ Kopie ausgehändigt) ☐ zus. **Info-Material** ausgehändigt
☐ **Maßnahmen akzeptiert** ☐ **folgende Maßnahmen abgelehnt:**

....

☐ **Weitere Vereinbarungen:** ....

....

Abbildung 3-7: Schmerzberatungsprotokoll (mit freundlicher Genehmigung von Heinrichs-Gruppe SZB häusliche Krankenpflege)

Name:	Jahr:	Blatt:

Schmerzlokalisation:		**Eval.** b.Bed. Dat./ Hdz. PFK
Ursache/ relevante Diagnose:		
Zeitaspekt Schmerz: (seit/ wann z.B. Tageszeit, Auslöser)		
Alltagsbeeinträchtigung durch Schmerz:		
Schmerzverstärkende Faktoren:		
Schmerzlindernde Faktoren:		
Individuell akzeptables Schmerzlevel:	☐NRS in Ruhe /Belastung ☐VRS	

Datum	Schmerz in Ruhe	Schmerz b. Belastung	Schmerzqualität (z.B. bohrend, stechend, dumpf, ...)	Veränderte/neue Lokalisation, Alltags-Beeinträchtigungen, Schmerzmittel-Nebenwirkung	Arzt-Info	And. Maßn. (s.Bericht)	Hdz.
					☐ja ☐nein		
					☐ja ☐nein		
					☐ja ☐nein		
					☐ja ☐nein		
					☐ja ☐nein		
					☐ja ☐nein		
					☐ja ☐nein		

NRS = Numerische Rang Skala – Skala von 0-10 **Reagieren ab** > 3/10 Ruhe/> 5/10 Belastung bzw. indiv. Level 0 = kein Schmerz 10 = größter / unerträglicher Schmerz
VRS = Verbale Rangskala (Begriffsskala) **Reagieren ab** mittelstarkem Schmerz bzw. indiv. Leve kein Schmerz - leichter Schmerz - mittelstarker Schmerz - starker Schmerz - stärkster Schmerz
Alltagsbeeinträchtigung d. Schmerz **1** red. Mobilität **2** Schonatmung **3** Schlafstör. **4** Müdigkeit **5** red. Appetit **6** Stimmungsbeeintr. **7** Sonstiges: ...
Schmerzmittel-Nebenwirkungen **1** Übelk./Erbrechen **2** Schwindel **3** Kreislauf-Probl. **4** Obstipation **5** Sonst: ...

Abbildung 3-8: Schmerzdokumentation mit freundlicher Unterstützung von Heinrichs-Gruppe SZB häusliche Krankenpflege

Datum	Schmerz in Ruhe	Schmerz bei Belastung	Schmerzqualität (z.B. bohrend, stechend, dumpf, ...)	Veränderte/neue Lokalisation, Alltags-Beeinträchtigungen, Schmerzmittel-Nebenwirkung	Arzt-Info	And. Maßn. (s.Bericht)	Hdz.
					☐ ja ☐ nein		
					☐ ja ☐ nein		
					☐ ja ☐ nein		
					☐ ja ☐ nein		
					☐ ja ☐ nein		
					☐ ja ☐ nein		
					☐ ja ☐ nein		
					☐ ja ☐ nein		
					☐ ja ☐ nein		
					☐ ja ☐ nein		
					☐ ja ☐ nein		

Datum	Bemerkungen	Hdz. PFK

Im Praxisalltag zeigt sich, dass die am häufigsten beobachteten Schmerzdiagnosen bei Patient_innen im höheren Alter Arthrose, Arthritis, Rheuma, Osteoporose, Tumorerkrankungen, Zoster/Post Zoster Neuralgien, periphere arterielle Verschlusskrankheit und Polyneuropathie, Akutschmerz bei Knochenbrüchen (z. B. Schenkelhals- oder Radiusfraktur) sind.

3.4.2 Zusammenarbeit mit den Hausärzten und Hausärztinnen

Auch nach der Aufnahme fungierte ich weiterhin als Ansprechpartnerin für alle Patient_innen mit Schmerzproblematiken, die durch den ambulanten Pflegedienst betreut werden. Nach eigener Schätzung geben circa 60 bis 70 Prozent der älteren Patient_innen, denen ich in meinem Praxisalltag begegne, an, unter Schmerzen zu leiden und sind der Meinung, dass diese üblich für ihr Alter sind. Häufig haben sie eine nicht ausreichende Schmerzmedikation oder verzichten vollends darauf, da die Aufklärung über mögliche Nebenwirkungen mangelhaft oder gar nicht erfolgt ist. Insbesondere Betäubungsmittel rufen bei den Patient_innen große Sorge bezüglich einer Abhängigkeit hervor. Nach einer ausreichenden Aufklärung bezüglich möglicher Nebenwirkungen, der wegfallenden Angst vor einer Abhängigkeit und dem zusätzlichen Wissen, dass auch im hohen Alter Schmerzen mindestens aushaltbar sein sollten, stehen sie der Schmerzmedikation offener gegenüber. Wenn die Patientin/ der Patient nicht eigenverantwortlich in der Lage ist, ihre oder seine Schmerzsituation mit den zuständigen Hausärztinnen oder Hausärzten zu kommunizieren, werden die Angehörigen aufgeklärt und gebeten, dies zu übernehmen. Sollten auch die Angehörigen nicht in der Lage sein, dies mit der behandelnden Ärztin oder dem behandelnden Arzt zu besprechen, wird die Pain Nurse erneut beratend tätig. Auf Wunsch von Patient_innen und mit Hilfe einer Schweigepflichtentbindung nehme ich stellvertretend den Kontakt zu den behandelnden Hausärzt_innen auf. Weiterhin besteht auch jederzeit die Möglichkeit, gemeinsam mit der Patientin/ dem Patienten sowie mit den Angehörigen in ein ärztliches Gespräch zu gehen. Gemeinsam verständigen sich die Gesprächspartnerinnen und -partner auf eine adäquate Schmerzbehandlung nach den aktuellen Standards.

Dabei können große Ambivalenzen betreffend der Fachkenntnisse zum Thema Schmerzbehandlung vorgefunden werden. So liegen zum Beispiel fehlende Kenntnisse bezüglich der 4x-täglichen Einnahme von Novaminsulfon bei Ruheschmerzen vor. Auch die Kombination von Wirkstoffen der Schmerzstufe 2 und 3 (z. B. Tilidin und Morphin) im Schmerzstufenschema der WHO ist des Öfteren ein Diskussionspunkt. Nach Veränderung der Medikation erhalten die Hausärzt_innen immer eine Rückmeldung bezüglich der Schmerzreduktion des Patienten/ der Patientin und eventuell auftretender Nebenwirkungen. Diese Rückmeldung nach einer Verordnung von Schmerzmedikation gehört leider noch nicht zum Standard aller Hausärztinnen und -ärzten. Das heißt, eine Rückmeldung über eine Schmerzreduktion nach einer angemessenen Zeit wird häufig nicht eingefordert, sondern viele gehen auch heute noch davon aus, dass, wenn sich die Patientin/ der Patient nicht zurückmelden, von einer ausreichenden Schmerzreduktion ausgegangen wird. In der Praxis ist dies leider oftmals nicht der Grund, warum sich Patient_innen nicht wieder melden.

Sehr häufig berichten Schmerzpatient_innen, die ein Bedarfsmedikament gegen Schmerz haben, dass dieses Medikament bei ihnen keine ausreichende Schmerzreduktion hervorruft. Eine Kommunikation dieses Zustands erfolgt jedoch weder eigeninitiativ durch die Betroffenen, noch findet eine Nachfrage seitens der Ärztinnen oder Ärzte statt.

Erleichterung der Aufgabe als Pain Nurse im ambulanten Setting

Der Einstieg in die Kommunikation mit den verschiedenen Hausärztinnen und -ärzten im Landkreis wurde mir durch vorbestehende Bekanntschaften aus der klinischen Zeit erleichtert. Auch meine langjährige Berufserfahrung hat mir den fachlichen Austausch mit den Ärztinnen und Ärzten erst ermöglicht. Diese langjährige Erfahrung bietet mir die Möglichkeit, mich auf einem bestimmten fachlichen Niveau mit den ärztlichen Kolleginnen und Kollegen austauschen zu können. Durch meine langjährige Berufserfahrung im Krankenhaus kann ich auch weiterhin mein

Netzwerk nutzen und Patient_innen mir bekannte Schmerztherapeut_innen empfehlen. In diesem Zusammenhang arbeite ich bevorzugt mit dem Schmerzfragebogen der deutschen Schmerzgesellschaft, bevor ich die Anbindung an einen Schmerztherapeuten/eine Schmerztherapeutin empfehle (Hüppe et al., 2020). Dieser Fragebogen ist weitaus ausführlicher, aussagekräftig und gibt der Schmerztherapeutin/ dem Schmerztherapeuten ausführlichere Informationen zu Patient_innen. Als Mitglied der deutschen Schmerzgesellschaft habe ich online Zugriff auf diesen Schmerzfragebogen.

3.4.3 Schulung der Fachpflegekräfte

Eine weitere Aufgabe beinhaltet die Schulung der Fachpflegekräfte im Unternehmen. Nachdem dies anfänglich im großen Umfang möglich war, wurde dies durch die COVID-19-Pandemie verlangsamt, da Fortbildungen nur noch in Kleingruppen möglich waren. Andererseits gab es dadurch die Möglichkeit des persönlichen Austauschs in Kleingruppen, aus diesem Grund konnte gezielter und individueller geschult werden. Laut Expertenstandard (Deutsches Netzwerk für Qualitätsentwicklung in der Pflege [DNQP], 2020) sollen Pflegefachkräfte über das notwendige Wissen zum Schmerzmodell; zur Festlegung individueller Zielsetzungen mit den Betroffenen zusammen; zur systematischen Schmerzeinschätzung/Erkennung (in-)stabiler Schmerzsituationen; zur medikamentösen Schmerzbehandlung und deren Nebenwirkungen/Prophylaxen; zu den nichtmedikamentösen Maßnahmen; zu notwendigen Beratungs- und Schulungskompetenzen und zur Kooperation mit externen Schmerzexpert_innen (Pflege, Medizin/sonstige Therapeuten und Therapeutinnen) verfügen. Auch Kenntnisse über die Medikamente und Nebenwirkungen des WHO-Stufenschema sollten vorliegen, inklusive Co-Analgetika und Adjuvantien. Sämtliche Pflegeteams erhalten einmal jährlich Schulungen von zwei Stunden nach dem Frühdienst. Hier stehen theoretische Inhalte zu Schmerzmanagement allgemein im Fokus, jedoch steht vor allem das bedarfsorientierte Angebot im Vordergrund. Pflegende werden gebeten, Erlebnisse im Schmerzmanagement zu berichten und hierfür fallbasiert Problemlösungen gemeinsam zu besprechen und erarbeiten. Besonderer Themenbereich im ambulanten Versorgungsbereich ist die Zusammenarbeit mit Angehörigen im Schmerzmanagement sowie die Zusammenarbeit mit den Hausärztinnen und -ärzten. Wichtiges Thema ist hierbei immer wieder die erlebten Grenzen des Schmerzmanagements angesichts der zeitlichen Limitierung der Leistungserbringung.

3.4.4 Reflexion

Es gibt bereits regelmäßige Fortbildungs- und auch Kongressbeiträge zum Thema pflegerisches Schmerzmanagement. Ich selbst nehme regelmäßig an Workshops und Refresher-Kursen des deutschen Schmerzkongresses teil. Dazukommend gibt es die Fachgruppe Pflegeexperten und Pflegeexpertinnen Schmerz, im Deutschen Berufsverband für Pflegeberufe, die jedoch eine Mitgliedschaft erfordert. Ich würde mir für die Zukunft wünschen, dass diese bereits vorhandenen Möglichkeiten zum Fachaustausch und zur Weiterbildung zum Thema pflegerisches Schmerzmanagement in der ambulanten Pflege noch weiter ausgebaut werden.

Literatur

Clark, M. (2022). Medical humanism. In F. Rapport, R. Clay-Williams & J. Braithwaite (Eds.), *Implementation Science* (S. 28–29). Routledge. https://doi.org/10.4324/9781003109945-8

Deutsches Netzwerk für Qualitätsentwicklung in der Pflege (DNQP). (Hrsg.). (2020). *Expertenstandard Schmerzmanagement in der Pflege*. Hochschule Osnabrück.

Hüppe, M., Kohlmann, T., Kükenshöner, S., Lindena, G., Nagel, N., Petzke, F. & Pfingsten, M. (2020). *Handbuch deutscher Schmerzfragebogen*. Verfügbar unter https://www.schmerzgesellschaft.de/fileadmin/user_upload/DSF-Handbuch_2015.pdf

3.5 Die Rolle meines Schmerzes in meinem Beziehungsgefüge

Martina Petter

Ich beschreibe den Schmerz: **Vom Grund ins Tal über den Berg bis zum Vulkan ans Ziel.**

Warum beschreibe ich das so? Zu meiner Person: Ich bin 61 Jahre alt, habe mehr oder weniger in und mit meiner Familie einen langen Weg mit verschiedenen Phasen hinter mir, wo der Schmerz eine mehr oder weniger große Rolle spielte. Heute bin ich zwar nicht schmerzfrei, habe aber einen Weg gefunden, trotz der verschiedenen Schmerzbeschwerden, der mich und auch meine nächsten Angehörigen gut damit umgehen lässt. Ich habe u. a. Fibromyalgie, Polyarthrose, multiple Bandscheibenvorfälle, chronische Gastritis, Craniomandibuläre Dysfunktion (CMD) und Restless Legs.

Mein langer Weg bis zur Erkenntnis und Akzeptanz

Meine Schmerzen begannen mit 24 Jahren. Mal mehr, mal weniger, im Rücken auch schon vorher. Mich wunderte das nicht so sehr, denn ich hatte bis dato eine körperlich schwere Arbeit im Akkord und hab mir schon als Schülerin Geld mit putzen verdient. Meine Mutter gab mir immer wieder zu verstehen, dass Sie mich nicht haben wollte, übte psychischen Druck mit meinem Stiefvater auf mich aus. Ich musste mit 18 Jahren ausziehen, obwohl ich eine gute Schülerin war. Das war hart. Ich habe mich in Arbeit vergraben, kannte keine Pausen. Die Angst, auch die Existenzangst war groß, die Rückenschmerzen und wechselnden Ganzkörperschmerzen wurden schlimmer. Ich habe aber stets die Zähne zusammengebissen und weiter gemacht. Ich hatte trotz allem, noch Kontakt zu meiner Familie. Meine Eltern, sowohl meine Mutter und auch mein leiblicher Vater sahen, dass es mir nicht gutging. Ich konnte mit Ihnen nicht darüber sprechen, meine Mutter und mein Vater gaben mir immer wieder mit Worten zu verstehen, dass ich nicht gewollt war und lieber nicht hätte geboren werden sollen. Von dort aus hatte ich also kein Verständnis. Ich fand aber meinen Weg, kam zurecht, auch wenn immer die Angst mitspielte. Ich sagte nichts mehr, die Angst war zu groß immer wieder auf Ablehnung zu stoßen. Meine Eltern gaben mir mit unmissverständlichen Worten zu verstehen: „Du solltest nicht geboren werden“. Meine Mutter und mein Stiefvater fuhren in den Urlaub, ich durfte nicht mit, musste zu Hause bleiben. Bei der Oma. Freunde hatte ich keine, ich durfte auch keinen Besuch einladen, war allein, fühlte mich sehr einsam, war sehr traurig. Wenn ich was dazu sagte, bekam ich zu hören:“ Sei lieb“. Ich habe nur funktioniert, nach außen gelächelt, mir nichts mehr anmerken lassen. Die Maske war perfekt, die Schmerzen wurden mit der Zeit stärker. Ich habe meine Mutter im Haushalt trotz allem mehrfach unterstützt. Das war dann öfter jedoch in dem Rahmen wie vorher, als die Schmerzen noch nicht so ausgeprägt waren, nicht mehr möglich.

Ein paar Jahre später, nachdem ich geheiratet hatte und unser Sohn geboren wurde, ging es mir etwas besser. Die Schmerzen waren nicht weg, aber mein Mann und mein Sohn lenkten mich ab, das tat mir gut. Ich wollte aber unbedingt noch eine Ausbildung zur Krankenschwester machen. Das tat ich dann auch und habe noch mehrere Fachweiterbildungen danach absolviert. Ich wollte weiterkommen. Mein Mann war beruflich viel unterwegs, wenn er Heim kam und es mir nicht gut ging, hatte er kein Verständnis dafür. Er funktionierte genau wie ich. Nur Leistung zählte. Das zog sich einige Jahre hin. Mein Mann, mein Sohn und ich sind dann beruflich durch meinen Mann noch einige Male umgezogen, was ich immer allein bewältigt habe. Und ganz wichtig war und ist mir unser Sohn. Dem sollte es gut gehen und ich bin oft über meine Grenzen hinaus gegangen, was die Schmerzen wieder verstärkte. Unser Sohn sollte unter meinen Schmerzen nicht leiden. Als unser Sohn älter wurde, hat er mir oft gesagt, dass ich mal Pause machen sollte. Er hatte schon richtig erkannt, was los war. Bis dahin bin ich auch nicht mit den Schmerzen zum Arzt gegangen. Doch nach ein paar Jahren weiter ging es nicht mehr. Ich bin mehrfach im Krankenhaus mit Bandscheibenvorfällen gewesen und konnte gar nicht mehr. War auch zur Reha. Die Fibromyalgie Schmerzen wurden auch schlimmer. Das ich Fibromyalgie habe ist auch erst viel später diagnostiziert worden. Ich ging sofort wieder arbeiten. Nahm ab und zu, wenn es gar nicht mehr ging Schmerztabletten. Im Privatleben zog ich mich für längere Zeit immer mehr zurück. Ich hatte keine Kraft mehr für weitere Aktivitäten und Sport. Außerdem konnte ich kaum noch laufen. Meine Füße machten mir durch die Arthrose immer mehr Probleme. Mein Gesundheitszustand verschlechterte sich weiter. Mein Mann verstand das zu dem Zeitpunkt gar nicht, meinte oftmals, was jetzt wieder sei. Er hätte auch immer Rückenbeschwerden mache weiter und verliere kein Wort darüber, wurde laut im Gespräch, verließ den Raum, ging stundenlang allein spazieren. Gemeinsame kleine Abwechselungen oder Unternehmungen, die ich hätte bewerkstelligen können, (einen Kino- oder Spieleabend) und die mir gutgetan hätten, lehnte er ab. Mein Mann hatte auch kein Verständnis, wenn ich mal was liegen ließ, weil es gar nicht ging. Für ihn war es schwer, dass wir keine langen Spaziergänge, Radfahren, Gartenarbeit mehr gemeinsam machen konnten, was wir liebten. Der Alltag zu Hause hatte sich massiv verändert. Die Hausarbeit schaffte ich gerade so noch nach der Arbeit. Das machte mich traurig, mir war oft nicht zum Lachen. Ich verstand dann auch keinen Spaß, wenn mich mein Mann aufmuntern wollte, konnte nicht lachen. Irgendwann sagte ich gar nichts mehr, schluckte alles herunter, was mich bewegte, bat dann nicht um Hilfe, wenn ich sie gebraucht hätte. Ich kam mit den Einschränkungen selbst nicht zurecht, wollte nur das alles so bleibt wie es war. Das konnte mein Mann nicht wissen, wenn ich nicht darüber sprach, wie schwer es für mich ist die Erkrankungen zu akzeptieren. Ich wünschte mir so sehr, dass mein Mann mich versteht, was nicht heißen sollte, dass er mir alle Arbeit abnehmen oder mich bedauern sollte. Eine Infobroschüre über Fibromyalgie und Arthrose die ich meinem Mann zu einem späteren Zeitpunkt nach einem Arztbesuch (vom Rheumatologen, mit der Bitte zu lesen, für mich und für die Angehörigen), lehnte er zu dem Zeitpunkt ab, wollte davon nichts wissen und verstand nicht, dass es mir mal gut ging und mal nicht. Ich hätte mich so verändert, würde nicht mehr lachen, verstehe keinen Spaß mehr und die Aktivitäten würden auch fehlen.

Im Bekanntenkreis bekam ich zu hören, wenn ich was absagte, dass mir mein Schmerz nicht anzusehen ist. Ich sprach dann gar nicht mehr darüber, erzählte aber auch nicht, was ich habe. Die wenigen Kontakte von Freundinnen und Freunden, die mir immer gutgetan haben, schliefen zunächst ein. Als ich später dann über die Erkrankungen sprach, fand sich ein Weg für gemeinsame Aktivitäten, die mich dann auch meist von meinem Schmerz ablenkten und mir guttaten. Heute würde ich sofort darüber sprechen und mich öffnen. Das konnte ich zu dem Zeitpunkt nicht. Für mich war wichtig, dass ich funktionierte. Meine Freundinnen und Freunde konnten nicht wissen, warum ich plötzlich einen gemeinsam geplanten Ausflug oder Wanderung absagte.

Die Wende kam: Ich ging endlich zum Hausarzt, der mich zu weiteren Kolleginnen und Kollegen überwies, die mir zunächst teilweise die Augen öffneten. Dann begann ich an mir selbst zu arbeiten. Nach und nach wurde mir klar, warum meine Schmerzen und mein Gesundheitszustand immer schlechter wurden, was mir eigentlich längst hätte klar sein müssen. Doch dazu am Ende mehr.

Ich änderte meinen Lebensstil, begann mit der Aufarbeitung meines Problems und merkte dadurch, dass es mir etwas besser ging. Ich war vom **Grund ins Tal über den Berg.** Doch dann kam eines Tages **der Vulkan.** Was war passiert? In physiotherapeutischer, manualtherapeutischer und osteopathischer Behandlung (der Therapeut arbeitet ganzheitlich) hatte ich eine

Behandlung an den Füßen. Danach konnte ich schon wieder besser laufen. Nach einer nächsten kraniosakralen Sitzung ging es mir zu Hause am nächsten Tag so schlecht, das ich im Bett lag, sehr stark zitterte, weinte. Die Schmerzen im Kiefer durch die CMD waren aber erst mal gelindert. Als ich endlich aufstehen konnte, bin ich auf meinen Mann zu, ließ alles los, was mich die ganzen Jahre bewegte. Ich bebte am ganzen Körper. Mein Mann nahm mich in den Arm, beruhigte mich, hörte dann zu, was mich bewegte, welches vorher nie so der Fall war. Mir ist heute klar, dass meine Angst eine ganz große Rolle spielte. Endlich traute ich mich zu reden und nicht alles zu schlucken. **Am Ziel** angekommen, sprechen mein Mann und ich heute über alles, gehen Aktivitäten nach, an denen wir Freude haben und sind auch in der Akzeptanz, wenn es nicht so gut geht. Mein Mann hat mich dann auch gebeten, dass ich ihm die Infobroschüre, die mir der Arzt gegeben hatte, zu lesen zu geben. Dadurch, dass ich mich verändert habe, passierte auch etwas in unserer Familie und Freundeskreis mit Freunden und Freundinnen. Ich gehe regelmäßig zum Sport, bin in Bewegung, habe die Ernährung umgestellt, was zum besseren Befinden beiträgt. Lebe heute in Achtsamkeit, bin meinem vertrauensvollen Physiotherapeuten, Osteopathen sehr dankbar, dass er mich so gut mit begleitet hat.

Mein Mann und ich haben ein gutes, vertrauensvolles, offenes und fröhliches Verhältnis zu unserem Sohn. Ich hatte oft ein schlechtes Gewissen, dass unser Sohn unter meinen Beschwerden gelitten hat, was er in einem offenen Gespräch jedoch verneint hat. Er hätte schon immer Verständnis gehabt, wenn es mir nicht gut ging, nichts vermisst. Ich wäre immer für ihn da gewesen, wir haben viel unternommen, er hätte es gut gehabt, konnte immer über alles sprechen und meinte: „Ich hab dir doch damals schon gesagt, mach auch mal Pause, sei in der Akzeptanz wenn es nicht so gut geht und sag, wenn du Hilfe brauchst“. Meine Mutter ist immer noch in ihrer Opferhaltung. Sie spricht noch genauso wie vor vielen Jahren, hat den Kontakt abgebrochen, als sie gemerkt hat, dass ich mich verändert habe.

Fazit

Heute würde ich, was meine Erkrankung, Wünsche und Bedürfnisse angeht, mit meinem Beziehungsumfeld sofort offen sprechen. Die Angst darüber zu reden ist weg. Den chronischen Schmerz sieht man nicht, das kann zu Unverständnis führen. Durch Information können beide Seiten konstruktive Lösungen für den Alltag finden, mehr oder weniger in gemeinsame Aktion treten, was Freude macht. Das beeinflusst dann den chronischen Schmerz auch positiv. Hilfe, wenn sie gebraucht wird, würde ich heute viel eher in Anspruch nehmen, was ich vorher auch nie konnte und auch fast nie darum gebeten habe. Im Gegenteil ich war dann umso betrübter, wenn ich nicht so konnte, wie ich wollte, zog mich noch mehr zurück. Was allerdings nicht heißen soll, das Angehörige, Freundinnen und Freunde usw. alles abnehmen, sondern eine unterstützende Hilfe leisten, wenn nötig.

Was für mich eine große Rolle spielt, ist, dass ich froh bin diesen Weg gegangen zu sein. Erkannt zu haben, warum ich so gehandelt habe, obwohl ich eigentlich viel eher hätte bemerken müssen, was ist. Warum das? Ich habe als Krankenschwester mit der Weiterbildung zur Pain Nurse u.a. Patient_innen mit chronischem Schmerz auch über nichtmedikamentöse Möglichkeiten zur Schmerzbewältigung beraten und gerne die Angehörigen, wenn es gewünscht war, dabeigehabt. Oft wissen Patient_innen gar nicht, was sie selbst zur Besserung ihrer Beschwerden tun können und wie sie die Angehörigen mit einbinden können oder umgekehrt. Da gibt es über Verständnis, Verhaltensänderung, Sport, Bewegung, Entspannung, Achtsamkeit, Selbsthilfe und vieles mehr, Möglichkeiten etwas für sich zu tun. Im Rahmen des Machbaren für sich und auch mit Einbezug der Familie, Freunde, Bekannte usw.

Da wird meiner Meinung nach im Gespräch im klinischen und außerklinischen Bereich mit Patient_innen zu wenig beraten.

Die Berücksichtigung und Anwendung des biopsychosozialen Modell im klinischen und außerklinischen Bereich finde ich wichtig, da die Schmerzpatientin/ der Schmerzpatient und besonders chronische Schmerzpatient_innen durch ein interdisziplinäres Team sehr davon profitieren kann.

4

Gesundheitskompetenz in der Schmerzedukation

Nadine Schüßler

2018 veröffentlichte das Bundesgesundheitsministerium den Nationalen Aktionsplan Gesundheitskompetenz (Schaeffer et al., 2018).

Darin werden in 15 Kernempfehlungen die verschiedensten Anwendungsfeldern und gesellschaftlichen Bereiche gefordert, mit welchen Maßnahmen zu Steigerung der bevölkerungsweiten Gesundheitskompetenz verbessert werden sollen. Im vierten Kapitel wendet sich dieser Band der schmerzbezogenen Konzepten der Gesundheitskompetenz, aber auch der digitalen Gesundheitskompetenz zu. Um einen praktischen Zugang zur Verbesserung der Vermittlung von Gesundheitsinformationen zu geben, zeigt außerdem Martin Schieron, wie Material zur Edukationsunterstützung im Hinblick auf Güte und Nutzerfreundlichkeit eingeschätzt werden kann.

Literatur

Schaeffer, D., Hurrelmann, K., Bauer, U. & Kolpatzik, K. (Hrsg.). (2018). *Nationaler Aktionsplan Gesundheitskompetenz. Die Gesundheitskompetenz in Deutschland stärken*. KomPart.

4.1 Health Literacy und Selbstmanagementfähigkeiten: Bedeutsame Faktoren für die Edukation

Nadja Nestler

Studien zeigen einen Zusammenhang zwischen präoperativer Angst und der Stärke postoperativer Schmerzen (Bayrak et al., 2019; Sultansei et al., 2018) und auch eine präoperative Schmerzkatastrophisierung, Angst oder gar Depressionen haben negative Auswirkungen auf das Schmerzerleben in der postoperativen Situation (Sorel et al., 2019). Gleichzeitig steigt die Zufriedenheit nach Gelenkoperationen, wenn die präoperativen Erwartungen an die Operation, aber auch eine zufriedenstellende Schmerzlinderung nach der Operation gegeben waren (Hamilton et al., 2013). Angst und Unsicherheiten vor einer Operation entstehen häufig durch unzureichendes Wissen. Dies kann durch eine unzureichende Information der Patient_innen (Sibbern et al., 2016) oder aber auch durch eine nicht ausreichende Gesundheitskompetenz der betroffenen Menschen begründet sein.

Auch für Menschen mit Schmerzen besteht die Notwendigkeit Wissen über ihre Schmerzen zu erlangen, um sich aktiv an der Bewältigung der chronischen Schmerzsituation beteiligen zu können. So konnte gezeigt werden, dass eine Unterstützung der Betroffenen in der Primärversorgung nützlich ist, um Selbstvertrauen in die eigene Fähigkeit mit den Schmerzen umzugehen zu gewinnen sowie Fähigkeiten zu entwickeln, um Gesundheitsinformationen zu verstehen (Lukewich et al., 2015).

Damit zeigt sich die Bedeutung von Edukation für Menschen mit akuten wie auch chronischen Schmerzen. Gleichzeitig ist Edukation ein wichtiger Bestandteil von nationalen Leitlinien wie auch dem Nationalen Expertenstandard Schmerzmanagement in der Pflege (Deutsches Netzwerk zur Qualitätsentwicklung in der Pflege [DNQP], 2020). Dabei steht bei der Information, Schulung und Beratung von Patient_innen die Bewältigung der Schmerzsituation im Fokus und beinhaltet ebenfalls die Stärkung der Selbstmanagementkompetenzen der Betroffenen (DNQP, 2020).

4.1.1 Formen der Patient_innenedukation

Die Edukation von Menschen mit Schmerzen erfolgt in unterschiedlichen Versorgungssituationen. So umfasst sie im Kontext einer Operation bereits präoperativ verbale und schriftliche Informationen von Patient_innen zur Sicherstellung der Kooperation und Partizipation im perioperativen Schmerzmanagement (siehe auch Kapitel 2.1). Auch Informationen zum postoperativen Schmerzmanagement und insbesondere für die Zeit nach der Entlassung ermöglichen, dass Patient_innen sich sicherer fühlen und stellen eine frühzeitige Entlassung der Betroffenen sicher. Sie ermöglichen damit ein nachstationäres Schmerzmanagement durch die betroffene Person selbst (siehe Kapitel 2.2).

Ein systematisches Review zu Auswirkungen von Schulungen zur Vermittlung von Wissen über chronische Schmerzen bei Erwachsenen zeigte eine große Bandbreite an durchgeführten Schulungsmaßnahmen auf, die unterschiedliche Wissensbestände vermittelten. Bedeutsam war dabei die „Pain Neurosience Edukation (PNE)", die positive Effekte auf die physische Funktionalität als auch das Wissen zum Thema Schmerz zeigte sowie zu einer geringeren Schmerzkatastrophisierung führte (Wood & Hendrick, 2019). Dabei wird sich auf die Neurophysiologie von Schmerz konzentriert, Schmerz selbst und die Bedeutung des Schmerzes wird präsentiert, so dass Schmerz als eine Art Alarmsystem zur Schutz des Körpergewebes verstanden werden kann (Wood & Hendrick, 2019).

4.1.2 Gesundheitsförderung als Basis für die Edukation

Die dargestellten Probleme im Kontext akuter und chronischer Schmerzen als auch die Möglichkeiten auf das Erleben des Schmerzes und den aktiven Umgang mit den Schmerzen durch Edukation Einfluss zu nehmen, bedingt eine Ausrichtung der Edukation an dem Bestreben die Gesundheit der betroffenen Person zu fördern. Dabei stehen alle Prozesse im Fokus, die Menschen befähigen die Kontrolle und die Bewältigung ihrer Gesundheitsprobleme zu lenken sowie ihre Gesundheit zu verbessern (Bartholomeyczik, 2006).

Damit geht es um die Stärkung von gesundheitlichen Entfaltungsmöglichkeiten und damit um die Stärkung von individuellen Schutzfaktoren und Ressourcen. Dadurch entsteht ein individueller wie auch kollektiver Gesundheitsgewinn, setzt aber auch ein gezieltes Eingreifen von Gesundheitsakteur_innen voraus (Hurrelmann et al., 2014).

Gesundheitskompetenz

Edukation will Verhaltensänderungen bewirken, indem Bedrohungen wahrgenommen und positive Erwartungen mit einer Verhaltensänderung verknüpft werden. Dies bedingt, wie bereits oben dargestellt, die Vermittlung von Wissen sowie die Befähigung zur Entscheidungsfindung der betroffenen Person zu geeigneten Umsetzungsstrategien auf der Basis von Beratungen. Dabei bedeutsam erscheint aber nicht nur die Frage nach dem Inhalt des vermittelten Wissens und dessen Umfang. Es bedarf auch einer Auseinandersetzung mit der Gesundheitskompetenz des Menschen mit Schmerzen. Denn diese ist ein wichtiger Aspekt, um eine Edukation zu planen und durchzuführen.

Gesundheitskompetenz wird definiert als Fähigkeit Gesundheitsinformationen zu finden, diese zu verstehen, beurteilen und anwenden zu können, um geeignete Gesundheitsentscheidungen zu treffen (Sørensen et al., 2012). Nur wenn eine Person also in ausreichendem Maße in der Lage ist die für sie bedeutsamen Gesundheitsinformationen zu finden und diese zu verstehen, kann sie die gewonnenen Informationen vor dem Hintergrund der eigenen Situation beurteilen, um dann entsprechende Maßnahmen umzusetzen. Dies bedeutet auch, dass der betroffene Mensch, in diesem Fall Mensch mit Schmerzen, in der Lage sein muss die geeignete Person zur Informationsvermittlung zu finden oder andere vertrauensvolle Informationsquellen heranzuziehen. Dies allein kann bereits sehr schwierig sein, insbesondere gilt dies für komplexe Gesundheitsprobleme, wie es chronische Schmerzen darstellen.

Exkurs zur Gesundheitskompetenz

Um die Bedeutung der Gesundheitskompetenz für die Edukation von Menschen mit Schmerzen darzustellen, werden an dieser Stelle einige wichtige Informationen zur Gesundheitskompetenz beschrieben. Laut einer europäischen Erhebung weisen 58,9 Prozent der Bevölkerung in Deutschland eine geringe und damit unzureichende Gesundheitskompetenz auf (Schaeffer et al., 2021). Damit sind sie nicht oder nur bedingt in der Lage für sie geeignete Gesundheitsinformationen zu finden, diese zu verstehen, zu bewerten und in ihren Alltag umzusetzen.

Insbesondere Menschen mit niedrigem Bildungsabschluss, einem niedrigen Sozialstatus, mit chronischen Erkrankungen sowie einem Migrationshintergrund stellen dabei Personengruppen mit einer durchschnittlich geringeren Gesundheitskompetenz dar (Schaeffer et al., 2021).

Insgesamt fällt die Informationsverarbeitung drei Vierteln aller Befragten schwer und über die Hälfte hat Probleme in der Anwendung von Gesundheitsinformationen. Dies führt zu mehr krankheitsbedingten Fehltagen und einer häufigeren Nutzung des Gesundheitssystems (Schaeffer et al., 2021).

Level der Gesundheitskompetenz
Man unterscheidet drei unterschiedliche Level der Gesundheitskompetenz, die mit dem Bildungsstand, der Lese- und Schreibfähigkeit sowie der ethnischen Zugehörigkeit und dem Alter im Zusammenhang stehen (Nutbeam, 2001). Es werden unterschieden:

- Die funktionale Gesundheitskompetenz: hierbei sind notwendige Basisfähigkeiten im Lesen und Schreiben vorhanden, um Gesundheitsinformationen verstehen zu können.
- Die interaktive Gesundheitskompetenz: es sind fortgeschrittene Fähigkeiten und soziale Kompetenzen vorhanden, die eine aktive Teilhabe an der Gesundheitsversorgung ermöglichen.
- Die kritische Gesundheitskompetenz: es besteht die Fähigkeit, Informationen kritisch zu analysieren und zu nutzen, um sich an Maßnahmen zur Überwindung struktureller Hindernisse für die Gesundheit zu beteiligen.

4.1.3 Implikationen für die Edukation von Menschen mit Schmerzen

Vor dem Hintergrund der Bedeutung der Gesundheitskompetenz für die Informationsvermittlung und -verarbeitung bedarf es als ersten Schritt der Edukation von Menschen mit Schmerzen eines Assessments der Health Literacy im Rahmen des Assessments der Schmerzen. Dabei gilt es herauszufinden, wie gut die Gesundheitskompetenz der Person ist. In diesem Kontext gilt es auch herauszufinden, auf welchem Level der Gesundheitskompetenz die jeweilige Person verortet werden kann. Beides nimmt direkten Einfluss auf die Art und Weise der Edukation, den Umfang sowie die Notwendigkeit der Unterstützung in der Umsetzung.

Assessment der Health Literacy
Es gibt unterschiedliche Fragebögen zur Erhebung der Health Literacy, allerdings eignen sich diese nicht gut für die klinische Praxis. Es haben sich dagegen drei Fragen bewährt, die Informationen zur Gesundheitskompetenz geben und in der klinischen Situation erfragt werden können (Schmidt-Kaehler et al., 2017):

- Wie oft haben Sie jemanden, der Ihnen hilft Krankenhausinformationsmaterialien zu lesen?
- Wie sicher sind Sie im Ausfüllen medizinischer Formulare?
- Wie oft haben Sie Probleme etwas über Ihren Gesundheitszustand zu erfahren, weil Sie Schwierigkeiten haben, schriftliche Informationen zu verstehen?

Diese an den betroffenen Menschen gerichtete Fragen ermögliche herauszufinden, ob Probleme in der Informationsbeschaffung, dem Verstehen von Informationen sowie deren Beurteilung vorhanden sind. Auch die Fähigkeiten des Lesens und Schreibens wird damit erfasst. Diese Informationen stellen eine wichtige Voraussetzung für die informierende und beratende Person dar um geeignete Edukationsmaterialen und die passende Form der Informationsvermittlung zu planen. Bezogen auf den Menschen mit Schmerzen bedeutet es zu prüfen, ob schriftliche Materialien zur Information über Schmerzen, deren Bedeutung sowie Möglichkeiten der Beeinflussung gelesen und verstanden werden können.

Maßnahmen zur Förderung der Health Literacy im pflegerischen Schmerzmanagement
Es gibt allgemeine Grundsätze der Edukation, die genutzt werden können, um die Gesundheitskompetenz von Menschen mit Schmerzen zu stärken. Ein wichtiger Aspekt ist die Umsetzung einer motivierenden Gesprächsführung sowie die häppchenweise Vermittlung von Informationen. Hierbei werden Information in kleine Einheiten zerlegt, Wiederholungen und Lernkontrollen eingeschoben (Schmidt-Kaehler et al., 2017). Eine gute Möglichkeit der Evaluation der vermittelten Inhalte stellt die Teach-Back Methode dar, die bereits in Kapitel 2.2

dargestellt wurde. Dabei gilt es auch Alltagsressourcen zu erkennen und zu nutzen, um die Eigenaktivität und Eigenverantwortung des Menschen mit Schmerzen zu stärken bzw. zu fördern (Health Care Education Association, 2022). Dies beinhaltet auch die Stärkung der individuellen Ressourcen zur Schmerzbewältigung wie Strategien zur Ablenkung von Schmerz und andere nicht-pharmakologische Interventionen, um Möglichkeiten der Schmerzreduktion selbständig nutzen zu können und den Alltag trotz Schmerzen zu bewältigen. Damit wird in der Förderung der Health Literacy der Fokus auf den Unterstützungsbedarf der jeweiligen Person gelegt.

Literatur

Bartholomeyczik, S. (2006). Prävention und Gesundheitsförderung als Konzepte der Pflege. *Pflege & Gesellschaft, 11*(3), 210–223.

Bayrak, A., Sagiroglu, G. & Copuroglu, E. (2019). Effects of Preoperative Anxiety on Intraoperative Hemodynamics and Postoperative Pain. *Journal of the College of Physicians and Surgeons Pakistan, 29*(9), 868–873. https://doi.org/10.29271/jcpsp.2019.09.868

Deutsches Netzwerk zur Qualitätsentwicklung in der Pflege (DNQP). (Hrsg.). (2020). *Nationaler Expertenstandard Schmerzmanagement in der Pflege – Aktualisierung 2020.* Hochschule Osnabrück.

Hamilton, D.F., Lane, J.V., Gaston, P., Patton, J.T., MacDonald, D., Simpson, A.H.R.W. & Howie, C.R. (2013). What determines patient satisfaction with surgery? A prospective cohort study of 4709 patients following total joint replacement. *BMJ Open, 3*(4), Article e002525. https://doi.org/10.1136/bmjopen-2012-002525

Health Care Education Association. (2022). *Patient Education Practice Guidelines for Health Care Professionals.* Available from https://www.hcea-info.org/patient-education-practice-guidelines-for-health-care-professionals

Hurrelmann, K., Klotz, T. & Haisch, J. (2014). Krankheitsprävention und Gesundheitsförderung. In K. Hurrelmann, T. Klotz & J. Haisch (Hrsg.), *Lehrbuch Prävention und Gesundheitsförderung* (S. 13–24). Verlag Hans Huber.

Lukewich, J., Mann, E., Van Den Kerkhof, E. & Tranmer, J. (2015). Self-management support for chronic pain in primary care: a cross-sectional study of patient experiences and nursing roles. *Journal of Advanced Nursing, 71*(11), 2551–2562. https://doi.org/10.1111/jan.12717

Nutbeam, D. (2001). Health Literacy as a Public Health Goal: A challenge for contemporary health education and communication strategies into the 21st Century. *Health Promotion International, 15*(3), 259–267. https://doi.org/10.1093/heapro/15.3.259

Schaeffer, D., Berens, E.-M., Gille, S., Griese, L., Klinger, J., de Sombre, S., Vogt, D. & Hurrelmann, K. (2021). *Gesundheitskompetenz der Bevölkerung in Deutschland – vor und während der Corona Pandemie: Ergebnisse des HLS-GER 2.* Interdisziplinäres Zentrum für Gesundheitskompetenz-forschung (IZGK), Universität Bielefeld. https://doi.org/10.1055/a-1560-2479

Schmidt-Kaehler, S., Vogt, D., Berens, E.-M., Horn, A. & Schaeffer, D. (2017). *Gesundheitskompetenz. Verständlich informieren und beraten.* Universität Bielefeld.

Sibbern, T., Sellevold, V.B., Steindal, S.A., Dale, C., Watt-Watson, J. & Dihle, A. (2016). Patients' experiences of enhanced recovery after surgery: a systematic review of qualitative studies. *Journal of Clinical Nursing, 26*(9–10), 1172–1188.

Sorel, J.C., Veltman, E.S., Honig, A. & Poolman, R.W. (2019). The influence of preoperative psychological distress on pain and function after total knee arthroplasty: a systematic review and meta-analysis. *Bone & Joint Journal, 101-B*(1), 7–14. https://doi.org/10.1302/0301-620X.101B1.BJJ-2018-0672.R1

Sørensen, K., Van den Broucke, S., Fullam, J., Doyle, G., Pelikan, J., Slonska, Z., Brand, H. & (HLS-EU) Consortium Health Literacy Project European. (2012). Health literacy and public health: A systematic review and integration of definitions and models. *BMC Public Health, 12*(80). https://doi.org/10.1186/1471-2458-12-80

Sultansei, L., Clasen, K. & Hüppe, M. (2018). Präoperative Angst und postoperative Schmerzen sind Risikofaktoren für persistierende Schmerzen. *Verhaltenstherapie & Verhaltensmedizin, 39*(3), 269–282.

Wood, I. & Hendrick, P.A. (2019). A systematic review and meta-analysis of pain neuroscience education for chronic low back pain: Short- and long-term outcomes of pain and disability. *European Journal of Pain, 23*(2), 234–249. https://doi.org/10.1002/ejp.1314

Weiterführende Literatur

European Pain Federation (EFIC). (2019). *Core Curriculum for the European Diploma in Pain Nursing.* Available from https://europeanpainfederation.eu/wp-content/uploads/2019/11/EFIC-CORE-NURSING-WEB-FINAL-Published-on-website.pdf

Mitchell, M. (2011). The future of surgical nursing and enhanced recovery programmes. *British Journal of Nursing, 20*(16), 978–984. https://doi.org/10.12968/bjon.2011.20.16.978

Schultz, K., Ewbank, M.-L. & Pandit, H.G. (2017). Changing practice for hip arthroplasty and its implications. *British Journal of Nursing, 260*(22), 1238–1244. https://doi.org/10.12968/bjon.2017.26.22.1238

4.2 Digitale Gesundheitskompetenz

Sven Kernebeck

Die zunehmende Digitalisierung des Gesundheitswesens ist einer der wesentlichen Treiber für Modernisierung und Innovationen im Gesundheitswesen. Dies umfasst nahezu alle Bereiche der gesundheitlichen Versorgung, wie etwa Gesundheitsförderung und Prävention, Diagnostik und Therapie sowie Arbeitsorganisation und Kommunikation (Schaeffer & Gille, 2021). Die COVID-19-Pandemie hat in verschiedenen Aspekten zu einer deutlichen Intensivierung der Diskussion um digitale Versorgungsangebote im Gesundheitswesen beigetragen, was sich z. B. durch die Corona-Warn-App und das digitale Contact-Tracing verdeutlicht (Jahnel et al., 2020). Aufgrund der rapiden Entwicklung der Digitalisierung und die damit einhergehende digitale Verfügbarkeit von Gesundheitsinformationen hat sich ebenso der Zugang zu gesundheitsbezogenem Wissen gewandelt. Im Zuge dessen hat sich das Internet zu einer der wesentlichen Quellen zur Identifikation und Bereitstellung von Gesundheitsinformationen für Bürger_innen der deutschen Bevölkerung entwickelt. So geben etwa in einer repräsentativen Umfrage der Techniker Krankenkasse 75 Prozent der Erwachsenen zwischen 18 und 70 Jahren an, täglich online zu sein (Techniker Krankenkasse, 2020). Ebenso wurde angegeben, dass gefolgt von Hausärzt_innen 77 Prozent der Befragten das Internet als zweitwichtigste Informationsquelle zu gesundheitsbezogenen Themen aufsuchen (Techniker Krankenkasse, 2020). Weitere Umfragen wie etwa die HINTS Studie bestätigen dies (Baumann et al., 2020).

Mit der umfangreichen Verfügbarkeit digitaler Gesundheitsinformationen auf der einen und digitaler Versorgungsangebote auf der anderen Seite gehen neue Anforderungen an die Kompetenzen derjenigen Personen einher, die solche Angebote zu gesundheitsbezogenen Zwecken nutzen wollen (Geukes et al., 2021). Gerade die nahezu unbegrenzte Masse digitaler Gesundheitsinformationen kann bei verschiedenen Personengruppen zu einer Überforderung führen. In diesem Zusammenhang ist insbesondere das Thema der digitalen Gesundheitskompetenz zunehmend von Interesse (Schaeffer & Gille, 2021).

Im Bereich des Schmerzmanagements und der Beratung von Patient_innen ist dieses Thema relevant, da gerade der Bedarf qualitativ hochwertiger Gesundheitsinformationen für das Selbstmanagement von Patient_innen mit chronischen Schmerzen hoch ist (Mittinty et al., 2018). Hinzu ist auch zu beobachten, dass die Bedeutung an digitalen Versorgungsangeboten deutlich mehr Raum in der Versorgung von Menschen mit Schmerzen einnimmt (Thurnheer et al., 2018; Weekly et al., 2018). Dementsprechend ist eine Auseinandersetzung mit der digitalen Gesundheitskompetenz im Bereich der Schmerzedukation zunehmend relevant. Dies ist gerade deshalb von Relevanz, weil eine hohe (digitale) Gesundheitskompetenz eine wichtige Determinante ist, um die eigene Gesundheit positiv zu beeinflussen (Köppen et al., 2018) was ebenso die Steigerung der Kompetenzen im Bereich des Selbstmanagements chronischer Krankheiten beinhaltet (Mackey et al., 2016).

Auf Grundlage der bis hier beschriebenen Inhalte thematisiert dieser Beitrag die Relevanz der digitalen Gesundheitskompetenz für die Schmerzedukation. Im ersten Kapitel werden die Begriffe der digitalen Gesundheitskompetenz und der allgemeinen Gesundheitskompetenz voneinander abgegrenzt. Daraufhin wird auf die Operationalisierung sowie auf Ergebnisse von Umfragen zur digitalen Gesundheitskompetenz in der deutschen Bevölkerung eingegangen. Nachfolgend wird auf die Folgen einer geringen digitalen Gesundheitskompetenz und deren Relevanz für die Schmerzedukation eingegangen. Abgeschlossen wird der Beitrag mit einer Reflexion.

4.2.1 Abgrenzung zwischen Gesundheitskompetenz und digitaler Gesundheitskompetenz

Grundsätzlich wird der Begriff der Gesundheitskompetenz als freie Übersetzung des englischen Begriffes der *Health Literacy* verstanden. Die Gesundheitskompetenz umfasst die Fähigkeit, gesundheitsbezogene Informationen zu finden, sie zu verstehen und zu beurteilen sowie diese Informationen zur Verbesserung der eigenen Gesundheit einzusetzen (Schaeffer et al., 2021; Sørensen et al., 2012). Im Zuge der sich rapide entwickelnden Digitalisierung hat sich in den vergangenen zwei Dekaden ergänzend das Thema der *eHealth Literacy* entwickelt, was frei übersetzt in Deutschland als digitale Gesundheitskompetenz bezeichnet wird (Schaeffer & Gille, 2021; Wang et al., 2021). Die digitale Gesundheitskompetenz wird als Fähigkeit verstanden, für die Gesundheit relevante Informationen in digitalen Quellen zu finden, sie zu verstehen und zu bewerten sowie die Informationen für gesundheitsrelevante Entscheidungen und somit zur Verbesserung der Gesundheit zu nutzen. Bereits im Jahr 2006 definierten Norman & Skinner die *eHealth Literacy* in dem sog. Lilly-Model als eine Art Metakompetenz, die traditionelle Lese- und Rechenkompetenz sowie Informations-, Medien-, Gesundheits-, Computer- und Wissenschaftskompetenz umfasst (Norman & Skinner, 2006).

In der wissenschaftlichen Literatur besteht eine anhaltende Diskussion, inwieweit unterschiedliche Definitionen von Gesundheitskompetenz und digitaler Gesundheitskompetenz notwendig sind und wie sich diese jeweils in der Messung in Studien niederschlagen. Auf der einen Seite wird argumentiert, dass die Definition der Gesundheitskompetenz bereits die notwendigen Inhalte beinhaltet, die auch in der digitalen Gesundheitskompetenz enthalten sind (Schaeffer & Gille, 2021). Auf der anderen Seite wird argumentiert, dass aufgrund der Besonderheiten digitaler Gesundheitsinformationen ebenso spezifische Definitionen für die digitalen Gesundheitskompetenz notwendig sind (Wang et al., 2021). Dies bezieht sich z.B. die besonderen Fähigkeiten, die Patient_innen für den Umgang mit digitalen Endgeräten im Allgemeinen und digitalen Versorgungsangeboten im Speziellen (z.B. Smartphone-App) benötigen. Denn es ist gerade bei älteren Patient_innen davon auszugehen, dass bei ihnen häufiger Probleme bei der Anwendung digitaler Versorgungsangebote bestehen. Dies kann zu einer eingeschränkten Anwendung führen, wenn die Versorgungsangebote nicht entsprechend den Bedürfnissen der Zielgruppe entwickelt wurden (Kernebeck et al., 2021).

Es ist davon auszugehen, dass dies Diskussion um die definitorische Abgrenzung von Gesundheitskompetenz und digitaler Gesundheitskompetenz in der wissenschaftlichen Auseinandersetzung weiter anhalten und Gegenstand weiterer Forschungsarbeiten sein wird. Unabhängig hiervon ist es wichtig, beide Aspekte immer gemeinschaftlich zu betrachten, da sie sehr eng miteinander korrelieren und von ähnlichen Determinanten beeinflusst werden (Schulz et al., 2017).

4.2.2 Messung der digitalen Gesundheitskompetenz

Methodisch betrachtet werden sowohl die Gesundheitskompetenz als auch die digitale Gesundheitskompetenz mit ähnlichen Instrumenten gemessen. Hierbei werden in der Regeln Instrumente verwendet, mit denen die befragten Personen ihre eigene (digitale) Gesundheitskompetenz durch unterschiedliche Fragen einschätzten sollen (Selbsteinschätzung). Zur Operationalisierung der digitalen Gesundheitskompetenz gilt der Fragebogen *eHEALS* als eines der meistverwendeten Instrumente (Norman & Skinner, 2006) und wurde in verschiedene Sprachen übersetzt. So steht bereits seit 2014 der sog. „eHEALS-G“ als deutsche Version zur Verfügung (Soellner et al., 2014). Im Rahmen der Selbsteinschätzung werden beispielsweise Fragen gestellt, wie „*Ich weiß,*

wie *ich Internetseiten mit hilfreichen Gesundheitsinformationen finden kann.*" oder „*Ich weiß,* ***wo*** *ich im Internet hilfreiche Gesundheitsinformationen finden kann.*" sowie „*Ich habe Schwierigkeiten damit, die Fachbegriffe der Gesundheitsinformationen im Internet zu verstehen*" (Soellner et al., 2014).

Die alleinige Betrachtung der Selbsteinschätzung zur Messung der digitalen Gesundheitskompetenz wird methodisch jedoch stark kritisiert (Lee et al., 2021). Instrumente zur Selbsteinschätzung sind per Definition subjektiv und oftmals nicht ganz trennscharf zwischen unterschiedlichen Aspekten der digitalen Gesundheitskompetenz (Bitzer, 2017). Diese Kritik wird auch durch das aktuelle Gutachten des Sachverständigenrates zur Begutachtung der Entwicklung im Gesundheitswesen (SVR) mit Nachdruck verdeutlicht. Der Sachverständigenrat kritisiert besonders, dass durch eine isolierte Messung anhand von Selbsteinschätzung nicht die objektiv vorhandene digitale Gesundheitskompetenz erfasst wird, die bei den befragten Personen vorliegt (Sachverständigenrates zur Begutachtung der Entwicklung im Gesundheitswesen [SVR], 2021).

Um dieser Problematik zu entgegnen, bestehen neben Instrumenten zur Selbsteinschätzung solche Instrumente, mit denen die konkrete *Performanz* der befragten Personen gemessen werden soll. Ein populäres Instrument ist etwa das Digital Health Literacy Instrument (DHLI) (van der Vaart & Drossaert, 2017). Bei der Verwendung des DHLI werden den befragten Personen z. B. anwendungspraktische Aufgaben zur Beurteilung digitaler Gesundheitsinformationen gestellt und mit Fragen zur Selbsteinschätzung kombiniert. Zur Beurteilung der Performanz beinhaltet das DHLI z. B. Aufgaben zur Bewertung von Internetseiten anhand ausgedruckter Screenshots, bei denen die befragten Personen die Qualität und Glaubwürdigkeit unterschiedlicher Gesundheitsinformationen einschätzen sollen (Stock et al., 2022). Neben solch generischen Instrumenten wurden ebenso Instrumente entwickelt, mit denen die digitale Gesundheitskompetenz spezifischer Populationen gemessen werden kann, wie etwa von pflegenden Angehörigen von Menschen mit chronischen Erkrankungen (Efthymiou et al., 2019). Wenngleich spezifische Instrumente bestehen, mit denen die allgemeine Gesundheitskompetenz von Menschen mit chronischen Schmerzen gemessen wird (Chen et al., 2021), sind derzeit noch keine spezifischen Instrumente zur Messung der digitalen Gesundheitskompetenz in diesem Bereich verfügbar. Eine umfassende Übersicht von Messinstrumenten finden sich bei Wang et al. (2021) und Bittlingmayer et al. (2020).

4.2.3 Ergebnisse zur eHealth Literacy in Deutschland

Obwohl die Aufmerksamkeit sowohl in der Wissenschaft als auch in der Gesundheitspolitik hinsichtlich der digitalen Gesundheitskompetenz zunimmt, sind die vorliegenden Studien zu diesem Thema in Deutschland noch gering. In Deutschland bestehen unterschiedliche Befragungen, in denen etwa die digitalen Gesundheitskompetenz der Allgemeinbevölkerung gemessen wird (Santis et al., 2021; Schaeffer et al., 2021). Zudem bestehen Studien zur digitalen Gesundheitskompetenz spezifischer Bevölkerungsgruppen, wie z. B. Studierenden (Dadaczynski et al., 2021), Patient_innen mit Karzinomen (Halwas et al., 2017; Heiman et al., 2018), Eltern (Juvalta et al., 2020) und Patient_innen nach Organtransplantation (Holderried et al., 2021).

Eine der wichtigsten Befragungen zur digitalen Gesundheitskompetenz in der deutschen Bevölkerung liefern die erste (2014) und die zweite Welle (2021) der repräsentativen Bevölkerungserhebung *Health Literacy Survey Germany (HLS-GER 1 & 2)* (Berens et al., 2016; Schaeffer et al., 2021). Wenngleich durch die *HLS-GER 2* primär die allgemeine Gesundheitskompetenz in der deutschen Bevölkerung erhoben wurde, sind in der zweiten Welle des *HLS-GER 2* auch explizit Fragen zur digitalen Gesundheitskompetenz enthalten. Bevor jedoch eine Auseinandersetzung mit den Ergebnissen der digitalen Gesundheitskompetenz erfolgt, ist es notwendig, die Ergebnisse der allgemeinen Gesundheitskompetenz voranzustellen, um beide im Zusammenhang beurteilen zu können (Schulz et al., 2017). In der deutschen Bevölkerung geben 58,8 Prozent der befragten Personen an, über eine geringe Gesundheitskompetenz zu verfügen. Dieser Wert hat sich seit der COVID-19-Pandemie um drei Prozentpunkte verbessert (Schaeffer et al., 2021). Insbesondere Personen mit niedrigem Bildungsniveau (78,3 Prozent), niedrigen Sozialstatus (71,9 Prozent), ältere Menschen ab 65 Jahren (65,1 Prozent) sowie Menschen mit chronischen Erkrankungen (65,1 Prozent) geben durchschnittlich eine geringe Gesundheitskompetenz an (Schaeffer et al., 2021). Hierbei gelten für Bürger_innen der deutschen Bevölkerung besonders die Bereiche *Beurteilung* sowie die *Anwendung* von Gesundheitsinformationen für die eigene Gesundheit als problematisch (Schaeffer et al., 2021).

Betrachtet man die Ergebnisse der digitalen Gesundheitskompetenz, fallen die Ergebnisse noch negativer aus als bei der allgemeinen Gesundheitskompetenz (Schaeffer et al., 2021). Mit 75,8 Prozent ist der Anteil der Personen, die ihre digitale Gesundheitskompetenz als gering einschätzen, besonders hoch ausgeprägt (Schaeffer et al., 2021). Auch in diesen Ergebnissen wird deutlich, dass Menschen mit einem Alter über 65 Jahren (86,0 Prozent), Menschen mit einer geringen Bildung (86,7 Prozent) und Menschen mit chronischen Krankheiten (77,1 Prozent) über eine geringe digitale Gesundheitskompetenz verfügen. Jedoch ist der Unterschied zwischen Menschen, die mind. eine chronische Erkrankung aufweisen (77,1 Prozent) und denen, die keine chronische Krankheit ausweisen (73,9 Prozent), gering. Auch in dieser Umfrage wird das Bild gestärkt, dass das Internet als einer der zentralen Quellen für Gesundheitsinformationen fungiert. Von etwa zwei Drittel der deutschen Bevölkerung werden Internetseiten zu gesundheitsbezogenen Themen verwendet und von 35,6 Prozent nicht. Lässt sich für jüngere Altersgruppen feststellen, dass sich die digitale Gesundheitskompetenz während der COVID-19-Pandemie verbessert hat, so ist dies in älteren Bevölkerungsgruppen nicht der Fall (Schaeffer et al., 2021). Grundsätzlich zeigt sich auch hier, dass die Beurteilung von Gesundheitsinformationen der Allgemeinbevölkerung am schwersten fällt (82 Prozent).

4.2.4 Determinanten und Folgen einer geringen eHealth Literacy

Betrachtet man die Determinanten, die die digitale Gesundheitskompetenz beeinflussen, ist eine ungleiche Verteilung verschiedener sozialer Statusgruppen festzustellen (Azzopardi-Muscat & Sørensen, 2019). Dies als *Digital Divide* bezeichnete Phänomen umfasst drei unterschiedliche Formen (Müller et al., 2020): (1) primäres, (2) sekundäres und (3) tertiäres Digital Divide. Hierbei umfasst das *primäre Digital Divide* den grundsätzlichen Zugang zu digitalen Technologien, was etwa die Verfügbarkeit von WLAN oder Smartphones beinhaltet. Die (2) *sekundäre Digital Divide* zielt auf die Inanspruchnahme und die konkrete Anwendung digitaler Technologien ab. Abgrenzend hierzu umfasst die (3) *tertiäre Digital Divide* die Fähigkeit, durch Verwendung digitaler Technologien gesundheitliche Outcomes positiv zu beeinflussen (Müller et al., 2020). Demzufolge kann die digitale Gesundheitskompetenz als eine Ausprägung der sekundären und tertiären Digital Divide verstanden werden (Müller et al., 2020).

Sowohl die allgemeine als auch die digitale Gesundheitskompetenz werden von ähnlichen Determinanten beeinflusst, was sich in den oben beschriebenen Ergebnissen der HLS-GER Wellen 1 & 2 verdeutlicht. Hierzu zählen im Wesentlichen ein niedrigen Bildungsgrad, höheres Alter, das Vorliegen chronischer Erkrankungen, Geschlecht sowie der Migrationshintergrund (Azzopardi-Muscat & Sørensen, 2019; Berens et al., 2016; Schaeffer et al., 2021).

Die Folgen einer geringen digitalen Gesundheitskompetenz sind Gegenstand mannigfaltiger Forschungsarbeiten. In diesen Studien konnten Zusammenhänge zwischen einer geringen digitalen Gesundheitskompetenz und der selteneren Inanspruchnahme von professionellen Gesundheitsangeboten (Schulz et al., 2017), der geringen Adhärenz von Medikationen und einer schlechteren Kommunikation zwischen Ärzt_innen und Patient_innen (Lu & Zhang, 2021) sowie einem eingeschränkten Empowerment (Seçkin et al., 2016) führt. Eine hohe digitale Gesundheitskompetenz führt hingegen zu einer Verbesserung des Selbstmanagements sowie einer Verbesserung unterschiedlicher gesundheitlicher Outcomes (Guo et al., 2020). Im Bereich chronischer Rückenschmerzen konnte gezeigt werden, dass ein Zusammenhang zwischen einer hohen digitalen Gesundheitskompetenz und einer Verbesserung des selbst wahrgenommen Empowerments besteht sowie einen übermäßigen Medikamentenkonsum präveniert (Riva et al., 2014). Eine hohe Selbstwirksamkeit von Patient_innen mit chronischen Schmerzen konnte etwa als wichtiger Faktor identifiziert werden, der die digitale Gesundheitskompetenz positiv beeinflusst (Castarlenas et al., 2021).

Des Weiteren konnten Studien im Rahmen der COVID-19-Pandemie zeigen, dass eine hohe digitale Gesundheitskompetenz von Professionellen im Gesundheitswesen mit einer höheren Wahrscheinlichkeit einhergeht, einen gesünderen Lebensstil zu führen, eine höhere Adhärenz von Maßnahmen zur Infektionsprävention einzuhalten sowie seltener Symptome von COVID-19 zu entwickeln (Do et al., 2020).

4.2.5 Relevanz der digitalen Gesundheitskompetenz im Bereich der Schmerzedukation

Mehrheitlich besteht in Wissenschaft und Politik ein breiter Konsens, dass die Förderung der digitalen Gesundheitskompetenz von hoher Relevanz ist, damit Menschen an einem zunehmend digitalisierten Gesundheitswesen teilhaben und ihre Gesundheit verbessern können. Die Notwendigkeit einer umfassenden Förderung der digitalen Gesundheitskompetenz aller Bürger_innen wird etwa vom Sachverständigenrat zur Begutachtung der Entwicklung im Gesundheitswesen sowie vom deutschen Ethikrat gefordert (Deutscher Ethikrat, 2018; SVR-Gesundheit, 2021).

Derzeit ist allerdings nicht hinreichend belegt, wie sich die digitale Gesundheitskompetenz individueller Personen steigern lässt. Es gibt jedoch Hinweise, dass das Bereitstellen strukturierter Lernerfahrungen, in denen den beteiligten Personen die Möglichkeit gegeben wird, digitale Angebote zu erleben und anzuwenden, einen positiven Effekt bewirken kann (Levin-Zamir & Bertschi, 2018). Dies beinhaltet etwa das Üben der Recherche, des Identifizierens und der Bewertung von Gesundheitsinformationen (Wang et al., 2021) sowie das Üben der Anwendung von digitalen Angeboten. Gerade im Bereich der Schmerzedukation liegen derzeit noch keine Studien vor, die explizit die Merkmale der Interventionen evaluieren, die in dieser Personengruppe zu einer Steigerung der digitalen Gesundheitskompetenz führt. Ebenso ist unklar, wie sich dies auf die Schmerzedukation auswirkt. Klar ist jedoch, dass gerade bei Patient_innen mit chronischen Krankheiten und hohem Alter die Berücksichtigung der digitalen Gesundheitskompetenz bei der Beratung und Behandlung sowie bei der Gestaltung von Beratungsangeboten zunehmende Aufmerksamkeit erfahren muss. Dies ist besonders von Relevanz, da gerade digitale Interventionen in der gesundheitlichen Versorgung eine zunehmend größere Rolle einnehmen. Dies verdeutlicht nicht zuletzt die ordnungspolitische Auseinandersetzung mit digitalen Angeboten im Gesundheitswesen, in dem Digitale Gesundheitsanwendungen durch das Digitale-Versorgung-und-Pflege-Modernisierungs-Gesetz (DVPMG) sowie Digitale Pflegeanwendungen mit der Digitale-Gesundheitsanwendungen-Verordnung (DiGAV) in die Gesetzgebung Eingang gefunden haben. Beispielsweise beinhaltet das Verzeichnis für digitale Gesundheitsanwendungen des Bundesinstitutes für Arzneimittel und Medizinprodukte

(BfArM) bis Stand Mai 2022 bereits vier Digitale Gesundheitsanwendungen zum Thema Schmerz (https://diga.bfarm.de).

Eine wesentliche Maßnahme, die zur Steigerung der digitalen Gesundheitskompetenz vorgenommen werden muss, ist, dass digitale Angebote allgemein auf Grundlage der Bedürfnisse und Bedarfe der Zielgruppe entwickelt werden. Dies gilt sowohl für digital verfügbare Gesundheitsinformationen als auch für digitale Interventionen wie etwa Smartphone-Apps, die mit Bezug auf das Thema Schmerz entwickelt werden. Hierbei ist eine theoriegeleitete Interventionsgestaltung relevant, die etwa gängige Theorien und Modelle der Technikakzeptanz berücksichtigen. Die Theorien und Modelle, die hierbei am häufigsten zum Einsatz kommen, sind etwa die Unified Theory of Acceptance and Use of Technology (UTAUT) oder das Technology Acceptance Model (TAM) (Kernebeck et al., 2021). Diese Theorien und Modelle stellen die Faktoren in den Mittelpunkt der Interventionsgestaltung, die aus Perspektive der Anwender_innen die Akzeptanz der Anwendung beeinflussen. Hierzu zählen sowohl nutzenbringende Funktionen (Leistungserwartung) sowie die Anwenderfreundlichkeit, was im Allgemeinen als Usability beschrieben werden kann (Kernebeck et al., 2021). Studien zeigen, dass es bei Nichtberücksichtigung solcher Faktoren bereits bei der Entwicklung zu Frustration bei den Anwender_innen kommen kann und diese die Anwendung einstellen (Lie et al., 2017).

Auch Professionellen im Gesundheitswesen kommt eine besondere Rolle zu. Bei ihnen ist ebenso eine hohe digitale Gesundheitskompetenz notwendig, da sie diejenigen sind, die Patient_innen bei der Anwendung beraten und ggf. sogar besonders gut wirkende digitale Angebote empfehlen. Aufgrund dessen ist eine curriculare Einbettung von Lerninhalten zur digitalen Gesundheitskompetenz notwendig. Dies beinhaltet sowohl wie sich die digitalen Gesundheitskompetenz der Professionellen im Gesundheitswesen steigern lässt, als auch, wie sie Patient_innen bei der Entwicklung der digitalen Gesundheitskompetenz unterstützen können. So ist zwar in den Rahmenlehr- und Rahmenausbildungsplänen zur Ausbildung zum Pflegefachmann und zur Pflegefachfrau die allgemeine, jedoch nicht die digitale Gesundheitskompetenz enthalten (SVR-Gesundheit, 2021). Da Pflegende einer Personengruppe der Professionellen im Gesundheitswesen angehören, die vordergründig für die Schmerzedukation verantwortlich sind, ist es hier auch von Bedeutung, diesem Thema auch in den Rahmenlehr- und Rahmenausbildungsplänen mehr Raum zu verschaffen.

Es wird also in Zukunft von Bedeutung sein, dass Thema der Steigerung der digitalen Gesundheitskompetenz durch Interventionsstudien tiefgreifend zu analysieren. Hier liegen derzeit noch zu wenige Erkenntnisse vor, wie sich solche Interventionen auch für besondere Zielgruppen gestalten lassen (Schaeffer & Gille, 2021).

4.2.6 Reflexion

Die Auseinandersetzung mit der digitalen Gesundheitskompetenz im Bereich der Schmerzedukation wird zukünftig an Bedeutung zunehmen. Dies gilt besonders im Bereich der Edukation von Patient_innen mit chronischen Schmerzen. Diese Personengruppe hat auf der einen Seite einen hohen Bedarf an Beratung zur Unterstützung des Selbstmanagements zum Umgang mit chronischen Schmerzen und zum anderen, weil sie als eine besonders vulnerable Gruppe anzusehen sind, die oftmals eine besonders niedrige digitale Gesundheitskompetenz aufweisen. Weitere Forschung ist zudem notwendig, um die Merkmale qualitativ hochwertiger Interventionen zu identifizieren, die zu einer Steigerung der digitalen Gesundheitskompetenz führen können. Die Relevanz der Thematik wird aufgrund der Durchdringung von digitalen Interventionen in die gesetzliche Regelversorgung, was sich u.a. durch die gesetzliche Regulierung digitaler Gesundheitsanwendungen und digitaler Pflegeanwendungen zunehmen. Vordergründig müssen bei der Entwicklung von digitalen Gesundheitsinformationen sowie digitalen Versorgungsangebote die besonderen Merkmale der jeweiligen Zielgruppe berücksichtigt werden, damit sie digitale Angebote als nutzenbringend empfinden.

Trotzdem nicht hinreichend belegt ist, wie sich die digitale Gesundheitskompetenz konkret steigern lässt, ist es relevant, dass Schmerzexpert_innen bei der Versorgung von Menschen mit chronischen Schmerzen dieses Thema adressieren. Hier stellt sich die Frage, wie Schmerzexpert_innen die Herausforderung der digitalen Gesundheitskompetenz und digitaler Angebote im Rahmen der Patient_innenedukation adressieren können?

Zunächst muss hierbei berücksichtigt werden, dass Schmerzexpert_innen selbst über eine hohe digitale Gesundheitskompetenz verfügen müssen, um diese in der beruflichen Tätigkeit berücksichtigen zu können. Hierzu ist es relevant, dass die digitale Gesundheitskompetenz in den Curricula der Ausbildung von Schmerzexpert_innen deutlicher adressiert wird. Zudem ist gleichermaßen im Anschluss an die berufliche Bildung eine Auseinandersetzung mit der Thematik notwendig. Hier ist es unabdingbar, dass Schmerzexpert_innen etwa aktuelle digitale Angebote (z. B. Apps) kennen und bedienen können. Zudem müssen Schmerzexpert_innen auch befähigt werden, die Qualität der Apps und der enthaltenen Gesundheitsinformationen einzuschätzen.

Des Weiteren müssen Schmerzexpert_innen eigenen Konzepte entwickeln, mit dem Thema der digitalen Gesundheitskompetenz im Rahmen der Patient_innenedukation umzugehen. Hierzu können auf Ebene von beratenden Institutionen Konzepte entwickelt werden, wie genau die Anleitung eines digitalen Beratungsangebots mit den Patient_innen gemeinsam erfolgt.

Fragen zur Reflexion:

- Wie können Schmerzexpert_innen im Rahmen ihrer Tätigkeit die digitale Gesundheitskompetenz von Patien_innen fördern?
- Wie kann die digitale Gesundheitskompetenz von Schmerzexpert_innen gefördert werden?
- Wie kann das Thema der digitalen Gesundheitskompetenz in der beruflichen Bildung adressiert werden?
- Welche (allgemeinen) Maßnahmen sind noch wichtig, um die digitale Gesundheitskompetenz in der Bevölkerung zu steigern?

Literatur

Azzopardi-Muscat, N. & Sørensen, K. (2019). Towards an equitable digital public health era: promoting equity through a health literacy perspective. *European Journal of Public Health, 29* (Supplement_3), 13–17. https://doi.org/10.1093/eurpub/ckz166

Baumann, E., Czerwinski, F., Rosset, M., Seelig, M. & Suhr, R. (2020). Wie informieren sich die Menschen in Deutschland zum Thema Gesundheit? Erkenntnisse aus der ersten Welle von HINTS Germany. *Bundesgesundheitsblatt – Gesundheitsforschung – Gesundheitsschutz, 63*(9), 1151–1160. https://doi.org/10.1007/s00103-020-03192-x

Berens, E.-M., Vogt, D., Messer, M., Hurrelmann, K. & Schaeffer, D. (2016). Health literacy among different age groups in Germany: results of a cross-sectional survey. *BMC Public Health, 16*(1), Article 1151. https://doi.org/10.1186/s12889-016-3810-6

Bittlingmayer, U. H., Dadaczynski, K., Sahrai, D., van den Broucke, S. & Okan, O. (2020). Digitale Gesundheitskompetenz – Konzeptionelle Verortung, Erfassung und Förderung mit Fokus auf Kinder und Jugendliche. *Bundesgesundheitsblatt – Gesundheitsforschung – Gesundheitsschutz, 63*(2), 176–184. https://doi.org/10.1007/s00103-019-03087-6

Bitzer, E. M. (2017). Gesundheitskompetenz messen – Kritischer Blick auf standardisierte Verfahren. *Public Health Forum, 25*(1), 6–9. https://doi.org/10.1515/pubhef-2016-2112

Castarlenas, E., Sánchez-Rodríguez, E., Roy, R., Tomé-Pires, C., Solé, E., Jensen, M. P. & Miró, J. (2021). Electronic Health Literacy in Individuals with Chronic Pain and Its Association with Psychological Function. *International Journal of Environmental Research and Public Health, 18*(23), Article 12528. https://doi.org/10.3390/ijerph182312528

Chen, S., Zhang, X., Cao, M., Zhao, B. & Fang, J. (2021). Development and Validation of the Health

Literacy Assessment Instrument for Patients with Chronic Pain. *Evidence-Based Complementary and Alternative Medicine, 2021*, 1–9. https://doi.org/10.1155/2021/9342746

Dadaczynski, K., Okan, O., Messer, M., Leung, A.Y.M., Rosário, R., Darlington, E. & Rathmann, K. (2021). Digital Health Literacy and Web-Based Information-Seeking Behaviors of University Students in Germany During the COVID-19 Pandemic: Cross-sectional Survey Study. *Journal of Medical Internet Research, 23*(1), e24097. https://doi.org/10.2196/preprints.24097

Deutscher Ethikrat. (2018). *Big Data und Gesundheit; Bericht über die öffentliche Befragung des Deutschen Ethikrates*. Verfügbar unter https://www.ethikrat.org/fileadmin/Publikationen/Studien/befragung-big-data-und-gesundheit.pdf

Do, B.N., Tran, T.V., Phan, D.T., Nguyen, H.C., Nguyen, T.T.P., Nguyen, H.C., Ha, T.H., Dao, H.K., Trinh, M.V., Do, T.V., Nguyen, H.Q., Vo, T.T., Nguyen, N.P.T., Tran, C.Q., Tran, K.V., Duong, T.T., Pham, H.X., Nguyen, L.V., Nguyen, K.T., ... Duong, T.V. (2020). Health Literacy, eHealth Literacy, Adherence to Infection Prevention and Control Procedures, Lifestyle Changes, and Suspected COVID-19 Symptoms Among Health Care Workers During Lockdown: Online Survey. *Journal of Medical Internet Research, 22*(11), Article e22894.

Efthymiou, A., Middleton, N., Charalambous, A. & Papastavrou, E. (2019). Adapting the eHealth Literacy Scale for Carers of People With Chronic Diseases (eHeals-Carer) in a Sample of Greek and Cypriot Carers of People With Dementia: Reliability and Validation Study. *Journal of Medical Internet Research, 21*(11), Article e12504. https://doi.org/10.1037/t76164-000

Geukes, C., Stark, A.L. & Dockweiler, C. (2021). eHealth Literacy als Grundlage zur Entwicklung digitaler Technologien in der Gesundheitsförderung und Prävention? Eine systematische Übersicht der Literatur. *Prävention und Gesundheitsförderung, 17*(2), 163–169. https://doi.org/10.1007/s11553-021-00858-5

Guo, S.H.-M., Hsing, H.-C., Lin, J.-L. & Lee, C.-C. (2020). Investigating Relationships between Mobile eHealth Literacy, Diabetes self-care, and Glycemic Outcomes in Taiwanese Patients with Diabetes Type 2: Cross-Sectional Study (Preprint). *JMIR MHealth and UHealth, 9*(5), Article e18404. https://doi.org/10.2196/preprints.18404

Halwas, N., Griebel, L. & Huebner, J. (2017). eHealth literacy, Internet and eHealth service usage: a survey among cancer patients and their relatives. *Journal of Cancer Research and Clinical Oncology, 143*(11), 2291–2299. https://doi.org/10.1007/s00432-017-2475-6

Heiman, H., Keinki, C., Huebner, J. & Working Group Prevention and Integrative Oncology of the German Cancer Society. (2018). EHealth literacy in patients with cancer and their usage of web-based information. *Journal of Cancer Research and Clinical Oncology, 144*(9), 1843–1850. https://doi.org/10.1007/s00432-018-2703-8

Holderried, M., Hoeper, A., Holderried, F., Heyne, N., Nadalin, S., Unger, O., Ernst, C. & Guthoff, M. (2021). Attitude and potential benefits of modern information and communication technology use and telemedicine in cross-sectoral solid organ transplant care. *Scientific Reports, 11*(1), Article 9037. https://doi.org/10.1038/s41598-021-88447-6

Jahnel, T., Kernebeck, S., Böbel, S., Buchner, B., Grill, E., Hinck, S., Ranisch, R., Rothenbacher, D., Schüz, B., Starke, D., Wienert, J., Zeeb, H. & Gerhardus, A. (2020). Contact-Tracing Apps in Contact Tracing of COVID-19. *Gesundheitswesen, 82*(08/09), 664–669. https://doi.org/10.1055/a-1195-2474

Juvalta, S., Kerry, M.J., Jaks, R., Baumann, I. & Dratva, J. (2020). Electronic Health Literacy in Swiss-German Parents: Cross-Sectional Study of eHealth Literacy Scale Unidimensionality. *Journal of Medical Internet Research, 22*(3), e14492. https://doi.org/10.2196/14492

Kernebeck, S., Busse, T.S., Ehlers, J.P. & Vollmar, H.C. (2021). Adhärenz digitaler Interventionen im Gesundheitswesen: Definitionen, Methoden und offene Fragen. *Bundesgesundheitsblatt – Gesundheitsforschung – Gesundheitsschutz, 64*, 1278–1284. https://doi.org/10.1007/s00103-021-03415-9

Köppen, P.J., Dorner, T.E., Stein, K.V., Simon, J. & Crevenna, R. (2018). Health literacy, pain intensity and pain perception in patients with chronic pain. *Wiener Klinische Wochenschrift, 130*(1–2), 23–30. https://doi.org/10.1007/s00508-017-1309-5

Lee, J., Lee, E.-H. & Chae, D. (2021). eHealth Literacy Instruments: Systematic Review of Measurement Properties. *Journal of Medical Internet Research, 23*(11), Article e30644. https://doi.org/10.2196/30644

Levin-Zamir, D. & Bertschi, I. (2018). Media Health Literacy, eHealth Literacy, and the Role of the Social Environment in Context. *International Journal of Environmental Research and Public Health, 15*(8), Article 1643. https://doi.org/10.3390/ijerph15081643

Lie, S.S., Karlsen, B., Oord, E.R., Graue, M. & Oftedal, B. (2017). Dropout From an eHealth Intervention for Adults With Type 2 Diabetes: A Qualitative Study. *Journal of Medical Internet Research, 19*(5), Article e187. https://doi.org/10.2196/jmir.7479

Lu, X. & Zhang, R. (2021). Association Between eHealth Literacy in Online Health Communities and Patient Adherence: Cross-sectional Questionnaire Study. *Journal of Medical Internet Research, 23*(9), Article e14908. https://doi.org/10.2196/14908

Mackey, L.M., Doody, C., Werner, E.L. & Fullen, B. (2016). Self-Management Skills in Chronic Disease Management. *Medical Decision Making, 36*(6), 741–759. https://doi.org/10.1177/0272989X16638330

Mittinty, M.M., Vanlint, S., Stocks, N., Mittinty, M.N. & Moseley, G.L. (2018). Exploring effect of pain education on chronic pain patients' expectation of recovery and pain intensity. *Scandinavian Journal of Pain, 18*(2), 211–219. https://doi.org/10.1515/sjpain-2018-0023

Müller, A.C., Wachtler, B. & Lampert, T. (2020). Digital Divide – Soziale Unterschiede in der Nutzung digitaler Gesundheitsangebote. *Bundesgesundheitsblatt – Gesundheitsforschung – Gesundheitsschutz, 63*(2), 185–191. https://doi.org/10.1007/s00103-019-03081-y

Norman, C.D. & Skinner, H.A. (2006). eHealth Literacy: Essential Skills for Consumer Health in a Networked World. *Journal of Medical Internet Research, 8*(2), Article e9. https://doi.org/10.2196/jmir.8.2.e9

Riva, S., Camerini, A.-L., Allam, A. & Schulz, P.J. (2014). Interactive Sections of an Internet-Based Intervention Increase Empowerment of Chronic Back Pain Patients: Randomized Controlled Trial. *Journal of Medical Internet Research, 16*(8), Article e180. https://doi.org/10.2196/jmir.3474

Sachverständigenrat zur Begutachtung der Entwicklung im Gesundheitswesen (SVR-Gesundheit). (2021). *Digitalisierung für Gesundheit Ziele und Rahmenbedingungen eines dynamisch lernenden Gesundheitssystems.* Verfügbar unter https://www.svr-gesundheit.de/fileadmin/Gutachten/Gutachten_2021/SVR_Gutachten_2021.pdf

Santis, K.K.D., Jahnel, T., Sina, E., Wienert, J. & Zeeb, H. (2021). Digitization and Health in Germany: Cross-sectional Nationwide Survey. *JMIR Public Health and Surveillance, 7*(11), Article e32951. https://doi.org/10.2196/32951

Schaeffer, D., Berens, E.-M., Gille, S., Griese, L., Klinger, J., de Sombre, S., Vogt, D. & Hurrelmann, K. (2021). *Gesundheitskompetenz der Bevölkerung in Deutschland – vor und während der Corona Pandemie: Ergebnisse des HLS-GER 2.* Interdisziplinäres Zentrum für Gesundheitskompetenz- forschung (IZGK). https://doi.org/10.1055/a-1560-2479

Schaeffer, D. & Gille, S. (2021). Gesundheitskompetenz im Zeitalter der Digitalisierung. *Prävention Und Gesundheitsförderung, 17,* 147–155. https://doi.org/10.1007/s11553-021-00872-7

Schulz, P.J., Fitzpatrick, M.A., Hess, A., Sudbury-Riley, L. & Hartung, U. (2017). Effects of eHealth Literacy on General Practitioner Consultations: A Mediation Analysis. *Journal of Medical Internet Research, 19*(5), Article e166. https://doi.org/10.2196/jmir.6317

Seçkin, G., Yeatts, D., Hughes, S., Hudson, C. & Bell, V. (2016). Being an Informed Consumer of Health Information and Assessment of Electronic Health Literacy in a National Sample of Internet Users: Validity and Reliability of the e-HLS Instrument. *Journal of Medical Internet Research, 18*(7), e161. https://doi.org/10.2196/jmir.5496

Soellner, R., Huber, S. & Reder, M. (2014). The Concept of eHealth Literacy and Its Measurement. *Journal of Media Psychology: Theories, Methods, and Applications, 26*(1), 29–38. https://doi.org/10.1027/1864-1105/a000104

Sørensen, K., van den Broucke, S., Fullam, J., Doyle, G., Pelikan, J., Slonska, Z., Brand, H. & European, C.H.L.P. (2012). Health literacy and public health: A systematic review and integration of definitions and models. *BMC Public Health, 12*(1), 80. https://doi.org/10.1186/1471-2458-12-80

Stock, S., Isselhard, A., Jünger, S., Peters, S., Schneider, G., Haarig, F., Halbach, S., Okan, O., Fischer, F., Bollweg, T.M., Bauer, U., Schaeffer, D., Vogt, D., Berens, E.M., Ernstmann, N. & Bitzer, E.M. (2022). DNVF Memorandum Gesundheitskompetenz (Teil II) – Operationalisierung und Messung von Gesundheitskompetenz aus Sicht der Versorgungsforschung. *Das Gesundheitswesen, 84*(04), e26–e41.

Techniker Krankenkasse. (2020). *Homo Digivitalis – TK-Studie zur Digitalen Gesundheitskompetenz 2018.* Techniker Krankenkasse.

Thurnheer, S.E., Gravestock, I., Pichierri, G., Steurer, J. & Burgstaller, J.M. (2018). Benefits of Mobile Apps in Pain Management: Systematic Review. *JMIR MHealth and UHealth, 6*(10), e11231. https://doi.org/10.2196/11231

van der Vaart, R. & Drossaert, C. (2017). Development of the Digital Health Literacy Instrument: Measuring a Broad Spectrum of Health 1.0 and Health 2.0 Skills. *Journal of Medical Internet Research, 19*(1), e27. https://doi.org/10.2196/jmir.6709

Wang, C., Wu, X. & Qi, H. (2021). A Comprehensive Analysis of E-Health Literacy Research Focuses and Trends. *Healthcare, 10*(1), 66. https://doi.org/10.3390/healthcare10010066

Weekly, T., Walker, N., Beck, J., Akers, S. & Weaver, M. (2018). A Review of Apps for Calming, Relaxation, and Mindfulness Interventions for Pediatric Palliative Care Patients. *Children (Basel), 5*(2), 16. https://doi.org/10.3390/children5020016

4.3 Edukationsmaterialien auswählen

Martin Schieron

Pflege ist durchsetzt von edukativen Tätigkeiten. Insofern müssen Informieren, Beraten und Schulen als Kernaufgaben beruflicher Pflege und Betreuung bezeichnet werden. Es handelt sich hierbei um Bildungsaufgaben, die Patient_innen und Angehörigen zu mehr Gesundheitskompetenz verhelfen sollen.

Informationsvermittlung ist die häufigste edukative Aufgabe und sie ist ohne begleitende Materialien kaum denkbar. Ähnliches gilt für die Durchführung von Schulungen. Und auch im Kontext beratender Tätigkeiten ist es vielfach sinnvoll, unterstützend Materialien einzusetzen. Patient_innen und Angehörige erhalten so die Möglichkeit, erworbenes Wissen nachbearbeiten oder vertiefen zu können. Materialien zur Edukation unterstützen aber auch beruflich Pflegende in ihrer Arbeit. Niemand kann in allen Themenbereichen so gut aufgestellt sein, dass sie oder er ohne eigene Recherche zu bestimmten Bereichen auskommen kann.

Die aktuelle Ausbildungs- und Prüfungsverordnung für Pflegeberufe (PflAPrV) beschreibt in den Anlagen 2 bis 5 zu erwerbende Kompetenzen – sowohl für die berufliche wie auch für die hochschulische Pflegeausbildung. Absolvent_innen der beruflichen Ausbildung sollen demnach am Ende der Ausbildung u.a. in der Lage sein, Information, Schulung und Beratung verantwortlich zu organisieren, gestalten, steuern und evaluieren. Die hochschulische Ausbildung soll u.a. dazu qualifizieren, „ein vertieftes und kritisches pflege- und bezugswissenschaftliches Wissen in hochkomplexen Kommunikations-, Interaktions- und Beratungssituationen“ (Anlage 5, Abschnitt II, Nr. 1, PflAPrV) nutzen können (Bundesministerium der Justiz, 2020).

Auch in vorherigen Ausbildungs- und Prüfungsverordnungen für Pflegeberufe sollten solcherart Kompetenzen schon vermittelt werden. Laut Anlage 1 zur Ausbildungs- und Prüfungsverordnung für die Berufe in der Krankenpflege (KrPflAPrV) von 2003 sollten die Auszubildenden befähigt werden, „Maßnahmen der Gesundheitsvorsorge, zur Erhaltung, Förderung und Wiederherstellung von Gesundheit anzuregen und hierfür angemessene Hilfen und Begleitung anzubieten“ (Anlage 1, Teil A, Nr. 3, KrPflAPrV) (Bundesministerium der Justiz, 2003).

Um diesen Anforderungen gerecht zu werden, können verschiedene Instrumente genutzt werden. Sie wurden entwickelt, um Pflegende bei der Auswahl qualitativ hochwertiger pflegebezogener Edukationsmaterialien für Patient_innen sowie Angehörige zu unterstützen. Sie liegen zum Teil bereits seit Jahren vor und können auch genutzt werden, um eigene Edukationsmaterialien zu erstellen. Die Entwicklung dieser Instrumente war notwendig, da pflegerelevante Informations- und Schulungsmaterialien in Zahl und Qualität zunehmend schwer zu überblicken sind. Sie werden mit unterschiedlicher Ausrichtung und Qualität durch verschiedenste Personen, Institutionen und Unternehmen hergestellt und herausgegeben. Um nun entscheiden zu können, ob z.B. eine bestimmte Broschüre, ein bestimmtes Video für eine bestimmte Zielgruppe sinnvoll sein kann, sind neben Lebens- und Berufserfahrung auch objektive Aspekte heranzuziehen. Es darf nicht nur der ‚persönliche Geschmack‘ darüber entscheiden, welche Materialien in edukativen Zusammenhängen eingesetzt werden. Auch bei edukativen Tätigkeiten müssen Pflegende „ihr eigenes Handeln auf der Basis wissenschaftlicher Erkenntnisse reflektieren und die zur Verfügung stehenden Interventionsmöglichkeiten [...] kritisch prüfen und anwenden“ (Müller & Mertin, 2021, S. 20). Die nachfolgend dargestellten Instrumente können hier unterstützend eingesetzt werden.

4.3.1 Die Wittener Liste

Am Institut für Pflegewissenschaft der Universität Witten/Herdecke wurde die *Wittener Liste* zur Broschürenbeurteilung als erstes Assessmentinstrument für pflegebezogene Texte im deutschen Sprachraum entwickelt. Im Sinne eines Leitfadens kann sie genutzt werden, um bereits vorhandene Broschüren oder auch Flyer zu beurteilen. Gleichzeitig ist es jedoch auch möglich, die Liste als Grundlage für die Erstellung eigener Broschüren zu nutzen (Tolsdorf, 2010). Das Netzwerk Patienten- und Familienedukation in der Pflege e. V. (o. J.) stellt die *Wittener Liste* unter https://patientenedukation.de/sites/default/files/downloads/Wittener_Liste.pdf kostenlos zum Herunterladen zur Verfügung.

Die *Wittener Liste* besteht aus zehn Kriterien bzw. Kategorien, die zur Beurteilung von Broschüren genutzt werden können:

- Zielgruppe und Ziel angegeben?
- Alltagsbezug vorhanden? Relevanz der Informationen?
- Positive Bewältigung beabsichtigt? Persönliche Ansprache?
- Umfang und Schriftgröße?
- Verständlichkeit?
- Layout/Überschriften/Abbildungen/Gliederung?
- Neuzeitliches Wissen/Literaturstützung/Quellen/Datum?
- Autorenhinweise/Finanzierung/Abhängigkeit?
- Weiterführende Hinweise/Adressen?
- Vollständigkeit?

Bezogen auf *Zielgruppe und Ziel* einer Broschüre bedeutet dies: Broschüren sollten zielgruppenspezifisch konzipiert sein. Es ist ungünstig, wenn eine Broschüre gleichzeitig z. B. Patient_innen und beruflich Pflegende oder Personen aller Altersstufen erreichen soll. Darüber hinaus sollte auch deutlich erkennbar sein, was mit einer Broschüre erreicht werden soll. Soll z. B. eine Übersicht zu einem Thema gegeben werden? Oder soll die Broschüre als Hilfestellung zur Entscheidungsfindung beitragen (Abt-Zegelin, 2013)?

Alltagsbezug und *Relevanz der Informationen* bedeutet, dass pflegebezogene Broschüren Hilfen für den Alltag bieten und sich auf entsprechend bedeutsame Informationen konzentrieren sollten. Dabei sollten die Lesenden *direkt angesprochen* und in der *Bewältigung* ihrer jeweiligen Situation unterstützt werden. Auflistungen dessen, was alles passieren *könnte*, sorgen eher für Ängste, als dass sie für die individuelle Situation der lesenden Person hilfreich sind (Tolsdorf, 2010).

Broschüren sollten möglichst in zehn Minuten zu lesen sein. Dies bedeutet, dass sie *nicht zu umfang*reich sein dürfen (Tolsdorf, 2010). Gleichzeitig sollten sie jedoch *relevante* Informationen *verständlich* darstellen. Daher kann es sinnvoll sein, dass komplexe Themen auf mehrere Broschüren mit unterschiedlicher Schwerpunktlagerung verteilt werden. Eine *Schrift* in 14-Punkt wird allgemein auch für ältere Personen als gut lesbar erachtet. Aufgrund des begrenzten Umfangs sollte ein klarer, strukturierter und auch ansprechender Aufbau (*Layout*, *Gliederung*, Überschriften) für Broschüren selbstverständlich sein. Verwendete *Abbildungen* müssen zum Text passen und sollten nicht abschrecken (Zegelin, 2018). Grundsätzlich sind zudem Aspekte wie Kontrastierung und bei Bedarf z. B. die Verwendung von Leichter Sprache zu beachten.

Selbstverständlich sollten Broschüren *aktuelles* und auch wissenschaftlich gestütztes *Wissen* vermitteln. Dabei müssen *Quellen* nachvollziehbar angegeben werden. Ebenso muss deutlich erkennbar sein, wer die Broschüre *geschrieben* hat bzw. *herausgibt*. Unternehmen der Pharmaindustrie haben in der Regel andere Intentionen bei der Veröffentlichung von Broschüren als beispielweise Pflegekassen oder Ministerien. Eine gute Broschüre bleibt jedoch gut – egal von wem sie herausgegeben wird. Im Sinne der Transparenz und der Abschätzung von *Abhängigkeiten* muss die Herkunft der Broschüre dennoch deutlich werden (Abt-Zegelin, 2013).

Aufgrund ihres Umfangs können Broschüren nicht immer alle potenzielle n Informationen zu einem Thema enthalten. Daher sollten sie *weiterführende Hinweise* z. B. auf andere Veröffentlichungen oder Kontakt*adressen* enthalten. Dennoch sollte die Broschüre bezüglich ihrer *ei-*

genen Zielsetzung vollständig sein, d.h. alle wesentlichen Aspekte aufgreifen.

Einige vom Netzwerk Patienten- und Familienedukation in der Pflege e.V. ausgezeichnete Broschüren sind ebenfalls auf dem Internetauftritt des Netzwerks zu finden.

4.3.2 Bildbewertung – Die Erweiterung zur *Wittener Liste*

Um textliche Inhalte zu unterstützen, zu stärken, zu verdeutlichen werden ihnen häufig Abbildungen zur Seite gestellt. Die Wittener Liste greift dies bereits auf (s. Punkt 6). Die Sektion BIS (Beraten Informieren Schulen) der Deutschen Gesellschaft für Pflegewissenschaft hat sich vor einigen Jahren mit Bildmaterial auseinandergesetzt und dabei festgehalten, dass durch Abbildungen die Chance besteht, komplexe „Sachverhalte komprimiert darzustellen und Interesse für Themen zu wecken“ (Kocks & Abt-Zegelin, 2013, S. 317). Um auch Abbildungen in pflegebezogenen Kontexten besser beurteilen zu können, wurde die *Wittener Liste* mit Kriterien zur Bildanalyse erweitert. Folgende Empfehlungen wurden dazu formuliert (u.a. Büker, 2021; Kocks & Abt-Zegelin, 2013):

- Authentizität (Stimmt das, was ich sehe?)
- Bilder – egal ob als gezeichnete Grafik oder als Foto – müssen von ihren Adressat_innen als echt oder wahrhaftig wahrgenommen werden, damit diese sich mit der dargestellten Abbildung identifizieren können.
- Aktualität (Ist das Bild aktuell?)
- Bilder sollten neuzeitlich sein – auch um die Aktualität des Flyers oder der Broschüre zu belegen.
- Botschaft (Was ist die Botschaft des Bildes?)
- Ziel und Absicht der Informationsschrift sollten durch ansprechende Bilder deutlich werden.
- Fehler (Sind fachliche Fehler erkennbar?)
- Bilder dürfe keine fachlichen Fehler enthalten, da sie ansonsten falsche Botschaften vermitteln.
- Gestaltung (Wie ist das Layout des Bildes?)
- Gestaltung des Bildes (z.B.: schwarzweiß oder in Farbe / verfremdet oder realistisch?/ Gesamtansicht oder Ausschnitt?) soll zu Inhalt und Botschaft des Textes passen?
- Bildunterschrift (Ist die Bildunterschrift passend?)
- Bildunterschrift sollte inhaltlich zutreffend und sprachlich ansprechend formuliert sein.
- Qualität (Wie ist die inhaltliche und technische Bildqualität?)
- Bilder, die für edukative Tätigkeiten genutzt werden, müssen qualitativ hochwertig und handwerklich professionell erstellt sein. Dies gilt für sowohl für die inhaltliche als auch für die technische Gestaltung.
- Herkunft (Woher kommt das Bild?): Hier gilt es insbesondere Urheberrechte zu wahren.

Passende bildliche Darstellungen machen theoretische Informationen greifbarer. Bei Informationen in Leichter Sprache gehören sie selbstverständlich dazu (Bundesministerium für Arbeit und Soziales, 2022).

4.3.3 Beurteilung von Filmen

Filme haben den großen Vorteil, dass sie komplexe Situationen sowohl überblicksartig als auch phasenweise darstellen können. Insbesondere Filme im Internet oder auf Medien wie DVDs oder Blu-ray-Discs können zudem nach individuellem Bedarf immer wieder ganz oder in Ausschnitten betrachtet werden. Die Sektion BIS hat auch zur Beurteilung von Filmmaterial erste Kriterien entwickelt. Diese wurde zunächst bezogen auf Informationsfilme zum Umgang mit Erkrankungen oder Pflegebedürftigkeit formuliert (u.a. Schieron, 2017; Kocks & Abt-Zegelin, 2014). Sie können ebenfalls als Erweiterung der *Wittener Liste* betrachtet werden. Spätere Überarbeitungen der Kriterien können jedoch auf Formate wie Spielfilme, Dokumentationen oder „Youtube-Clips“ angewendet werden. Der nachfolgende Bewertungskatalog ist jedoch noch nicht als abschließend oder endgültig zu betrachten (Schieron & Segmüller, 2020).

Kriterien zur Beurteilung von Informationsfilmen für Patient_innen

- Titel sowie Kurzangaben zu
  - Thema
  - Herstellungsjahr
  - Herstellende
  - Länge
  - Genre (z.B. Informationsfilm, Spielfilm, Werbevideo)
  - Kosten(-freiheit)
  - Barrierefreiheit (Zugriff / Gestaltung – Untertitel/Audiodeskription?)
- Inhalt (Worum geht es?)
- Wer sind die Adressat_innen des Films? (Patient_innen, Angehörige, Kund_innen, allgemein Zuschauer_innen, etc.?)
- Sind Fachinformationen korrekt dargestellt? (Ist die Darstellung authentisch?)
- Sind die im Film eingesetzten Mittel verständlich?
  - Ist der Handlungsaufbau nachvollziehbar?
  - Ist die Darstellung/Inszenierung verständlich?
  - Wie sind die Ton- und die Bildqualität?
  - Gibt es Musik (unterstützend, ablenkend, emotionalisierend etc.)?
- Welche Aussageabsicht/Botschaft/Grundhaltung hat der Film?
  - Ist alltagsunterstützend/ressourcenorientiert/expert_innenorientiert?
  - Wird die Intention (z.B. Unterhaltung / Informationsvermittlung / Werbung) der Herstellenden deutlich oder ist sie eher versteckt?
- Werden Wege aufgezeigt? (Wie geht es nach dem Anschauen des Films weiter?)
- Abschließende Bewertung (Kann der Film für edukative Zwecke genutzt werden? Wenn ja: für alle oder bestimmte Zielgruppen oder Situationen?)

Eine weitere Bearbeitung dieses Bewertungskatalogs in Kooperation zwischen Pflege-, Medien- und Filmwissenschaft ist wünschenswert (Schieron, 2017), um die Bedarfe pflegebezogener Edukationsmaterialien interprofessionell noch besser benennen zu können.

4.3.4 Information im Internet

Das Internet stellt uns mehr oder weniger das Wissen der Menschheit zur Verfügung. In Deutschland nutzten im Jahr 2021 ca. 89 Prozent der Personen über 14 Jahren ein internetfähiges Mobiltelefon. Dieser Wert ist in den vergangenen Jahren kontinuierlich angestiegen. Auch wenn der Prozentsatz bei Jüngeren etwas höher ist (ca. 95 Prozent in der Altersgruppe der 14 bis 49-Jährigen), beträgt er selbst bei Personen über 70 Jahre immer noch 65 Prozent (Statista, 2022). Multifunktionale Smartphones sind viel mehr als „nur" tragbare Telefone. Sie werden u.a. verwendet, um Filme oder Musik zu streamen, E-Mails zu bearbeiten, auf Social-Media-Kanälen präsent zu sein oder auch, um in Geschäften zu bezahlen. Smartphones sind aus unserem derzeitigen Leben nicht mehr wegzudenken.

Insofern kann fast auch schon erwartet werden, dass Pflegefachpersonen über Angebote aus dem Internet, die ihr eigenes Arbeitsumfeld betreffen, informiert sind. Insbesondere dann, wenn Pflegefachpersonen hauptsächlich mit edukativen Aufgaben beschäftigt (z.B. in Beratungsstellen oder Pflege-Informations-Zentren), erscheint eine Tätigkeit ohne Nutzung des Internets kaum mehr möglich. Die COVID-19-Pandemie hat unter anderem gezeigt, dass webbasierte Angebote (z.B. Video-Beratung, Online-Schulungen) auch im Themenspektrum von Krankheit und Pflegebedürftigkeit genutzt werden und hilfreich sein können. Allerdings bietet das Internet eine nicht mehr zu überschauende Menge an Informationen – auch zu Gesundheitsthemen. Bereits „seit langem gibt es Bemühungen, Qualitätsstandards für gesundheitsspezifische Webseiten zu formulieren" (große Schlarmann & Büker, 2021, S. 278) und Gütesiegel zu vergeben. In Deutschland wurde 1999 auf Initiative des Bundesgesundheitsministeriums das „Aktionsforum Gesundheitsinformation“ (AFGIS – www.afgis.de) gegründet. Dort wurden zehn Transparenzkriterien formuliert. International sind der sogenannte HON-code (www.hon.ch) und das Instrument DISCERN, das auch in deutscher Version vorliegt (www.discern.de), sehr verbreitet und anerkannt. Die aufgeführten Instrumente achten jedoch primär auf Strukturaspekte und Metainformationen. Inhaltliche Aspekte sind nur unzureichend betrachtet (große Schlarmann & Büker, 2021). Steckelberg et al. (2005) formulierten daher elf Kriterien für evidenzbasierte Patient_inneninformationen. Eysenbach erstellte einen „Internetwaschzettel für Patient_innen“ (Eysenbach, 2003, S. 297). An diesen Quellen orientiert, erstellten große Schlarmann und Büker eine „Checkliste zur Vertrauenswürdigkeit von Webseiten“ (2021, S. 281ff.). Die Checkliste erfragt Qualitätskriterien:

1. Ist klar, wer die Informationen geschrieben hat?: (z.B. Autor_innen / Qualifikationen / Webaster_innen)
2. Sind die Ziele der Information/Website klar?: (Adressat_innen und Ziele benannt?)
3. Auf welche Quellen stützt sich die Information/Website?: (Quellen angegeben und seriös?)
4. Enthält die Information/Website Hilfsangebote?: (z.B. Adresssammlungen und Links vorhanden?)
5. Wie aktuell ist die Information/Website?: (z.B. Erstelldatum erkennbar? Informationen über Gültigkeit vorhanden?)
6. Ist die Information/Website ausgewogen und unabhängig?: (z.B. Betreiber_in der Website und Sponsor_innen erkennbar? Neutrale Formulierungen?)
7. Werden Unsicherheiten beschrieben?: (z.B. Infos zur Verfügbarkeit von Angeboten, Untersuchengen?)
8. Werden alle in Frage kommenden Untersuchungen und Behandlungen beschrieben?: (z.B. Aufzeigen von Alternativen? Verständlichkeit?)
9. Wie steht es mit der Sicherheit im Internet?: (z.B. Informationen kostenfrei? Erklärung zum Umgang mit persönlichen Daten?)

Auch wenn insbesondere bei Frage 8 deutlich wird, dass die Checkliste zunächst medizinische Informationen betrachtet, ist es jedoch sehr leicht möglich, dies auch auf pflegebezogene Angebote zu beziehen. So könnte die Frage umformuliert werden, z.B. folgendermaßen: Werden unterschiedliche Optionen mit Vor- und Nachteilen (z.B. stationäre Pflege, ambulante Pflege / Urlaubsmöglichkeiten mit pflegebedürftigen Personen oder Menschen mit Behinderung / Schmerzbehandlung mit unterschiedlichen Ansätzen) aufgezeigt?

4.3.5 Fazit

Bei der nahezu unüberschaubaren Menge an Gesundheitsinformationen darf nicht nur der eigene persönliche Geschmack entscheiden, welche Materialen in der professionellen pflegebezogenen Edukation eingesetzt werden. Zur Unterstützung der Auswahl liegen bereits unterschiedliche Instrumente vor, die auch zur Erstellung eigener Materialien genutzt werden können. Manchmal kann es sinnvoll sein, die vorliegenden Instrumente, um eigene Bedarfe bzw. Fragestellungen zu ergänzen. Es ist zudem hilfreich, für den eigenen Gebrauch Formulare (analog oder digital) zu entwickeln, damit die getroffenen Beurteilungen auch schriftlich fixiert und in regelmäßigen Abständen überprüft werden können (siehe **Tabelle 4-1**).

Beachten Sie

Natürlich ist es absolut wünschenswert, dass in der Edukation eingesetzte Materialien, alle Kriterien der hier vorgestellten Instrumente erfüllen. Aber auch Broschüren, Filme oder Internetseiten, die nicht alle Kriterien bis ins Letzte erfüllen, können für den Einsatz in der Patient_innen- und Familienedukation geeignet sei. Verknüpfen Sie einfach die Nutzung der Instrumente mit ihrer Lebens- und Berufserfahrung. Sie werden in den allermeisten Fällen, die richtige Entscheidung zum Einsatz der Materialien treffen

Tabelle 4-1: Eigendarstellung in Anlehnung an die Wittener Liste

Name der Broschüre	
Thema	
Zielgruppe: angegeben oder ersichtlich	
Alltagsbezug vorhanden Relevanz der Informationen	
Positive Bewältigung und persönliche Ansprache	
Umfang und Schriftgröße	
Verständlich geschrieben	
Layout: ansprechend, roter Faden Gliederung	
Gesichertes Wissen: aktuell, vollständig	
Autor_innen/Herausgebende Kommerziell oder gemeinnützig Quellenangaben	
Sonstiges z.B. eher zum Einstieg oder zur Vertiefung z.B. eher zum gemeinsamen Besprechen oder zur unkommentierten Herausgabe etc.	

Aufgabe

Bewerten Sie von Ihnen genutztes Material oder gerne auch folgende Materialien mit Hilfe der vorgestellten Instrumente:

- Schmerzassessment bei älteren Menschen in der vollstationären Altenhilfe (https://register.awmf.org/assets/guidelines/145-001l_S3_Schmerzassessment-bei-aelteren-Menschen_in-der-vollstationaeren_Altenhilfe_2018-02_1-abgelaufen.pdf)
- Leitfaden für den Umgang mit opioidhaltigen Schmerzpflastern (https://www.dbfk.de/de/shop/artikel/Leitfaden-fuer-den-Umgang-mit-opioidhaltigen-Schmerzpflastern.php)

Literatur

Abt-Zegelin, A. (2013). Bitte lesen! *JuKiP, 02*(01), 21–24. https://doi.org/10.1055/s-0033-1333854

Bundesministerium der Justiz. (Hrsg.). (2003). *Ausbildungs- und Prüfungsverordnung für die Berufe in der Krankenpflege – KrPflAPrV (o. D.) Bundesgesetzblatt Jahrgang 2003 Teil I.* Verfügbar unter https://www.bgbl.de/xaver/bgbl/start.xav?start=%2F%2F*%5B%40attr_id%3D%27bgbl103s2263.pdf%27%5D#__bgbl__%2F%2F*%5B%40attr_id%3D%27bgbl103s2263.pdf%27%5D__1653810094308

Bundesministerium der Justiz. (Hrsg.). (2020). *Ausbildungs- und Prüfungsverordnung für die Pflegeberufe (Pflegeberufe-Ausbildungs- und -Prüfungsverordnung – PflAPrV).* Verfügbar unter https://www.gesetze-im-internet.de/pflaprv/BJNR157200018.html

Bundesministerium für Arbeit und Soziales (BMAS). (Hrsg.). (2022). *Leichte Sprache. Ein Ratgeber.* Verfügbar unter https://www.bmas.de/SharedDocs/Downloads/DE/Publikationen/a752-ratgeber-leichte-sprache.pdf?__blob=publicationFile&v=1

Büker, C. (2021). Grundlagen der Informationsvermittlung. In M. Schieron, C. Büker & A. Zegelin (Hrsg.), *Patientenedukation und Familienedukation in der Pflege* (S. 79–126). Hogrefe.

Eysenbach, G. (2003). Qualität von Gesundheitsinformationen im World Wide Web. *Bundesgesundheitsblatt – Gesundheitsforschung – Gesundheitsschutz, 46*(4), 292–299. https://doi.org/10.1007/s00103-003-0591-8

große Schlarmann, J. & Büker, C. (2021). Nach Symptomen googlen. In M. Schieron, C. Büker & A. Zegelin (Hrsg.), *Patientenedukation und Familienedukation in der Pflege* (S. 271–290). Hogrefe.

Kocks, A. & Abt-Zegelin, A. (2013). Bildmaterial für pflegebezogene Patienten- und Familienedukation. *PADUA, 8*(5), 317–321. https://doi.org/10.1024/1861-6186/a000154

Kocks, A. & Abt-Zegelin, A. (2014). Informationsfilme für Patienten und Angehörige. *PADUA, 9*(4), 244–247. https://doi.org/10.1024/1861-6186/a000202

Müller, I. & Mertin, M. (2021). Chronische Erkrankungen und Patientenedukation. In M. Mertin & I. Müller, *Edukative Aktivitäten und Interventionen in der Pflege* (S. 11–35). Kohlhammer.

Netzwerk Patienten- und Familienedukation in der Pflege e.V. (o.J.). *Wittener Liste.* Verfügbar unter https://patientenedukation.de/sites/default/files/downloads/Wittener_Liste.pdf

Schieron, M. (2017). Beurteilungskriterien für den Einsatz von Informationsfilmen in der pflegebezogenen Patientenedukation – eine Diskussionsgrundlage. In T. Segmüller (Hrsg.), *Beraten, Informieren, Schulen. Ausgewählte Beiträge der Sektionsarbeit* (S. 35–43). Eigenverlag Deutsche Gesellschaft für Pflegewissenschaft e.V.

Schieron, M. & Segmüller, T. (2020). Einsatz von Informationsfilmen und Internetportalen in der pflegebezogenen Patientenedukation. *Pflege Professionell – Das Fachmagazin, 30*(2020), 21–22.

Statista. (2022). *Statistiken zur Smartphone-Nutzung in Deutschland.* Verfügbar unter https://de.statista.com/statistik/daten/studie/585883/umfrage/anteil-der-smartphone-nutzer-in-deutschland/

Steckelberg, A., Berger, B., Köpke, S., Heesen, C. & Mühlhauser, I. (2005). Kriterien für evidenzbasierte Patienteninformationen. *Zeitschrift für Ärztliche Fortbildung und Qualitätssicherung, 99*(3), 343–351.

Tolsdorf, M. (2010). Mit Broschüren gezielt informieren. *CNE.fortbildung, 02*(2010), 7–9. https://doi.org/10.1055/s-0033-1349389

Zegelin, A. (2018). Schriftliche Patienteninformationen besser machen. *Thema im Fokus, 138,* 34–37.

5
Edukation intraprofessionell

Nadine Schüßler

In vielen Jahren der Beschäftigung mit dem Thema Schmerzedukation wird den Herausgeberinnen immer wieder deutlich, dass die wünschenswerte Patient_innenzentrierung des Themas Schmerzedukation zu selten durch die Aufgabe ergänzt wird, anderen Personen, die professionell oder als Laien mit schmerzmanagement-relevanten Aspekten befasst sind bei dieser Aufgabe kompetent unter die Arme zu greifen. Die Schulung, Anleitung und Information von Kolleg_innen im pflegerische Arbeitskontext greift daher das neue Curriculum zur Ausbildung zu Pain Nurses des EFIC als eigenen Baustein der Ausbildung auf. Die Pain Nurses Ruth Boche, Thomas Wittling und Dagmar Schäfer nehmen sich daher diesem Thema an und illustrieren an einem Beispiel, welche zentralen Handlungskompetenzen hier adressiert werden sollten und wie dies über einen methodischen Weg gelingen kann.

5.1 Schulung und Edukation

Dagmar Schäfer, Ruth Boche, Thomas Wittling

Schmerzmanagement ist von elementarer Bedeutung für das Wohlbefinden von Patient_innen und Bewohner_innen. Somit ist es ein wichtiges Thema für alle Berufsgruppen, die mit diesen Menschen zu tun haben. In diversen Versorgungssettings kommt hier Pflegefachassistent_innen große Bedeutung zu, da diese oftmals einen sehr dichten Kontakt zu Patient_innen und Bewohner_innen haben. So ist es nur folgerichtig, dass in den jeweiligen Versorgungssettings die Aufgabenverteilung klar definiert ist und die Berufsgruppe der Pflegefachassistent_innen auf ihre Tätigkeiten entsprechend vorbereitet wird. Im Folgenden werden auf der Basis eines Fallbeispiels und einer Situationsbeschreibung aus der Praxis die relevanten Inhalte sowie die methodische Vorgehensweise erläutert. Diese Darstellung soll den Leser_innen einen Einblick geben, in welcher Form Pflegefachassistent_innen geschult werden können und deren Relevanz für die Praxis ersichtlich ist.

5.1.1 Zuständigkeitsbereiche von Pflegefachassistent_innen

Die Rahmenlehrplanung des Landes NRW sieht für die Berufsgruppe der Pflegefachassisiten_innen folgende Regelung vor: „Dem Ausbildungsziel folgend, kann der Pflegefachassistentin oder dem Pflegefachassistenten die Pflege und Begleitung von Menschen aller Altersstufen in stabilen Pflegesituationen auf der Grundlage der individuellen Pflegeplanung von Pflegefachpersonen zur eigenständigen Übernahme übertragen werden.“ (Ministerium für Arbeit, Gesundheit und Soziales des Landes Nordrhein-Westfalen, 2020, S. 7).

Somit ist es möglich, dass seitens der Pflegefachassistenz die Pflege einer im folgenden Fall vorgestellten Patientin übernommen wird:

> Auf der chirurgischen Station liegt die Patientin Frau Nass. Sie ist 75 Jahre alt und am Vortag wurde ihre Gallenblase operativ entfernt (Cholezystektomie). Frau Nass lebt allein in ihrer Wohnung. Sie gab keine größeren vorbestehenden Einschränkungen an, berichtete jedoch von gelegentlich auftretenden Rückenschmerzen, die jedoch meistens ohne weitere Therapie nach Tagen wieder nachließen. Heute, am ersten postoperativen Tag, benötigt Frau Nass Unterstützung bei der Grundpflege und Mobilisation. Frau Nass ist kognitiv klar und orientiert. Sie erhält eine festangesetzte Schmerztherapie nach festgelegtem Schema. Eine zusätzliche Analgetika Bedarfsmedikation ist angeordnet. Der Pflegefachassistentin Frau Meier wird an diesem Tag die Pflege von Frau Nass übertragen.

Nun stellt sich die Frage, welche Aufgaben die Pflegefachassistentin, insbesondere zum Thema Schmerzmanagement neben der Unterstützung von Frau Nass bei der Grundpflege übernehmen kann.

Laut Ausbildungs- und Prüfungsordnung kann die Pflegefachassistenz pflegerelevante Daten mithilfe standardisierter Pflege-Assessmentinstrumente erheben (Ministerium für Arbeit, Gesundheit und Soziales des Landes Nordrhein-Westfalen, 2020). Voraussetzung für diese Handlungskompetenz ist nicht nur ein entsprechendes Wissen und Können (Fachkompetenz), sondern auch die entsprechende Einstellung (Selbst- und Sozialkompetenz) dazu (Walzik, 2012).

In der folgenden **Tabelle 5-1** werden hierzu die einzelnen Aspekte aufgelistet. (eigene Darstellung in Anlehnung an Rahmenlehrplan für die einjährige generalistische Pflegefachassistenzausbildung in Nordrhein-Westfalen (Ministerium für Arbeit, Gesundheit und Soziales des Landes Nordrhein-Westfalen, 2020) sowie den Expertenstandard Schmerzmanagement in der Pflege (Deutsches Netzwerk für Qualitätsentwicklung in der Pflege [DNQP], 2020).

Tabelle 5-1: Grundlagen der Handlungskompetenz

Wissen	Können	Einstellungen
• Wissen, dass es sich bei Schmerzen um ein subjektives Phänomen handelt • Können Schmerz nach akuten und chronischen Schmerzen differenzieren • Erläutern den Unterschied zwischen einer stabilen und instabilen Schmerzsituation • Kennen den Unterschied zwischen Ruhe- und Belastungsschmerzen • Kennen Schmerzassessmentinstrumente zur Selbsteinschätzung und Fremdeinschätzung von Schmerzen • Wissen, warum der Selbsteinschätzung von Schmerzen Vorzug zu geben ist • Wissen um die Bedeutung einer individuellen Toleranzgrenze von Schmerzen • Kennen den Dokumentationsort für die erhobenen Daten • Wissen, wann umgehend eine Pflegefachfrau oder ein Pflegefachmann hinzuzuziehen ist	• Können Instrumente zur Selbsteinschätzung von Schmerzen unter Beachtung von Ruhe- und Belastungsschmerzen anwenden • Können die erhobenen Daten dokumentieren • Können Hinweise auf eine instabile Schmerzsituation erkennen und diese umgehend weitergeben	• Akzeptieren Schmerz als ein individuelles und damit subjektives Phänomen • Akzeptieren, dass in bestimmten Situationen wie beispielsweise starke Schmerzen umgehend eine Pflegefachfrau oder Pflegefachmann hinzugezogen werden sollte

5.1.2 Vermittlung von Schmerzerkennung und -erfassung

Im Folgenden werden diese Aspekte erläutert und im Anschluss daran, das methodische Vorgehen dargestellt, wie die Pflegefachassistent_innen darauf vorbereitet werden können.

Nach Definition der Internationalen Organisation zum Studium des Schmerzes (IASP = International Association for the Study of Pain), ist Schmerz ein unangenehmes Sinnes- und Gefühlserlebnis, das mit einer tatsächlichen oder potenziellen Gewebeschädigung einhergeht oder dieser ähnlich ist (Raja et al., 2020).

So wird Schmerz beispielsweise als brennend, stechend, bohrend oder ziehend erlebt. Auch geht es hier um die Schmerzintensität, die z. B. mit Hilfe der numerischen Ratingskala (NRS) erfasst werden kann. Das Gefühlserlebnis bezieht sich auf die emotionalen Anteile des Schmerzes und kann von Menschen mit Schmerzen z. B. mit den Worten quälend oder erschöpfend beschrieben werden. Neben der verbalen Beschreibung der Schmerzen können diese auch durch andere Verhaltensweisen ausgedrückt werden.

Differenziert werden muss zwischen akuten und chronischen Schmerzen. Akuter Schmerz tritt z. B. nach Verletzungen, Operationen oder bei akuten Entzündungen z. B. Zahnschmerzen auf und ist eine normale Reaktion des Körpers. Akuter Schmerz ist ein Warnsignal und ein Hinweis, dass etwas nicht stimmt (DNQP, 2020). Die Ursachen für akute Schmerzen sind oft bekannt oder können schnell ermittelt werden. Die Behandlung von akuten Schmerzen richtet sich nach der Ursache und der Schmerzintensität. Chronische Schmerzen werden als eigenständige Erkrankung betrachtet und bezeichnen einen Schmerz, der dauerhaft oder wiederkehrend für die Dauer von mindesten drei Monaten auftritt (Treede et al., 2019). Die Ursache für chronischen Schmerz ist für die betroffenen Menschen mit Schmerzen häufig nicht mehr nachvollziehbar, d. h. die Ursache ist nicht mehr bekannt oder sehr vielschichtig. Das biopsychosoziale Modell (Engel, 1977) bei chronischen Schmerzen beschreibt drei Ebenen, die Einflüsse auf den chronischen Schmerz haben können. Auf der einen Seite beeinflussen biologische Aspekte, wie vorhandene/wiederkehrende Entzündungen oder Nerven- und Gelenkschäden im Körper die

Schmerzsituation. Auf der anderen Seite sind Ängste, Sorgen und die mit der Situation einhergehende Hilflosigkeit, also psychische Aspekte relevant für die Schmerzwahrnehmung. Zudem kann das soziale Umfeld, welches Stress oder Konflikte mit sich bringt oder auch die Arbeitssituation, die durch die chronischen Schmerzen angespannt sein kann, einen Einfluss auf das Schmerzgeschehen haben (DNQP, 2020).

Sowohl bei akuten als auch bei chronischen Schmerzen ist die momentane Schmerzsituation zu beachten. Handelt es sich um eine stabile Schmerzsituation, so erlebt der Mensch mit Schmerzen seine Situation als akzeptabel und nicht veränderungsbedürftig. Bei einer instabilen Schmerzsituation hingegen entspricht die Schmerzlinderung und Schmerzsituation dauerhaft einer nicht akzeptablen Situation für den Menschen mit Schmerzen (DNQP, 2020). Hierbei ist eine Differenzierung nach Ruhe- und Belastungsschmerzen von wesentlicher Bedeutung, da sich die Schmerzen, je nach Situation verändern können, d.h. der Mensch mit Schmerzen hat in einer Situation, wenn er z. B. ruhig im Bett liegt oder im Sessel sitzt keine oder nur wenig Schmerzen, aber Belastung oder Bewegung wie husten oder gehen ist nur unter Schmerzen, oder gar nicht möglich. Bei der Schmerzerfassung sollten beide Schmerzintensitäten erfasst werden.

Für die Schmerzerfassung sind Schmerzassessmentinstrumente notwendig, um Schmerzen einschätzen zu können. Bei den eindimensionalen Instrumenten, von denen es unterschiedliche Varianten gibt, geht es um die Erfassung der Schmerzstärke. Für Menschen mit Schmerzen, die ihren Schmerz selbstständig einschätzen können, wird beispielsweise die Numerische Ratingskala (NRS), eine 11stufige Skala bei der 0 = keine Schmerzen und 10 = unerträgliche Schmerzen bedeutet, eingesetzt (Devlin et al., 2018).

Sowohl die erhobene Schmerzintensität als auch der Schmerzort sollten in die Dokumentation eingepflegt werden. Der dafür vorgesehene Ort in der Dokumentation sollte für alle beteiligten Akteure einsehbar sein.

Neben diesen aufgeführten Aspekten sollte die Pflegefachassistentin wissen, wann eine Pflegefachfrau/ein Pflegefachmann hinzuziehen ist. Es gibt immer wieder Umstände, in denen aus unterschiedlichen Gründen die Selbsterfassung von Schmerzen bei Menschen mit Schmerzen nicht möglich ist. In dieser Situation sollte eine Pflegefachkraft hinzugezogen werden, um die Situation zu beurteilen und entsprechenden Handlungsbedarf einzuleiten. Auch wenn die Schmerzsituation für den Menschen mit Schmerzen nicht akzeptabel ist, also einer instabilen Schmerzsituation entspricht, muss dies von der Pflegefachassistenz erkannt und an die Pflegefachfrau/den Pflegefachmann weitergegeben werden. In Absprache mit dem Behandlungsteam werden dann Maßnahmen zur Stabilisierung der Schmerzsituation für den Menschen mit Schmerzen angebahnt.

5.1.3 Methodisches Vorgehen

Die benannten Inhalte und Kompetenzen werden Pflegeassistent_innen beispielsweise mit der folgenden Vorgehensweise vermittelt.

In der Didaktik ist das Ansetzen an der eigenen Betroffenheit beziehungsweise an eigenen Erfahrungen in vielen Situationen zielführend. So wird gleich ein Gegenwartsbezug zu dem Thema hergestellt. Zum Einstieg kann es deshalb hilfreich sein, die an der Schulung Teilnehmenden mit einem Arbeitsauftrag starten zu lassen, indem diese die folgenden Sätze vervollständigen:

- Wenn ich Schmerzen habe, dann fühle ich mich ...
- Wenn ich Schmerzen habe, dann möchte ich ...
- Wenn ich Schmerzen habe, dann denke ich ...

Zunächst bearbeiten die Teilnehmenden den Auftrag allein mit dem Hinweis, dass auch jeweils mehrere Satzergänzungen möglich sind. Hierzu reichen in der Regel 5–10 Minuten aus. Dies dient der Reflexion der eigenen Schmerzerfahrungen. Im nächsten Schritt werden die Arbeitsergebnisse vorgestellt und entweder auf einem Whiteboard, einer Tafel oder Flipchart oder auf Metaplanwänden dokumentiert. Auf der Basis dieser Ergebnisse kann herausgearbeitet werden, was Schmerz ist, nach akuten und chronischen Schmerzen differenziert werden und warum dem Schmerzmanagement eine so hohe Bedeutung zukommt. Zudem erleben die Teilnehmenden den unmittelbaren Bezug zu eigenen Erlebnissen, was deren soziale Kompetenz durch die entsprechende Einstellung im Umgang mit Menschen mit Schmerzen erhöht. Damit wird sowohl auf der Ebene des Wissens als auch auf der Ebene der Einstellung angesetzt.

Die Instrumente zur Selbsterfassung von Schmerzen werden vorgestellt und erläutert, wie die Patient_innen und Bewohner_innen in der Anwendung unterstützt werden können. Hier bietet es sich an, die Pflegefachassistent_innen zu bitten, ihre zuletzt erlebten Schmerzen einmal auf einer entsprechenden Skala (NRS) in ihrer erlebten Schmerzstärke (sowohl in Ruhe als auch unter Belastung) anzugeben. So wird auch deutlich, dass nicht jede/r gleich gut mit den jeweiligen Erfassungsinstrumenten umgehen kann und aus diesem Grund, die jeweilige Skala von den Pflegefachfrauen und Pflegefachmännern individuell ausgewählt wird. Im Anschluss daran wird erläutert, wo und wie die erhobenen Daten zu dokumentieren sind. Auch dies sollte exemplarisch geübt werden. In diesem Kontext sollte auch auf die Beachtung der jeweils individuellen Toleranzgrenze und dem subjektiven Erleben von Schmerzen hingewiesen werden. Zurück zu dem oben beschriebenen Beispiel:

Die Pflegefachassistentin Frau Meier befragt Frau Nass nach Schmerzen in Ruhe und bei Belastung. Frau Nass berichtet der Pflegefachassistentin von Schmerzen beim Husten und beim Umdrehen in die Seitenlage. Sie gibt die Schmerzstärke in diesen Situationen mit 6/10 auf der NRS an. Frau Nass geht davon aus, dass sie mit diesen Schmerzen nicht aufstehen kann. Im Liegen sind die Schmerzen zwar vorhanden, aber gut erträglich, sie gibt für den Ruheschmerz eine 2/10 auf der NRS an, sie konnte in der vergangenen Nacht etwas schlafen, was sie als wohltuend empfand. Auf die Frage nach dem Schmerzort zeigt Frau Nass auf ihren Bauch und die durch die Operation entstandene Wunde.

Die Pflegefachassistentin dokumentiert die erhobenen Daten, berichtet dies der zuständigen Pflegefachfrau/dem Pflegefachmann und die angeordnete Bedarfsmedikation wird vor Mobilisation und der grundpflegerischen Versorgung an Frau Nass, mit der entsprechenden Information verabreicht.

Schmerzmanagement zur Mobilisation vermitteln

Dieses Vorgehen zeigt, dass die Pflegefachassistentin genau weiß, wann sie eine Pflegefachkraft hinzuziehen muss. Zudem dokumentiert diese Situation, was bei der Mobilisation unter dem Aspekt des Schmerzmanagements zu beachten ist und über welche Handlungskompetenz Pflegefachassistent_innen verfügen sollten. In der folgenden **Tabelle 5-2** wird die Handlungskompetenz detailliert dargestellt.

Die **Mobilisation** z. B. nach einer Operation ist ein wichtiger Teil des pflegerischen Auftrags. Mobilisation kann jedoch vermehrt Schmerzen verursachen. Hier muss die geeignete pflegerische Maßnahme für eine stress/angstfreie Mobilisation oder auch Positionierung gefunden werden. Ziel ist dabei eine schmerzlindernde Positionierung mit der Entlastung der schmerzenden Körperstelle, die bei Bedarf auch selbstständig ausgeführt werden kann. Eine frühzeitige Mobilisation nach einer Operation vermindert Komplikationen, beugt Muskelabbau vor und erhöht die Motivation und das Vertrauen von Patient_innen in die eigenen Fähigkeiten.

Die Pflegefachfrau/der Pflegefachmann bespricht gemeinsam mit dem Menschen mit

Tabelle 5-2: Differenzierung der Handlungskompetenz

• Wissen, dass der postoperative Schmerz durch die Mobilisation verstärkt werden kann und dies Angst auslösen und zur Vermeidung von Bewegung führen kann	• Kann Patient_innen so anleiten, dass die Mobilisation schmerzarm erfolgt	• Ängste ernst nehmen • Akzeptieren, dass es in der Verantwortung des Personals liegt, auf eine schmerzarme Mobilisation zu achten

Schmerzen die Möglichkeiten der nicht medikamentösen Therapie zur Schmerzlinderung. Sie ermitteln und verständigen sich auf Maßnahmen, die einen positiven Einfluss auf die Schmerzsituation haben und diese stabilisieren.

Gegebenenfalls wird vor der Mobilisation eine Bedarfsmedikation verabreicht, wie in dem Beispiel beschrieben. Darüber hinaus wird auch auf Maßnahmen hingewiesen, die die Schmerzsituation **destabilisieren** und somit die Schmerzen verstärken können.

Methodisches Vorgehen

Entsprechende Techniken zur Mobilisation sollten unter Einbeziehung der bisherigen Erfahrungen praktisch geübt werden, wobei jede Pflegefachassistentin und jeder Pflegefachassistent sowohl die Rolle der Patientin oder des Patienten als auch die fachliche Rolle übernimmt. Somit kann die eigene Vorgehensweise reflektiert und gegebenenfalls modifiziert werden.

> Ungefähr eine halbe Stunde nach Verabreichung der analgetischen Bedarfsmedikation fühlt sich Frau Nass in der Lage mit Unterstützung von Frau Meier aufzustehen und ein paar Schritte zu gehen. Vor der Mobilisation fragt Frau Meier nach der momentanen Schmerzintensität. Diese wird von Frau Nass jetzt auf der NRS mit 3/10 bei tiefer Einatmung angegeben. Frau Meier gibt Frau Nass Anleitung wie ein Aufstehen über die Seite erst auf die Bettkante und dann in den Stand möglich ist. Frau Nass lässt sich anschließend mit Unterstützung gut mobilisieren, ohne Zunahme der Schmerzintensität

Mitwirkung an der medikamentösen Schmerztherapie vermitteln

Bezogen auf die beschriebene Situation können von der Pflegefachassistenz gemäß Ausbildungs- und Prüfungsordnung Arzneimittel u. a. über den Gastrointestinaltrakt verabreicht werden (**Tabelle 5-3**).

Basismedikation Analgetika: Die Praxis der medikamentösen postoperativen Schmerztherapie ist eine Kombination von Schmerzmedikamenten aus unterschiedlichen Substanzgruppen. Auf der einen Seite gibt es Opioide, dies sind Analgetika für starke Schmerzen, sie werden in der Regel mit einem Nicht-Opioid-Analgetikum (NOPA) kombiniert. Die vom Arzt verordneten und von der Pflegefachkraft gestellten und kontrollierten Analgetika werden nach einem festgesetzten Zeitschema, d. h. regelmäßig zu einer bestimmten Uhrzeit verabreicht. Die Verabreichungszeitpunkte richten sich nach der Wirkdauer der angeordneten Analgetika. Dies kann z. B. die Basisanalgesie mit einem Opioid (z. B. Hydromorphon 4 mg) um 08:00 Uhr und 20:00 Uhr und einem Nicht-Opioid-Analgetikum (z. B. Metamizol 1 g) alle 6 Stunden sein.

Bedarfsmedikation: Zur Basisanalgesie sollte grundsätzlich eine Bedarfsanalgesie, zur Behandlung von Schmerzspitzen, mit verordnet werden. Die Bedarfsanalgesie kann vom Menschen mit Schmerzen z. B. bei vermehrten Schmerzen oder bevorstehenden schmerzhaften Interventionen und/oder Mobilisation angefordert bzw. von der Pflegefachkraft verabreicht werden. So dass es im besten Fall zu einer Schmerzreduktion und/oder schmerzarmen Intervention oder Mobilisierung kommt.

Verabreichungsformen: Es gibt unterschiedliche Möglichkeiten der Verabreichung von An-

Tabelle 5-3: Spezifische Handlungskompetenz: Medikamentengabe

Wissen	Können	Einstellungen
• Wissen, um die Bedeutung einer regelmäßigen Schmerzmedikation • Können zwischen Basis- und Bedarfsmedikation differenzieren • Kennen die Verabreichungsart der jeweiligen Analgetika • Kennen potenzielle Nebenwirkungen	• Verabreichen Analgetika fachgerecht • Leiten auftretende Nebenwirkungen unmittelbar an die Pflegefachfrau oder den Pflegefachmann weiter	• Akzeptieren die medikamentöse Schmerztherapie als eine sinnvolle Maßnahme

algetika. Schmerzmedikamente können oral in Form von Tabletten, Kapseln, Tropfen oder Saft, intravenös (i.v.), rektal als Zäpfchen, subcutan oder transdermal als opioidhaltiges Schmerzpflaster verabreicht werden.

Häufige Nebenwirkung von opioidhaltigen Anlagetika ist in den ersten Tagen Übelkeit. Diese kann durch Antiemetika gut behandelt werden. Eine weitere häufige Nebenwirkung von Opioiden ist die Obstipation. Hierbei sollte eine Obstipationsprophylaxe mit entsprechenden Mitteln zu den Opioiden verabreicht werden.

Unterstützung bei der Einnahme

Bei der Einnahme der verordneten Analgetika benötigen einige Menschen mit Schmerzen Unterstützung. Dies können auf der einen Seite Kinder oder ältere Menschen sein, aber auch Menschen mit kognitiven Einschränkungen oder Menschen direkt nach einer Operation.

Methodisches Vorgehen

Als Einstieg ein Fachvortrag zur Bedeutung einer regelmäßigen Schmerzmedikation sowie einer Differenzierung zwischen Basis- und Bedarfsmedikation. Zudem werden unterschiedliche Verabreichungsarten sowie exemplarisch einige Nebenwirkungen dargestellt. Abgerundet wird dies durch eine gemeinsame Erarbeitung von möglichen Schwierigkeiten, die bei der Einnahme der oralen Analgetika relevant sein könnten, wie z.B. feinmotorische Probleme, Seh- oder Schluckstörungen. In diesem Kontext bietet sich auch eine Reflexion des eigenen Umgangs mit Analgetika an, da dies einen Einfluss auf die Haltung der Pflegefachassistent_innen hat.

> Während der grundpflegerischen Versorgung von Frau Nass beobachtet, die Pflegefachassistentin Frau Meier, dass Frau Nass Schwierigkeiten bei der Handhabung der Zahnpastatube hat. Auf Nachfrage berichtet Frau Nass von der verminderten Beweglichkeit ihrer Finger und das es ihr in letzter Zeit immer schwerer fällt ihre Medikamente aus der Blisterverpackung zu lösen. Frau Meier bietet Frau Nass daraufhin Unterstützung beim ausblistern der gestellten Medikamente an. Frau Meier gibt dies an die zuständige Pflegefachfrau bzw. den zuständigen Pflegefachmann weiter.

Zur Wiederholung kann am Ende einer Schulungseinheit der Strukturlegeplan (Baden-Württemberg Ministerium für Kultur, Jugend und Sport, 2011) eingesetzt werden. Dazu erstellt der Dozierende für sich selbst eine Tabelle mit den relevanten Überschriften, welche in der Schulung bearbeitet wurden (**Tabelle 5-4**). Die einzelnen Inhalte werden dann auf Karten geschrieben. Die Aufgabe besteht darin, die einzelnen Aspekte in eine inhaltlich logische Struktur zu bringen. Je nach Umfang kann dies in 10 bis 20 Minuten Arbeitszeit erfolgen. Anschließend wird das Ergebnis ausgewertet und der Dozierende kann dort ansetzen, wo es noch

Tabelle 5-4: Schulungseinheit

Schmerzarten	Schmerz-einschätzung	Medikamentöse Schmerztherapie	Nichtmedikamentöse Schmerztherapie
Akuter Schmerz	Selbsteinschätzung	Basismedikation	Positionierung
Chronischer Schmerz	Fremdeinschätzung	Bedarfsmedikation	Schmerzarme Mobilisation
	Schmerzstärke	Nebenwirkungen	Kälte
	Schmerzqualität		Wärme
	Stabilisierende und destabilisierende Faktoren		

Bedarf gibt, weil ein Aspekt nicht korrekt zugeordnet wurde.

5.1.4 Fazit

Am pflegerischen Schmerzmanagement sind unterschiedliche Akteure aus der Profession der Pflegenden beteiligt. Diese bringen differente fachliche Fähigkeiten mit, die es im Alltag zu koordinieren gilt. Anhand des Rahmenplanes für die generalistische Pflegefachassistenzausbildung sind Inhalte zum pflegerischen Schmerzmanagement benannt und in der Ausbildung vermittelt worden. Es bedarf jedoch einer regelmäßigen Aktualisierung dieses Wissens. Dies kann in ganz unterschiedlichen Formaten geschehen, z.B. als Kurzfortbildung in kleinen Gruppen oder als Reflexion in der entsprechenden Pflegesituation. Die dargestellte methodische Vorgehensweise soll eine Hilfestellung bei der Vorbereitung von exemplarischen Schulungsinhalten für Pflegefachassistent_innen in der Praxis geben.

Literatur

Baden-Württemberg Ministerium für Kultur, Jugend und Sport. (2011). *Individuelle Förderung an beruflichen Schulen Sortieraufgabe Strukturlegen.* Verfügbar unter https://lehrerfortbildung-bw.de/st_if/bs/if/unterrichtsgestaltung/methodenblaetter/sortieraufgabe.pdf

Deutsches Netzwerk für Qualitätsentwicklung in der Pflege (DNQP). (Hrsg.). (2020). *Expertenstandard „Schmerzmanagement in der Pflege – Aktualisierung 2020".* Hochschule Osnabrück.

Devlin, J.W., Skrobik, Y., Gélinas, C., Needham, D.M., Slooter, A.J., Pandharipande, P.P., Watson, P.L., Weinhouse, G.L., Nunnally, M.E., Rochwerg, B., Balas, M.C., van den Boogaard, M., Bosma, K.J., Brummel, N.E., Chanques, G., Denehy, L., Drouot, X., Fraser, G.L., Harris, J.E., ... & Alhazzani, W. (2018). Clinical practice guidelines for the prevention and management of pain, agitation/sedation, delirium, immobility, and sleep disruption in adult patients in the ICU. *Critical care medicine, 46*(9), e825–e873.

Engel, G.L. (1977). The need for a new medical model: a challenge for biomedicine. *Science, 196*(4286), 129–136.

Ministerium für Arbeit, Gesundheit und Soziales des Landes Nordrhein-Westfalen. (2020). *Rahmenlehrplan für die einjährige generalistische Pflegefachassistenzausbildung in Nordrhein-Westfalen.* Verfügbar unter https://www.mags.nrw/broschuerenservice

Raja, S.N., Carr, D.B., Cohen, M., Finnerup, N.B., Flor, H., Gibson, S., Keefe, F.J., Mogil, J.S., Ringkamp, M., Sluka, K.A., Song, X.-J., Stevens, B., Sullivan, M.D., Tutelman, P.R., Ushida, T. & Vader, K. (2020). The revised IASP definition of pain: Concepts, challenges, and compromises. *Pain, 161*(9), 1976–1982.

Treede, R.-D., Rief, W., Barke, A., Aziz, Q., Bennett, M.I., Benoliel, R., Cohen, M., Evers, S., Finnerup, N.B., First, M.B., Giamberardino, M.A., Kaasa, S., Korwisi, B., Kosek, E., Lavand'homme, P., Nicholas, M., Perrot, S., Scholz, J., Schug, S., ... & Wang, S.-J. (2019). Chronic pain as a symptom or a disease: the IASP Classification of Chronic Pain for the International Classification of Diseases (ICD-11). *Pain, 160*(1), 19–27.

Walzik, S. (2012). *Kompetenzorientiert prüfen. Leistungsbewertung an der Hochschule in Theorie und Praxis*. Budrich.

Weiterführende Literatur

Deutsche Schmerzgesellschaft e.V. (Hrsg.). (o.J.). *Booklet nicht -medikamentöse Therapieverfahren im Schmerzmanagement*. Deutsche Schmerzgesellschaft e.V.

Gundermann, A. (2019). *Didaktik der Erwachsenenbildung.* Verfügbar unter https://www.die-bonn.de/doks/2019-didaktik-01.pdf

6 Schmerzedukation implementieren

Nadine Schüßler, Irmela Gnass

Für eine verbesserte Förderung der schmerzbezogenen Gesundheitskompetenz sind entwickelte edukative Programme erfolgreich zu implementierten. Edukative Maßnahmen können sehr gut vorbereitet, ggf. sogar digitalisiert und für Patient_innen abrufbar gestaltet werden. Dadurch kann die Anforderung an Pflegende, gleichermaßen ad hoc wie systemisch beraten zu können hervorragend unterstützt werden, doch hierfür reicht eine reine Bereitstellung von Materialien nicht aus.

Aus Fortbildungssituationen ist uns gut bekannt, dass Schmerzedukation nur sehr wenig Raum erhält, wenn es um die Implementierung systematischen Schmerzmanagements geht. Aus diesem Grund haben wir mit dem sechsten Kapitel einige Eckpunkte zusammengestellt: Hier wird ein Implementierungsprozess dargestellt, die Verankerung der Schmerzedukation in den NANDA-Pflegediagnosen und konkrete Kennzahlen mit Relevanz für implementierenden Schmerzexpert_innen aufgegriffen.

6.1 Schmerzedukation aus der Perspektive der Kostenträger implementieren

Ismail Özlü

Die Schnittstelle zwischen der Versorgung beim chronischen Schmerzleiden und dem gesetzlichen Auftrag der sozialen Pflegekassen die Funktion der Pflegeberatung sicherzustellen. Eine mögliche Weiterentwicklung des Leistungsangebots „Pflegeberatung" könnte zukünftig im Bereich der Beratung im Rahmen des Schmerzmanagements & Schmerzedukation liegen, um eine Qualitätssteigerung im Versorgungssystem zu erzielen.

Dieser Buchbeitrag beschäftigt sich mit dem Thema des chronischen Schmerzphänomens bei pflegebedürftigen Menschen. Insbesondere wird aus Sicht des Autors eine sinnvolle Verknüpfung der Schmerzedukation von Menschen mit Pflegebedürftigkeit durch speziell qualifizierte Pflegeberater_innen gesehen. Für die zukünftige Ausrichtung der Pflegeberatungsstruktur sollte es von besonderem Interesse sein, das Beratungsangebot in Bezug auf das Phänomen von chronischen Schmerzen weiter auszudifferenzieren. Zielsetzung sollte hierbei die Identifizierung solcher Fälle sein, die aufgrund von Schmerzbetroffenheit einen Beratungsbedarf im Sinne einer Gesundheitsaufklärung und Edukation haben, um durch Steigerung der Gesundheitskompetenzen so auch die Versorgungssituation zu verbessern. Darüber hinaus könnte über die erweiterte Form der Beratungsstruktur zur Schmerzedukation eine stärkere strukturelle Kopplung zwischen der bisherigen Form der Pflegeberatung und der ambulant medizinischen Versorgungsstruktur (hausärztliche Versorgung) im Langzeitpflegesektor etabliert werden, um so eine Qualitätssteigerung im Versorgungssystem der Menschen mit Pflegebedürftigkeit und entsprechender Schmerzsymptomatik zu erzielen.

6.1.1 Chronische Schmerzen – ein Syndrom mit verschiedenen Risikopflegediagnosen

Das chronische Schmerzphänomen korreliert häufig mit Zunahme des Lebensalters und dem Risikoanstieg an einer Pflegebedürftigkeit zu leiden. Schmerzen sind beim Personenkreis der betagten und pflegebedürftigen Menschen ein häufig anzutreffendes Phänomen, das mit beträchtlichen psychosozialen sowie gesamtgesellschaftlich-ökonomischen Effekten einhergeht (Vauth & Greiner, 2011). Laut Aster und Sommer (2019) sind rund 23 Mio. Menschen in Deutschland (BRD) von chronischen Schmerzen betroffen, wobei ca. 70 Prozent der Betroffenen in ärztlicher Behandlung sind und gut ein Viertel der Patienten solche Aussagen treffen, wie z. B., dass sie nicht „adäquat behandelt werden" (Aster & Sommer, 2019, S. 183).

Chronische Schmerzen bringen vielfältige Einschränkungen für die Betroffenen mit sich und veranlassen diese häufig in Schon- und Vermeidungsverhaltensweisen auszuweichen, dass die Wahrscheinlichkeit der Entstehung von Risikopflegediagnosen erhöht. Diese Risikopflegediagnosen können z. B. Einschränkungen in der Mobilität, mit einhergehender Risikosteigerung von Thromboembolien, begünstigt durch die Virchowsche Trias, Entstehung von Pneumonien auf der Basis von schmerzbedingten Schonatmungen, die zu Belüftungsstörungen in Lungenbezirken führen können, sowie die steigende Gefahr Dekubitalgeschwüre zu entwickeln (vgl. European Nursing Pathways; Wieteck et al., 2020). Darüber hinaus wurden chronische Schmerzen bereits von Cruz und Kolleginnen (2001) zu einem Syndrom qualifiziert, das mit Schlafstörungen, Verstopfung im Verdauungstrakt, eingeschränkte körperliche Beweglichkeit, Angst- und Furchtzustände, sowie Hoffnungslosigkeit einhergeht (Cruz et al., 2001, S. 120). Zu dem kann schmerzbedingt eine Gangunsicherheit evoziert werden, die das Sturzrisiko steigen lässt. Des Weiteren kann die mit den chronischen Schmerzen einhergehende Daueranalgesie zu Obstipationsproblemen führen, die ihrerseits wiederum weitere Komplikationen im Gastrointestinal Trakt nachziehen können (vgl. European Nursing Pathways; Wieteck, 2020). Weitere Symptome, die durch das chronische Schmerzleiden ausgelöst werden können, wurden von Cruz et al. (2001) untersucht und entsprechende statistische Zusammenhänge zum Bestehen von chronischen Schmerzen identifiziert, wie z. B., unausgewogene Ernährung, gestörte Sinneswahrnehmung, Selbstversorgungsdefizit, ineffektive Bewältigung der Schmerzsituation, Ohnmacht, ineffektives Management des therapeutischen Regimes, Beeinträchtigte verbale Kommunikation, Infektionsrisiko, beeinträchtigte soziale Interaktion/Soziale Isolation, gestörte Denkprozesse/Verwirrtheit/beeinträchtigtes Gedächtnis, Risiko für Trauma, Hoffnungslosigkeit, ineffektive Gewebedurchblutung (peripher) (Cruz et al., 2001).

Statistisch hohe Signifikanzen ($p< 0.05$) für Korrelationen mit chronischen Schmerzen haben Cruz et al. (2001) für die folgenden Symptome identifizieren können (Cruz et al., 2001, S. 125);

- Obstipation
- Gestörtes Schlafmuster
- Eingeschränkte körperliche Beweglichkeit
- Angst- und Furchtzustände
- Mangelndes Wissen [A. D. A.; zum Umgang mit dem Schmerzgeschehen und präventive Interventionen und förderliche sowie hinderliche Verhaltensweisen]
- Aktivitätsunverträglichkeit
- Unausgewogene Ernährung

Wie aufgrund der hier dargelegten Kausalitäten und Folgekomplikationen, die im Zusammenhang mit Schmerzen stehen, ist es nachvollziehbar, dass es bei den Betroffenen zu entsprechenden Steigerung des Versorgungsbedarfs führen kann.

6.1.2 Phänomen Schmerz im Zusammenhang mit der Pflegebedürftigkeit und Pflegebedarf

Aufgrund der derzeitig demografischen Entwicklung haben wir in der BRD eine vergreisende Gesellschaft, die mit zunehmendem Durchschnittsalter mit einem höheren Eintrittsrisiko für eine Pflegebedürftigkeit konfrontiert wird, so wie die folgenden Daten zur Entwicklung der Pflegebedürftigkeit zeigen (Bundesministerium für Gesundheit [BMG], 2021).

Die Anzahl der Menschen mit einer amtlich beschiedenen Pflegebedürftigkeit im Sinne des § 14 & § 15 SGB XI ist mit der letzten amtlichen Bekanntgabe durch den „Siebten Bericht der Bundesregierung über die Entwicklung der Pflegeversicherung und den Stand der pflegerischen Versorgung in der Bundesrepublik Deutschland" auf rund 4,25 Millionen Menschen beziffert worden. (Bundesministerium für Gesundheit, 2021, S. 76)

> „Ende des Jahres 2019 gab es in der sozialen und in der privaten Pflegeversicherung zusammen rund 4,25 Millionen Pflegebedürftige, von denen rund 3,34 Millionen ambulante Leistungen (78,6 %) und rund 0,91 Millionen vollstationäre Leistungen (21,4 %) erhielten. Im Vergleich zum Ende des Jahres 2015 mit 2,84 Millionen Pflegebedürftigen hat sich die Zahl der Pflegebedürftigen damit um knapp 50 % erhöht" (BMG, 2021, S. 76).

Schmerz im Alter als Phänomen hat aus medizinischer, pflegerischer sowie aus palliativer Versorgungssicht betrachtet eine hohe Relevanz für den betagten und pflegebedürftigen Menschen. Für die Erfassung und Analyse des Schmerzphänomens eignet sich nach einheitlicher Expert_innenmeinung das biopsychosoziale Faktorenmodell nach Waters et al. (2005). Das Schmerzphänomen ist ein komplexes Geschehen, in den Faktoren wie der Schmerz selbst und psychosoziale Aspekte in wechselseitiger Reziprozität stehen und so auch biologische Faktoren (Komorbiditäten und kognitive Veränderungen), soziale Faktoren (Unterstützungsbedarf, Zugang zu medizinisch, pflegerischer Versorgung) und psychische Faktoren (Angst, Depressionen, Selbstpflegedefizit und Abhängigkeit) zusammenhängend zu betrachten sind (Waters et al., 2005).

Auf der Grundlage von Studienerkenntnissen im internationalen Bereich, liegt die Prävalenzrate bei den über 65-Jährigen zwischen 38,5 und 52,9 Prozent, mit zunehmendem Alter sowie zunehmendem Pflegebedürftigkeitsrisiko, damit einhergehend an einem chronischen Schmerzphänomen zu leiden (Dräger et al., 2021). In einer europäischen Studie (AdHOC) hat sich gezeigt, dass ca 50 Prozent bzw. 60 Prozent der Menschen mit Pflegebedürftigkeit in der ambulanten Langzeitversorgung in Europa, bzw. in der BRD von chronischen Schmerzleiden betroffen sind (Onder et al., 2005).

In einer deutschen Studie (Dräger et al., 2021), bei der es sich um eine Querschnittsanalyse der Menschen mit Pflegebedürftigkeit (Pflegegrad 1–5 n. SGB XI) und einer Ausprägung von vorhandener chronischer Schmerzsymptomatik (in Berlin) handelt, wurden folgende Ergebnisse erhoben. Die Datenerhebung erfolgte durch strukturierte Interviews zwischen Study Nurses und den pflegebedürftigen Menschen in der eigenen Häuslichkeit. Bei dem Instrument zur Schmerzerfassung handelte es sich um das Brief Pain Inventory (BPI-NH), über Numerische Ratingskalen (NRS) wurde die Schmerzintensität (0=keine Schmerzen bis 10= stärkste vorstellbare Schmerzen) erfasst. Ziel der Studie war es die Häufigkeit und den Grad der Schmerzintensität bei dem untersuchten Personenkreis zu identifizieren und spezifische Lebensqualitätseinbußen sowie Funktionseinschränkungen in Bezug auf die Pflegeabhängigkeit zu identifizieren, die im Zusammenhang mit dem chronischen Schmerzleiden stehen. Darüber hinaus wurden die Arztkontakte bzw. die Ärztinnenkontakte erfasst, hierzu wurden Fachrichtung der Ärztin bzw. des Arztes erfragt und die Häufigkeit der Inanspruchnahme dokumentiert. Die Studienpopulation war im Durchschnitt 81,6 Jahre alt (Range 65–104), „wobei weibliche Probandinnen (82,4) signifikant älter waren (p=0,020) als Männer (79,6) und überwiegend verwitwet (55,1 %) (Dräger et al., 2021).

„In der Studienpopulation wird ausschließlich über chronische (> 3 Monate) Schmerzen berichtet. 56,5 % aller Befragten und 62,3 % der Frauen geben eine Schmerzdauer über 10 Jahre an. Männer berichten häufiger (57,5 %) über eine Schmerzdauer bis zu 10 Jahren (p= 0,005). Die drei häufigsten Schmerzdiagnosen sind Kreuzschmerz (84,4 Prozent), Arthrose (73,5 Prozent) und Nervenschmerz (61,6 Prozent). 80,6 Prozent der Frauen und 56,3 Prozent der Männer (p= 0,005) beklagen Schmerzen im Zusammenhang mit der Diagnose Arthrose. Die Intensität des stärksten Schmerzes verschiedener Schmerzdiagnosen unterscheidet sich nicht. Im Durchschnitt beziffern Betroffene 16,2 (±13,3) Schmerzorte (Range 0–65). Frauen benennen signifikant (p= 0,023) mehr Schmerzorte (17,5± 14,0) als Männer (13,1± 11,0). Auf der NRS wird im Mittel eine durchschnittliche Schmerzintensität von 5,3 (±2,0) angegeben. Der stärkste Schmerz erreicht im Mittel einen Wert von 7,0 (±2,2) und der niedrigste Schmerz einen Wert von 3,0 (±2,2). Zum Zeitpunkt der Befragung liegt der momentane Schmerz bei 3,8 (±2,9). Tendenziell liegen die Angaben der weiblichen Schmerzbetroffenen geringfügig (bis zu 0,5 Punkte) über denen der männlichen.“ (Dräger et al., 2021, S. 328)

Weitere interessante Ergebnisse der Studie sind, dass die Probanden mit der größten Selbstständigkeit (Barthel-Index 80–100) die signifikant geringste Schmerzintensität. „Im Vergleich zur Referenzgruppe (<80 Punkte) haben Probanden mit hoher Selbständigkeit um 0,721 Punkte weniger Schmerzen (p= 0,016)“ (Dräger et al., 2021, S. 329). Die Schmerzdiagnosen wie Kreuzschmerz und Arthrose bei einem hohen Anteil der Probanden entspricht den bisherigen Erkenntnissen, dass mit steigendem Alter „muskuloskeletale Erkrankungen zunehmen und als einer der häufigsten Auslöser für chronische Schmerzen genannt werden" (Dräger et al., 2021, S. 329).

Das Vorhandensein einer Bedarfsmedikation korreliert hochsignifikant mit einem um 1,052 Punkten reduzierten stärksten Schmerz (p= 0,001) (Dräger et al., 2021, S. 329). „Mit der Anzahl schmerzreduzierender Arzneistoffe steigt die Intensität des stärksten Schmerzes, demzufolge scheint das Verschreibungsverhalten der Mediziner und das Einnahmeverhalten der Pflegebedürftigen einer steigenden Intensitätswahrnehmung zu folgen" (Dräger et al., 2021, S. 329).

Der Anteil der Pflegebedürftigen mit psychischen Beeinträchtigungen (79,8 Prozent, wahrscheinliche eine Form der Depression) stellt einen bemerkenswerten Aspekt dar. Die Autor_innen der Studie kommen zu dem Schluss, dass Pflegebedürftigkeit mit einer hohen Intensität an chronischen multifokalen Schmerzen einhergeht, die oft mit langer Schmerzdauer verbunden ist (Dräger et al., 2021). „Pflegebedürftige ältere Frauen und Männer unterscheiden sich nicht signifikant in ihrer Wahrnehmung der Schmerzintensität" (Dräger et al., 2021, S. 331). „Ein sehr hoher Anteil von Schmerzbetroffenen mit Hinweis auf eine Depression verdeutlicht die Notwendigkeit, alle Anzeichen der Depressivität bei diesen Patienten sorgsam zu prüfen" (Dräger et al., 2021, S. 331). „Wesentliche Prädiktoren des Schmerzes sind Anzahl der Schmerzorte, Alltagsfähigkeiten sowie fehlende Schmerzmittelversorgung und eine Schmerzmedikation bei Bedarf." (Dräger et al., 2021, S. 331).

Dräger und Le (2019) haben im Rahmen eines Forschungsprojekts Erkenntnisse im Zusammenhang von Resilienz, als psychische Widerstandsfähigkeit im Sinne eines stabilen Persönlichkeitsmerkmal und dem Phänomen des chronischen Schmerzleidens herausgestellt. Mittels eines qualitativen Studiendesigns haben die Autoren (Dräger & Le, 2019, S. 9) „den Prozess der Resilienz mit seinen spezifischen Merkmalen [...] beschrieben und deren Zusammenwirken [...]" erklärt. Insgesamt wurden 21 Interviews erhoben, um u.a. folgende Unterfragekategorien der Forschungsfrage anschließend mit der dokumentarischen Methode nach Bohnsack et al. (2013) zu beantworten:

1. „Wie stellt sich der Prozess der Resilienz in der Zielgruppe pflegebedürftiger älterer Menschen mit chronischem Schmerz dar?
2. Welche Bedeutung hat der Schmerz für die Pflegebedürftigen?
3. Welchen Einfluss hat die Umwelt auf die Situation der Pflegebedürftigen mit chronischen Schmerzen?
4. Welche Dynamiken zwischen Merkmalen der Person und der Umwelt können im Sinne von Resilienz beschrieben werden?
5. Welches Spektrum an personalen und Umwelt-Ressourcen wird beschrieben?
6. Welche Interventions- und Präventions-Ansätze lassen sich vor dem Hintergrund der Resilienz für die Zielgruppe Pflegebedürftiger mit chronischen Schmerzen ableiten?" (Dräger & Le, 2019, S. 10).

Umweltfaktoren und individuelle Ereignisse können die Vulnerabilität des Pflegebedürftigen katalysatorisch verstärken. Z.B. Faktoren wie Schmerz, Pflegebedürftigkeit, Verlust von Angehörigen, Kriegserlebnisse etc. können bei unzureichender Bewältigung akkumulierend und sich gegenseitig verstärkend evozieren (Dräger & Le, 2019). Entsprechende Bewältigungsstrategien konnten die Autor_innen ebenfalls identifizieren, wie z.B. umweltbezogene Ressourcen wie ein funktionierendes soziales Netzwerk, gesundheitsbezogene Professionen, die beratend fungieren und als protektive Umweltfaktoren agieren können, um so einen positiven Einfluss auf die individuellen Persönlichkeitseigenschaften der Pflegebedürftigen nehmen und den Grad an Resilienz (psychischer Widerstandsfähigkeit) stärken können. „Bei einigen Betroffenen führt der Mangel an Unterstützung zur Resignation, was als Stagnation, wenn nicht sogar als Rückgang des Resilienzprozesses interpretiert werden kann" (Dräger & Le, 2019,

S. 64). Die Resilienzkompetenz ist nicht genetisch gegeben, sondern wird im Rahmen von sozialen Interaktionen und Erfahrungen, sowie Sozialisationsprozessen ausdifferenziert und entsprechend als Kompetenz entwickelt, kann also erworben werden. Durch die Beratung von Gesundheitsfachkräften kann durch wiederkehrende standardisierte Handlungsanweisungen und Meinungen eine handlungsleitende Funktion für den Umgang mit Grenzsituationen ermöglicht werden so Leipold (2015, nach Dräger & Le, 2019). Insbesondere können negative Bilder des Alterns als Erklärungsansatz fungieren, wenn es um das Akzeptieren von Grenzen der Handlungsunfähigkeit geht. Dem gegenüber steht der Versuch der Pflegebedürftigen sich von den negativen Altersbildern abzugrenzen und mit aktiven positiven Selbstbildern „als resiliente Persönlichkeit den Herausforderungen und Grenzsituationen zu stellen" (Dräger & Le, 2019, S. 68).

> „Zusammenfassend lässt sich festhalten: je mehr protektive Umweltfaktoren, die resiliente Charaktereigenschaft fördern, vorhanden sind, desto wahrscheinlicher erfolgt bei den von Schmerz betroffenen älteren Pflegebedürftigen ein günstiges Entwicklungsresultat sowie eine erfolgreiche Bewältigung von Grenzsituationen" (Wustmann Seiler & Fthenakis, 2016, zit. nach Dräger & Le, 2019, S. 73).

Insbesondere die Kontaktaufnahme zu anderen gleichaltrigen Menschen ermöglichen den sozialen Austausch und entsprechende Interaktionsprozesse, wobei positive gedankliche Abwendungen von belastenden Grenzsituationen ermöglicht werden können, insbesondere also das Leistungsangebot der Tagespflege, so die Autor_innen der Untersuchungsergebnisse, stellt eine Schlüsselmaßnahme zur Steigerung der persönlichen Resilienz dar (Dräger & Le, 2019).

Als wichtige theoretische Modelle in der Schmerzberatung im Speziellen und im Pflegeberatungsprozess im Allgemeinen eignen sich das Salutogenetische Modell nach Aaron Antonovsky (1997), das biopsychosoziale Modell (Engel, 1976; Egger, 2005, 2008), sowie das Trajektmodell nach Corbin und Strauss (2010), die hier leider nicht vertieft werden können. In Kombination mit den Erkenntnissen aus den hier genannten theoretischen Modellen, bietet sich als Gesprächstechnik in den Beratungsprozessen das sogenannte „Motivational Interview" an. Diese Form der motivierenden Gesprächsführung mit Klient_innen, stellt einen patient_innenenzentrierten Beratungsansatz dar, um entsprechend Verhaltensänderungen, Therapieadhärenz sowie Patient_innenempowerment zielführend sicherzustellen, wie in einigen guten randomisiert kontrollierten Studien nachgewiesen werden konnte (Alperstein & Sharpe, 2016).

Schlussfolgerungen und Empfehlung

Insbesondere im hohen Alter hat das Thema chronische Schmerzen eine große Relevanz wie zuvor dargestellt wurde. Pflegebedürftigkeit – insbesondere in Kombination mit chronischen Schmerzen- stellt eine Herausforderung in Grenzsituationen dar, welche mit besonderen Anforderungen für den betroffenen Personenkreis verbunden ist.

Die prozesshafte Mensch-Umwelt-Interaktion, die im Rahmen des Pflegeberatungsangebots als solches abläuft, steht der Aspekt der Resilienzsteigerung und Sicherstellung dieser im besonderen Fokus. Ebenso Ziel sollte es sein, dass eine Steigerung der Gesundheitskompetenz in Bezug auf das Thema Schmerzmanagement im Rahmen des Pflegeberatungsprozesses bei den Pflegebedürftigen avisiert wird.

Die Frage ist also, welche konkreten Beratungsaspekte lassen sich vor dem Hintergrund der Resilienzsteigerung und Steigerung der Gesundheitskompetenz im Umgang mit chronischen Schmerzen, für die Zielgruppe Pflegebedürftiger mit chronischen Schmerzen im Rahmen der Pflegeberatung ableiten?

Die Schmerzbehandlung ist immer eine interprofessionell ausgerichtete Aufgabe (Sirsch et al., 2017), in der speziell geschulte Pflegeberater_innen mit pflegefachlichen Sozialisationshintergrund maßgeblich dazu beitragen können, dass Patient_innen weniger unter Schmerzen leiden und somit auch geringer den potenziellen Risikopflegediagnosen ausgesetzt sind. Vor jedem Problemlösungsprozess steht an erster Stelle das initiale Screening der aktuellen Situation, dazu gehört sowohl die Versorgungssituation als auch die aktuelle Schmerzsituation. Auf das Screening der aktuellen Versorgungssituation zur weiteren Versorgungsplanung im Rahmen der Pflegeberatung wird an dieser Stelle weniger eingegangen, vielmehr steht das initiale Screening hinsichtlich der Schmerzerfassung an dieser Stelle im Fokus.

Initiales Screening und differenziertes Schmerzassessment

Der erste Schritt des pflegerischen Schmerzmanagements umfasst somit die Elemente des initialen Screenings zu Beginn des Versorgungs- bzw. Beratungsauftrages, das im Rahmen der folgenden vier Schmerz-Dimensionen (Sirsch et al., 2017) erfolgt, falls ein Schmerz vorliegt:

- Schmerzintensität
- Schmerzaffekt
- Schmerzqualität
- Schmerzlokalisation

Das initiale Screening muss auf folgende Fragen konkrete Antworten geben:

a. Liegt Schmerz vor?
b. Wenn ja, wie stark? Wo? Mit welcher Qualität und in welchen zeitlichen Verläufen?
c. Ist der Schmerz akut oder chronisch?
d. Liegen schmerzbedingte Einschränkungen vor?
e. Kann in naher Zukunft mit Schmerz gerechnet werden?

Der Schmerzmanagementprozess wird in die Teilschritte 1. Screening, 2. Assessment, 3. Verlaufserfassung unterteilt. „Ein Screening soll nur das Vorhandensein oder Nicht-Vorhandensein von Schmerzen erfassen.“ (Sirsch et al., 2017, S. 25). Wenn das Screening das Zeichen auf eine Schmerzsymptomatik aufweist, also ein positives Screening Ergebnis vorliegt, dann soll unmittelbar danach ein systematisches Schmerzassessment mit den Betroffenen durchgeführt werden (Sirsch et al., 2017).

Das differenzierte Schmerzassessment kann mit unterschiedlichen Instrumenten durchgeführt werden: Das Schmerzassessment kann in Form einer Numerischen Rangskala (NRS) mit einer Skalierung von 0–10 angewendet werden, wobei 0= keine Schmerzen, 10= stärkster Schmerz darstellt, oder eine visuelle Analogskala (VAS) zur Bewertung und Angabe der aktuellen Schmerzsituation angewendet wird (Sirsch et al., 2017). Bei bestimmten Personenkreisen wird die Schmerzerfassung mittels BESD-Assessmentinstrument (wie z. B. die Beurteilung von Schmerzen bei Demenz, Delir, Intelligenzminderung, Dysphasie-Aphasie, Dysarthrie-Anarthrie) durchgeführt, und zwar wenn eine Kommunikation mit den Betroffenen nicht oder nur eingeschränkt möglich ist. In diesen Fällen bietet sich im Gegensatz zur Selbsteinschätzung, nämlich vielmehr eine Fremdeinschätzung des Schmerzzustands an, wie z. B. durch folgende Instrumente:

- BESD (Beurteilung von Schmerzen bei Demenz)
- BISAD (Beobachtungsinstrument für das Schmerzassessment bei alten Menschen mit Demenz
- ZOPA (Zurich Observation Pain Assessment)

Bei dem Schmerzassessment sollen mögliche Komorbiditäten sowie die Schmerzmedikation erhoben werden, darüber hinaus sollten ebenfalls Therapienebenwirkungen z. B. durch Analgetika Therapie erfasst werden. „Bekannte oder veränderte Verhaltensweisen sowie der Mobilitätsstatus sollen erhoben werden.“ (Sirsch et al., 2017, S. 49). Darüber hinaus ist es relevant, dass auch Informationen zur Stimmungslage, ggf. Depression, Angstzustände, Selbstwirksamkeitseinschätzung, Coping Strategien, ggf. auch Suizidgedanken erfragt und dokumentiert werden. Das Schmerzassessment soll in Ruhe und in Aktivitätssituationen durchgeführt werden (Sirsch et al., 2017).

Im Expertenstandard Schmerzmanagement bei chronischen Schmerzen (Deutsches Netzwerk für Qualitätssicherung in der Pflege [DNQP], 2015), ist der Begriff des Behandlungsplan ein zentrales Instrument. Dabei handelt es sich um eine zusammenfassende Übersicht, die die schmerzbezogenen medikamentösen Therapien (Regel- wie auch Bedarfsmedikamente) auflistet sowie Maßnahmen nichtmedikamentöser Therapien festhält. Dabei geht es gleichermaßen um Maßnahmen, die die Patient_innen selbstständig anwenden und bei denen sie pflegerische Unterstützung benötigen. Im Behandlungsplan werden alle Maßnahmen aller beteiligten Professionen an der Schmerzbehandlung des/der Patienten_innen festgehalten, es handelt sich demnach um ein differenzierteres Medium im Vergleich zu dem herkömmlich üblichen medizinischen Dokumentationsmedium. Das besondere und höchstrelevante Kerncharakteristikum des Behandlungsplans ist, dass hier alle Maßnahmen unter den beteiligten Professionen gemeinsam abgestimmt sind. Der Behandlungsplan wird als Instrumentarium zur Aufklärung und Beratung der Patient_innen im Rahmen des Schmerzmanagements genutzt. In diesem Rahmen werden auch patient_innenseitige Selbstmanagementkompetenzen aufgegriffen und dokumentarisch festgehalten, wie z.B. die Anwendung von nichtmedikamentösen bzw. physikalischen Interventionen zur Schmerzlinderung, oder aber auch das Durchführen bestimmter Bewegungsübungen, zur Vermeidung von Risikopflegediagnosen.

Die Verlaufserfassung von Schmerz ist im Assessmentprozess von hoher Relevanz, weil im Geschehensprozess die Verbesserung bzw. Verschlechterung oder das Gleichbleiben der Beschwerden überwacht werden soll, um entsprechende Maßnahmen planen zu können (Sirsch et al., 2017). Die Verlaufserfassung hat im Sinne des kontinuierlichen Verbesserungsprozesses (KVP) Analogien zum Pflegeberatungsprozess, der ebenfalls im Verlauf der Versorgungsplanung weitere Kontaktzeitpunkte vorsieht, um die Überprüfung der aktuellen Pflegesituation und die Erreichung festgelegter Ziele und Überprüfung der geplanten Interventionen zum Erreichen der Ziele vorsieht. Als mögliche Ziele im Rahmen des Schmerzmanagements könnten folgende Aspekte dienen: verminderter Schmerz, verbesserte Funktionsfähigkeit, verbesserte Stimmung, verbesserter Schlaf. Es ist zielführend und sinnvoll, wenn bei der Schmerzverlaufserfassung die gleichen Instrumente angewendet werden, wie bei dem initialen Schmerzassessment und die Anwendung soll wiederkehrend unter den möglichst gleichen Bedingungen erfolgen. Es empfiehlt sich, wenn sogenannte Schmerztagebücher eingesetzt werden, damit im Rahmen der Selbst- und Fremdeinschätzung besondere Faktoren identifiziert werden können, die ggf. den Schmerzzustand verstärken oder vermindern (Sirsch et al., 2017).

6.1.3 Pflegerische Schmerzexpert_innen nach § 7a SGB XI

Schmerzmanagement ist ein interprofessionelles Geschehen, unter Beteiligung der professionellen Pflege, der niedergelassenen Fachärzte und Hausärzte sowie Gesundheitsfachberufe, die in die Versorgungsprozesse im Rahmen der Schmerztherapie involviert sind. Ein Schlüsselelement stellt die Patient_innenedukation zum Thema Schmerzmanagement dar, mit der Zielsetzung zur Verbesserung der Bewältigungsstrategien, zur Verbesserung des Selbstmanagements und der Selbstwirksamkeit, um die Fähigkeiten der Menschen zum Erlernen von Selbstpflegekompetenzen zu fördern und zu verbessern. Ziel ist es die Stabilisierung der Schmerzsituation und Vermeidung der Überschreitung der individuellen erträglichen Schmerzgrenzen (akzeptable Schmerzsituation) und zur Verbesserung der eigenen Lebensqualität. Zur Edukation des Menschen mit Schmerzen zwecks besseren Verständnis der eigenen Lebenssituation kommt eine besondere Bedeutung zu.

Daneben bedarf es einer zentralen Stelle, die die Koordinierungsaufgabe zur interprofessionellen Abstimmung der am Versorgungsprozess beteiligten Professionen im Rahmen des Schmerzmanagements sicherstellt. Erkenntnisse für den hier beschriebenen Bedarf die Pflegeberatung, um den Aspekt des Schmerzmanagements zu erweitern, mit der Zielsetzung die Versorgungsqualität der Betroffenen zu verbessern, basieren auf der Grundlage empirischer Ergebnisse aus der Versorgungsforschung zu diesem Bereich.

Eine Cluster-randomisierte Interventionsstudie von Jahn et al. (2014) z. B. weist entsprechend signifikante Ergebnisse auf, hinsichtlich einer modularen pflegerischen Schmerzberatung, die Barrieren zu einer effektiven Schmerztherapie abbaut, sowie Symptombelastung und entsprechende Lebensqualität positiv beeinflussen kann. Der Einbezug von pflegerischen Schmerzexpert_innen wird auch an verschiedenen Stellen des Expertenstandards gefordert (DNQP, 2020).

Ergänzend sei hier der Hinweis gegeben, dass die Deutsche Schmerzgesellschaft im Jahr 2021 das schmerzbezogene Curriculum zur Qualifizierung von Pflegefachpersonen zu „Pflegefachfrau/Pflegefachmann für Spezielle Schmerzpflege“ verabschiedet hat. Im Zusammenhang mit dieser speziellen Qualifizierung im Bereich des Schmerzmanagements steht die Schmerzedukation mit positiven Einfluss auf die Reduktion von Schmerzintensität, Angst-Vermeidungs-Verhalten, Funktionseinschränkungen und Schmerzverständnis sowie die Inanspruchnahme der Leistungen im Gesundheitswesen.

An dieser Stelle bietet sich das Potenzial an, die spezielle Schmerzpflege und Beratungsfunktion der o. g. Schmerzexpert_innen als Personalunion in der Funktion der Pflegeberatung nach § 7a SGB XI in das Versorgungsangebot von Pflegebedürftigen, die an einem Schmerzphänomen leiden, zu integrieren. Die Integration der hier beschriebenen Anteile der Schmerzberatung in die Pflegeberatung nach § 7a SGB XI erscheinen als konsequenter Schritt zur Verbesserung der Versorgungsqualität der betroffenen Pflegebedürftigen mit einem entsprechenden Schmerzleiden.

Den Schmerzexpert_innen respektive den Pflegeberater_innen mit einer zusätzlichen Qualfizierung zur Pflegefachfrau/Pflegefachmann zur speziellen Schmerzpflege würde neben der Auswahl von multidimensionalen Assessmentinstrumenten, die Feststellung von instabilen Schmerzsituation und deren Verlaufsbeobachtung zukommen, um ggf. Veränderungsnotwendigkeiten des Behandlungsplanes zu erkennen und im interprofessionellen Geschehen einzuleiten bzw. mit den beteiligten Professionen zu initiieren. Der Rolle der Schmerzexpert_innen, respektive der Pflegeberater_innen mit Zusatzqualifikation im Schmerzmanagement, würde die Aufgabe der Versorgungssteuerung der chronischen Schmerzpatient_innen mit komplexer Pflegebedürftigkeit zukommen. Die Dokumentation der im Rahmen des Schmerzmanagements geplanten Leistungen und Interventionen könnten in den Versorgungsplan der Pflegeberatung nach § 7a SG XI als Maßnahme aufgenommen und integriert werden.

Ziel der Pflegeberatung nach § 7a SGB XI im Bereich des Schmerzmanagements wären demnach Anlässe und Bedarfe zur Information und gesundheitlichen Aufklärung, sowie zu Problembereichen des pflegebedürftigen Menschen mit eingeschränkter Entscheidungsfähigkeit zu identifizieren. Die Aufgabe wäre im Rahmen der Versorgungsplanung entsprechende Information zu geben, um Wissen- und Informationsdefizite in aktuellen Lebenssituationen zum Thema Schmerzmanagement zu verbessern. Im Sinne einer gesundheitlichen Aufklärung gehört die gesundheitsbezogene Analyse von Wissens- und Verhaltensdefiziten bei den pflegebedürftigen Menschen dazu. Das Ziel der Beratung wäre in diesen Fällen die Wissenserweiterung zum Zweck der Verbesserung individueller Handlungsvoraussetzungen und die Förderung von individuellen Handlungskompetenzen zur Problembewältigung in Bezug auf den Schmerz. Den Bezugspunkt stellt eine gesundheitliche Lebensführung in Anbetracht eines konkreten Pflegeproblems dar. Die Aufgabe der Pflegeberatung besteht darin, ein adressatengerechtes Wissen weiterzugeben und zu vermitteln. Das Ziel ist es entsprechende Gesundheitskompetenzen in den lebenspraktischen Handlungsbereich zu transferieren (Gesetzliche Krankenversicherung-Spitzenverband [GKV-SV], 2020; Pflegeberatungsrichtlinie). „Die Beratung und Schulung der Patienten und ihrer Angehörigen soll diese befähigen, die Schmerzsituation einzuschätzen und das Ergebnis festzuhalten. Wenn möglich sollten sie lernen, die Schmerzsituation selbst zu beeinflussen, damit die Unabhängigkeit in Schmerzkontrolle und Therapie und damit der Lebensführung lange erhalten bleibt.“ (Huhn, 2010, S. 26). Dazu gehört auch im Rahmen der Pflegeberatung und Schmerzedukation die Defizite der Schmerzversorgung zu identifizieren, die Hilflosigkeit im Umgang mit der verordneten Analgetika Therapie zu erkennen und entsprechende Interventionen zur Problemlösung einzuleiten bzw. anzustoßen. Darüber hinaus liegt der Schmerzedukation das Potenzial, dass betroffene Menschen in ihrer Fähigkeit gefördert werden, eigene Wünsche und Bedürfnisse klar zu erkennen und zu benennen. Es findet eine Stärkung der Selbstpflegekompetenz sowie Entscheidungskompetenz statt, in dem Informationen zu Behandlungsalternativen und ihren Wirkungen und Nebenwirkungen gegeben werden, sowie das Erkennen von individuellen Spielräumen, damit Pflegebedürftige weitestgehend ein selbstbestimmtes Schmerzmanagement erlernen und im Sinne der Selbstwirksamkeit für sich in Ansätzen durchführen (Gesetzliche Krankenversicherung-Spitzenverband [GKV-SV], 2020a).

Es liegen große Analogien in den Beratungsstrukturen vor, wenn man sich die Zielsetzungen der Schulung und Beratung der Menschen mit chronischen Schmerzen vergegenwärtigt, die darin liegen, die Gesundheitssituation zu verbessern, die Lebensqualität zu erhöhen, das Wohlbefinden zu verbessern, die Autonomie und Selbstständigkeit zu stärken, indem Selbstpflegekompetenzen und das Selbstmanagement im Umgang mit den Schmerzen gestärkt werden sollen. Sowohl auf individueller Ebene als auch auf Systemebene führt es aufgrund des Empowerments zur Senkung von Leid und Kosten im Gesundheitssystem. Hierzu empfiehlt es sich die bestehende Pflegeberatungsstruktur hinsichtlich einer Zusatzqualifikation im Bereich des Schmerzmanagements weiterzuentwickeln, um so eine Steigerung der Versorgungsqualität der Pflegebedürftigen mit Schmerzsymptomatik im ambulanten Sektor zu verbessern (Deutsches Netzwerk für Qualitätsentwicklung in der Pflege [DNQP], 2020).

Es ist von einer Pflegeberatungsstruktur mit einer speziellen Ausrichtung und Zusatzqualifikation im Bereich des Schmerzmanagements zu erwarten, dass Schmerzsituationen erkannt und eingeschätzt werden können, um geeignete pflegerische Interventionen auszuwählen und im Rahmen der Versorgungsplanung umzusetzen, ggf. ihre Umsetzung zu begleiten und zu evaluieren. Insbesondere stellt das interprofessionelle Agieren im Rahmen des Schmerzmanagements einen Schlüsselmoment dar, wobei es gilt, die unterschiedlichen Professionen und ihre Aktivitäten im Rahmen der Schmerzmanagementprozesse aufeinander abzustimmen. Dies gilt für sowohl ambulante als auch stationäre Versorgungssettings, in denen schmerzbezogene Informationen, Anleitungen und Beratungen durchgeführt werden, sowie das Schmerzmanagement evaluiert werden soll. Neben den unterschiedlichen Versorgungssettings gilt es ebenso für alle Lebensalter der Betroffenen.

Literatur

Alperstein, D. & Sharpe, L. (2016). The efficacy of motivational interviewing in adults with chronic pain: a meta-analysis and systematic review. *Journal of Pain, 17*(4), 393–403. https://doi.org/10.1016/j.jpain.2015.10.021

Antonovsky, A. (1997). *Salutogenese: Zur Entmystifizierung der Gesundheit.* dgvt-Verlag.

Aster, H-C. & Sommer, C. (2019). Chronischer Schmerz und Gesellschaft. *Der Schmerz, 33*(3), 183–184. https://doi.org/10.1007/s00482-019-0375-1

Bohnsack, R., Nentwig-Gesemann, I. & Nohl, A.-M. (2013). *Die dokumentarische Methode und ihre Forschungspraxis*. Springer Verlag.

Bundesministerium für Gesundheit (BMG). (2021). *Siebter Pflegebericht*. Verfügbar unter https://www.bundesregierung.de/breg-de/suche/siebter-pflegebericht-1915564

Corbin, J.M. & Strauss, A.L. (2010). *Weiterleben lernen: Verlauf und Bewältigung chronischer Krankheit*. Verlag Hans Huber.

Cruz, D.A.L.M. & Pimenta, C.A.M. (2001). Chronic Pain: Nursing Diagnosis or Syndrome? *Nursing Diagnosis Volume. 12*(4), 117–127.

Deutsches Netzwerk für Qualitätsentwicklung in der Pflege (DNQP). (Hrsg.). (2015). *Expertenstandard Schmerzmanagementin der Pflege bei chronischen Schmerzen*. Hochschule Osnabrück.

Deutsches Netzwerk für Qualitätsentwicklung in der Pflege (DNQP). (Hrsg.). (2020). *Expertenstandard Schmerzmanagement in der Pflege*. Hochschule Osnabrück.

Dräger, D. & Le, T.H.T. (2019). *Stärkung von Resilienz bei pflegebedürftigen älteren Menschen mit chronischen Schmerzen*. Zentrum für Qualität in der Pflege (ZQP).

Dräger, D., Kreutz, R., Wenzel, A., Schneider, J. & Budnick, A. (2021). Ältere Pflegebedürftige mit chronischen Schmerzen. Querschnittsstudie zur geschlechtsspezifischen Schmerzintensität und Versorgung in der großstädtischen Häuslichkeit. *Der Schmerz, 35*(5), 322–332. https://doi.org/10.1007/s00482-021-00538-5

Egger, J.W. (2005). Das biopsychosoziale Krankheitsmodell: Grundzüge eines wissenschaftlich begründeten ganzheitlichen Verständnisses von Krankheit. *Psychologische Medizin, 16*(2), 3–12.

Egger, J.W. (2008). Grundlagen der „Psychosomatik": Zur Anwendung des biopsychosozialen Krankheitsmodells in der Praxis. *Psychologische Medizin, 19*(2), 12–22.

Engel, G.L. (1976). The need for a new medical model: a challenge for biomedicine. *Science*, *196*(4286), 129–136.

Gesetzliche Krankenversicherung-Spitzenverband (GKV-SV). (2020a). *Evaluation der Pflegeberatung und Pflegeberatungsstrukturen gemäß § 7a Absatz 9 SGB XI*. Verfügbar unter https://www.gkv-spitzenverband.de/media/dokumente/pflegeversicherung/beratung_und_betreuung/pflegeberatung/20200331_IGES_Evaluation_Pflegeberatung_Abschlussbericht.pdf https://doi.org/10.1126/science.847460

Huhn, S. (2010). Schmerz lass nach. Schmerzberatung optimieren. *Heilberufe, 62*(9), 24–25. https://doi.org/10.1007/s00058-010-0930-8

Jahn, P., Kuss, O., Schmidt, H., Bauer, A., Kitzmantel, M., Jordan, K., Krasemann, S. & Landenberger, M. (2014). Improvement of pain-related self-management for cancer patients through a modular transitional nursing intervention: a cluster-randomized multicenter trial. *Pain, 155*(4), 746–754. https://doi.org/10.1016/j.pain.2014.01.006

Onder, G., Landi, F., Gambassi, G., Liperoti, R., Soldato, M., Catananti, C. & Bernabei, R. (2005): Association between pain and depression among older adults in Europe: results from the Aged in Home Care (AdHOC) project: a cross-sectional study. *The Journal of clinical psychiatry, 66*(8), 982–988. https://doi.org/10.4088/JCP.v66n0804

Sirsch, E., Laekeman, M-A., Gnass, I., Leonhardt, C., Drebenstedt, C., Higman, P., Schuler, M., Berkemer, E., Bründel, K-H., Dreyer, J. & Lukas, A. (2017). *Schmerzassessment bei älteren Menschen in der vollstationären Altenhilfe. Langversion der multiprofessionellen S3-Leitlinie*. DZNE & Deutsche Schmerzgesellschaft e.V.

Vauth, C. & Greiner, W. (2011). Kosten in der Schmerztherapie. *Gesundheitsökonomie & Qualitätsmanagement, 16*, 3–9. https://doi.org/10.1055/s-0029-1246101

Waters, S., Woodward, J. & Keefe, F. (2005). Cognitive-Behavioral Therapy for Pain in Older Adults. In S.J. Gibson & D.K. Weiner (Eds.), *Pain in Older Persons: Progress in Pain Research and Management* (S. 239–261). IASP Press.

Wieteck, P. (Hrsg.) (2020). *ENP-Praxisleitlinien: Pflegediagnosen, Pflegeziele, Pflegemaßnahmen* (3. Aufl.). Thieme/Recom Verlag.

Weiterführende Literatur

Allgemeine Ortskrankenkasse (AOK). (Hrsg). (2010). *Sozialgesetzbuch Elf.* CW Haarfeld Verlag.

Allgemeine Ortskrankenkasse (AOK). (2022). *Die AOK-Pflegeberatung.* Zugriff am 01.05.2022 unter https://www.aok.de/pk/pflegeleistungen/pflegeberatung/

Bogatzki, A. & Bogatzki, U. (2019). *Nicht-medikamentöse Interventionen bei Schmerz: Sanfte Schmerzlinderung in der Altenpflege. Ein Ratgeber für Pflegekräfte*. Schlütersche Verlagsgesellschaft mbH & Co. KG.

Deutsche Schmerzgesellschaft e. V. (2021). *Curriculum zum pflegerischen Schmerzmanagement.* Vefügbar unter https://www.schmerzgesellschaft.de/fileadmin/2021/pdf/DS_Currciulum_Schmerzmanagement_Pflege_20102021_Screen.pdf

Engel, R. (2020). *Gesundheitsberatung in der professionellen Gesundheits- und Krankenpflege: Einführende Elemente, Methoden und Beispiele* (2. Aufl.). Facultas.

Gabler Wirtschaftslexikon. (2022). *Pflegekasse.* Zugriff am 29.04.2022 unter https://wirtschaftslexikon.gabler.de/definition/pflegekasse-42768

Gesetzliche Krankenversicherung-Spitzenverband (GKV-SV). (2020b). *Richtlinien des GKV-Spitzenverbandes zur einheitlichen Durchführung der Pflegeberatung nach § 7a SGB XI vom 7. Mai 2018 (Pflegeberatungs-Richtlinien) in der Fassung vom 5. Oktober 2020.* Verfügbar unter https://www.pflegestuetzpunkt-ingolstadt.de/fileadmin/user_upload/Pdf/2020-10-05_GKV_Pflegeberatungs-Richtlinien.pdf

Gesetzliche Krankenversicherung-Spitzenverband (GKV-SV). (2020c). *Schmerzmanagement bei älteren Pflegebedürftigen in der häuslichen Versorgung. Schriftenreihe Modellprogramm zur Weiterentwicklung der Pflegeversicherung. Band 17.* CW Haarfeld Verlag.

Techniker Krankenkasse. (2022). *Pflegeberatung.* Zugriff am 01.05.2022 unter https://www.tk.de/techniker/leistungen-und-mitgliedschaft/informationen-versicherte/leistungen/weitere-leistungen/pflege/pflegeberatung-2039354?tkcm=ab

6.2 Schmerzedukation am Beispiel der NNN-Taxonomie

Rita Gruber, Roswitha Wimmer-Grötzl, Manuel Schwanda

Da der Schmerz eine der am häufigsten gestellte Pflegediagnose, unabhängig vom Gesundheitsversorgungssetting bzw. von der vorliegenden Grunderkrankung, ist, wird in diesem Beitrag ein Fallbeispiel zum Schmerz und zur Schmerzedukation präsentiert und analysiert sowie eine evidenzbasierte Pflegeplanung in Anlehnung an den *Advanced Nursing Process* durch die Anwendung der evidenzbasierten Pflegeklassifikationen – Pflegediagnoseklassifikation NANDA International, Pflegeergebnisklassifikation, Pflegeinterventionsklassifikation – vorgestellt.

> Eine Pflegediagnose ist eine „klinische Beurteilung einer menschlichen Reaktion oder der Neigung zu einer solchen Reaktion auf einen Gesundheitszustand/Lebensprozesse, die eine Person, pflegende Person, Familie, Gruppe oder Gemeinde zeigt" (Herdman et al., 2022, S. 209)

Eine Literaturrecherche in der Datenbank PubMed® im Jahr 2022 mit den Suchbegriffen Pain AND NANDA ergab, dass eine der häufigsten Pflegediagnosen bei Erwachsenen und Senioren, welche mit Krebs ins Krankenhaus eingeliefert werden oder sich einer ambulanten, antineoplastischen Chemotherapie unterziehen neben Angst, Wissensdefizit oder Furcht der akute und chronische Schmerz ist (Jomar et al., 2017; Jomar & de Souza Bispo, 2014). Der chronische Schmerz wurde mit 65 % als die dritthäufigste Pflegediagnose bei einheimischen älteren Erwachsenen in brasilianischen Gemeinden identifiziert (Silva et al., 2021). Bei Patient_innen mit Diabetes mellitus (DM), Hautkrebs, Erkrankungen der Atemwege oder jener mit stabiler, ischämischer Herzerkrankung sowie schwangeren Frauen unter Wehen, bei Kindern in der unmittelbaren postoperativen Phase nach einer Gaumenplastik, bei Patient_innen nach herzchirurgischen Eingriffen, bei Patient_innen in der postoperativen Phase nach einer myokardialen Revaskularisierung oder generell im stationären orthopädischen, traumatologischen und Kinder Setting wurde der akute Schmerz als eine der wichtigsten Pflegediagnosen ermittelt (Assunção Ribeiro et al., 2020; Cardoso et al., 2019; Da Rosa et al., 2021; Lisboa et al., 2016; Martinez et al., 2022; Medeiros et al., 2016; Santos et al., 2017; Melo et al., 2021; Moura César Lopes et al., 2017; Ozsaker et al., 2020; Santos et al., 2015; Turan & Sendir, 2019). Breigeiron, Moraes und Coelho (2018) identifizierten in einer Querschnittstudie neben Fatigue den akuten und chronischen Schmerz als vorrangige Pflegediagnose bei Menschen mit Morbus Gaucher; Frazão et al. (2015) bei Patient_innen mit chronischen Nierenerkrankungen, Brugin Serra et al. (2020) bei Patient_innen mit DM und Espírito Santo da Silva et al. (2020) generell im palliativen Setting.

Die NANDA International beschreibt vier Pflegediagnosen zum Schmerz: Akuter Schmerz (00132)[5], Chronischer Schmerz (00133), Chronisches Schmerzsyndrom (00255) und Geburtsschmerz (00256) (Herdman et al., 2022).

Beispielsweise weisen der akute und der chronische Schmerz ebenso Forschungsergebnisse zur Diagnoseentwicklung auf. Simon, Baumann und Nolan (1995) führten eine Studie nach dem Modell der differenzialdiagnostischen Validität (Fehring, 1987) mit 135 Pflegeexpert_innen zu den NANDA International Pflegediagnosen Akuter Schmerz (00132) und

5 Jede NANDA International Pflegediagnose bzw. jedes Pflegeergebnis (NOC) und jede Pflegeintervention (NIC) hat einen einmalig zugewiesenen Code. Wenn auf eine Diagnose-, Interventions- oder Ergebnisbezeichnung aus NANDA International (Diagnose), NIC (Interventionen) oder NOC (Ergebnisse) Bezug genommen wird soll der entsprechend zugewiesene Code angegeben werden, um eine korrekte Übersetzung zwischen den Sprachen zu gewährleisten (IJNK, 2022).

Chronischer Schmerz (00133) durch. Die Studienergebnisse deuten darauf hin, dass eine weitere Überarbeitung erforderlich ist, um die relevanteste Gruppe von bestimmenden Merkmalen für die Pflegediagnosen akuter und chronischer Schmerz zu ermitteln. Miguel et al. (2021) ergänzen in diesem Zusammenhang: Je genauer eine Schmerzdiagnose und die begleitenden Diagnosen sind, desto spezifischer kann der Behandlungsplan entwickelt werden. Sobald genaue Diagnosen ermittelt sind, kann ein geeigneter Plan erstellt werden, um die Pflegeergebnisse der Schmerzbehandlung für die Patient_innen zu optimieren. Zeleníková, Žiaková, Čáp und Jarošová (2014) führten eine Inhaltsvalidierungsstudie zur NANDA International Pflegediagnose Akuter Schmerz (00132) in der Tschechischen Republik und der Slowakei durch. Vier bestimmende Merkmale konnten von den slowakischen Pflegepersonen als wesentlich eingestuft werden, acht wurden von tschechischen Pflegepersonen als wichtig erachtet. Diese Validierungsstudie im tschechisch-slowakischen soziokulturellen Kontext hat gezeigt, dass das Pflegepersonal verhaltensbedingte Merkmale (z.B. eine schmerzlindernde Positionierung, Schutzverhalten) sowie den verbalen Schmerzberichten der Patient_innen Priorität einräumt. Die Ergebnisse der klinischen Validierungsstudie von Kurucová, Žiaková, Gurková, Hudáková und Farský (2018), ebenso aus dem tschechisch-slowakischen soziokulturellen Kontext, zeigen wiederum, dass Pflegepersonen bestimmende Merkmale der NANDA International Pflegediagnose Akuter Schmerz (00132) in Zusammenhang mit verbalen Aussagen der Patient_innen über das Vorhandensein von Schmerzen setzen. Daher ist es wichtig, Patient_innen in die Validierung ihres Schmerzes miteinzubeziehen. Im Weiteren sollten Pflegekräfte zu Schmerzindikatoren geschult werden sowie Fähigkeiten zur Schmerzdetektion, -beobachtung und -validierung erlernen, um wirksame Schmerzinterventionen setzen zu können.

6.2.1 Fallbeispiel und NNN-basierte Pflegeplanung im Zusammenhang mit Schmerz

In den nachfolgenden Ausführungen wird ein Fallbeispiel zum Schmerz und zur Schmerzedukation präsentiert und analysiert. In Anlehnung an den *Advanced Nursing Process* (Müller-Staub et al., 2015) wird durch die Anwendung der evidenzbasierten Pflegeklassifikationen – Pflegediagnoseklassifikation NANDA International, Pflegeergebnisklassifikation (NOC), Pflegeinterventionsklassifikation (NIC) (NNN) – eine evidenzbasierte Pflegeplanung vorgestellt.

Fallbeispiel Herr K.

Herr K. (44 Jahre) kommt aufgrund eines Unfalls auf die unfallchirurgische Abteilung. Bei Hr. K. wird eine Scapulafraktur links diagnostiziert. Er bekommt für acht Wochen zur Ruhigstellung einen Gilchristverband. Weitere Frakturen zeigen sich im Röntgenbild an den linken Rippenbögen, betreffend die vierte, fünfte, siebte, neunte und zehnte Rippe. Er ist 1,77 m groß und wiegt 81 kg (BMI: 25,9), Gemessene Vitalparameter: RR 150/90 mmHg, Puls 90/min. Köpertemperatur 37,8 °C, Sauerstoffsättigung 96 %. Im Laborbefund sind erhöhte Entzündungsparameter vorhanden. Herr. K. ist sehr schmerzgeplagt, was anhand seiner schmerzverzerrten Mimik und Gestik erkennbar ist. Seine Augen sind zusammengekniffen, die Zähne zusammengebissen, die Muskulatur ist angespannt und der Blick verängstigt. Ebenso nimmt er eine gebeugte und schmerzlindernde Haltung ein. Der Patient ist orientiert und beantwortet die Frage nach der Schmerzstärke anhand der Numerischen Rating Skala (NRS) mit 7 von 10 möglichen Punkten. Die Schmerzqualität beschreibt er als stechend. Herr K. benötigt bei der Durchführung der Körperpflege umfassende Unterstützung. Herr K. gibt an, sehr verzweifelt zu sein, da derzeit noch keine Besserung in Sicht ist. Er hat Angst vor bleibenden Bewegungseinschränkungen. Er versucht sich durch

Musik hören abzulenken, was ihm aber sehr schwerfällt, da er bei jedem Atemzug und bei jeder kleinsten Bewegung Schmerzen verspürt. Der Patient fordert bei starken Schmerzen (NRS 7-9) Unterstützung an. Nach einer ausführlichen Besprechung mit den Oberärzt_innen haben sich Herr K. und seine Familie für eine konservative Therapie entschieden, welche aus einer adäquaten Schmerztherapie und Mobilisierung besteht.

6.2.2 Fallanalyse und Pflegeplanung

Bei Herrn K. wird die Pflegediagnose Akuter Schmerz (00132) aufgrund des beeinflussenden Faktors (multiple Frakturen) sowie der bestimmenden Merkmale (z.B. NRS 7, schmerzverzerrte Mimik und Gestik) diagnostiziert. Diese ist definiert als: „Unangenehme sensorische und emotionale Erfahrung, die von aktuellen oder potenziellen Gewebeschädigungen herrührt oder als solche Schädigung beschrieben werden kann (International Association for the Study of Pain); plötzlicher oder allmählicher Beginn mit einer Intensität von leicht bis schwer, einem erwarteten oder vorhersagbaren Ende und einer Dauer von weniger als 3 Monaten“ (Herdman et al., 2022, S. 622). Die Pflegeergebnisse orientieren sich am Ausmaß von Schmerz (2102), der Schmerzkontrolle (1605), dem persönlichen Wohlbefinden (2002) und dem Wissen bezüglich Schmerzmanagement (1843) des Patienten (Moorhead et al., 2013), die Pflegeinterventionen am Schmerzmanagement (1400), der Analgetikaverabreichung (2210), Angstminderung (5820), Vitalzeichenüberwachung (6680), Copingverbesserung (5230), Musiktherapie (4400) und dem Medikamantenmanagement (siehe **Tabelle 6-1**) (Bulechek et al., 2016). Um die Verbindung zwischen der Pflegediagnose Akuter Schmerz (00132) und den Pflegeergebnissen sowie Pflegeinterventionen herzustellen wurden das Lehrbuch NANDA, NOC, and NIC Linkages verwendet (Johnson et al., 2006). In **Tabelle 6-2** werden in der Folge ausschließlich die im Fokus dieses Beitrages stehenden edukativen Pflegeinterventionen Edukation: Einzelperson (5606), Edukation: Verordnete Medikation (5616), Edukation: Operation/Eingriff bzw. Behandlung (5618) und dessen konkrete Pflegeaktivitäten in der pflegerischen Behandlung des akuten Schmerzes bespielhaft aufgelistet (Bulechek et al., 2016).

6.2.3 Reflexion

Dieses Fallbeispiel soll den *Advanced Nursing Process* (Müller-Staub et al., 2015) anhand der Pflegediagnose akuter Schmerz mit Fokus auf edukative Interventionen veranschaulichen. Die subjektiven Äußerungen der Patient_innen spielen eine wichtige Rolle für ein optimales individuell angepasstes Schmerzmanagement. Damit Patient_innen adäquat zur Schmerzreduktion beitragen können, benötigen sie neben beispielsweise einer Verabreichung von Analgetika oder dem Management ihrer Medikation auch edukative Information von Seiten des Pflegepersonals (siehe Tabelle 6-2). Edukative Interventionen, welche sich aus Information, Beratung und Schulung zusammensetzen, leisten einen wesentlichen Beitrag im Schmerzmanagement für die Patient_innen. Kurucová et al. (2018) statieren, dass es wichtig ist Patient_innen in die Validierung ihrer Schmerzerfassungsergebnisse einzubinden. Im Weiteren ist die Schulung des Pflegepersonals zu Schmerzindikatoren essenziell, um wirksame Schmerzinterventionen setzen zu können, welche Patient_innenergebnisse verbessern. Es ist davon auszugehen, dass bei akuten Schmerzzuständen die Patient_innenedukation nicht im Fokus der Pflegenden steht, daher wurde in diesem Beitrag bewusst die Pflegediagnose Akuter Schmerz (00132) bearbeitet. Das Fallbespiel und dessen Analyse sowie die präsentierte, evidenzbasierte Pflegeplanung mittels der NNN-Klassifikation stellt eine Vielzahl an edukativen Pflegeaktivitäten in der Behandlung des akuten Schmerzes durch die professionelle Pflegeperson bereit, um das Pflegeergebnis (1843)

Tabelle 6-1: NNN-basierte Pflegeplanung zur Pflegediagnose Akuter Schmerz (00132)

NANDA International Pflegediagnose Akuter Schmerz (00132)
Beeinflussende Faktoren: physikalische Verletzungsursache: Scapulafraktur, Frakturen an den linken Rippenbögen, betreffend die vierte, fünfte, siebte, neunte und zehnte Rippe
Bestimmende Merkmale: schmerzverzerrte Mimik und Gestik, zusammengekniffene Augen, zusammengebissene Zähne, angespannte Muskulatur, verängstigter Blick
gebeugte, schmerzlindernde Haltung
Schmerzintensität: NRS 7
Schmerzqualität: stechend
Angst vor bleibenden Bewegungseinschränkungen
sehr ängstlich und schmerzgeplagt bei Bewegungen
Verzweiflung da derzeit keine Besserung in Sicht ist
versucht sich mit Musik abzulenken
Veränderte Vitalparameter: RR 150/90 mmHg, Puls 90 Schläge/min

NOC-Pflegeergebnisse	NIC-Pflegeinterventionen[1]
(2102) Ausmaß von Schmerz Definition: „Der Schweregrad von beobachtetem oder geäußertem Schmerz."	(1400) Schmerzmanagement[1] (2210) Analgetikaverabreichung[1] (5820) Angstminderung[2] (6680) Vitalzeichenüberwachung[3]
(1605) Schmerzkontrolle Definition: „Die persönlichen Handlungen, um Schmerzen zu kontrollieren."	(2380) Medikationsmanagement[1] (1400) Schmerzmanagement[1] (5230) Copingverbesserung[3]
(2002) Persönliches Wohlbefinden Definition: „Das Ausmaß positiver Wahrnehmung des eigenen Gesundheitszustands."	(2380) Medikationsmanagement[1] (1400) Schmerzmanagement[1] (2210) Analgetikaverabreichung[2] (5820) Angstminderung[3] (5230) Copingverbesserung[2] (4400) Musiktherapie[3]
(1843) Wissen: Schmerzmanagement Definition: „Das Ausmaß des zum Ausdruck gebrachten Wissens über Fakten und Zusammenhänge in Bezug auf Ursachen, Symptome und die Behandlung von Schmerzen."	(5606) Edukation: Einzelperson (5616) Edukation: verordnete Medikation (5618) Edukation: Operation/Eingriff bzw. Behandlung

[1]Major Intervention I [2]Suggested Intervention I [3]Optional Intervention[2] (Bulechek et al., 2016; Herdman et al., 2022; Johnson et al., 2006; Moorhead et al., 2013)

Wissen: Schmerzmanagement (Moorhead et al., 2013) und dessen Ergebnisindikatoren bei den betroffenen Patient_innen zu verbessern.

Literatur

Assunção Ribeiro, K.R., Alves Ferreira Gonçalves, F., Borges, M.M., Gomes de Oliveira Loreto, R. & Santos Amaral, M. (2020). POSTOPERATIVE MYOCARDIAL REVASCULARIZATION: POSSIBLE DIAGNOSIS AND NURSING INTERVENTIONS. *Revista de Pesquisa Cuidado é Fundamental Online, 11*(3), 801–808. https://doi.org/10.9789/2175-5361.2019.v11i3.801-808

Breigeiron, M.K., Moraes, V. & Coelho, J.C. (2018). Signs and symptoms in Gaucher Disease: priority nursing diagnoses. *Revista brasileira de enfermagem, 71*(1), 104–110. https://doi.org/10.1590/0034-7167-2016-0434

Brugin Serra, E., Nogueira Ferreira, A.G., Maia Pascoal, L. & Tavares Palmeira Rolim, I.L. (2020). Nursing diagnoses in diabetic patients: an integrative review. *Revista Enfermagem UERJ, 28*, 1–9.

Tabelle 6-2: Edukative Pflegeinterventionen und -aktivitäten zur Pflegediagnose Akuter Schmerz (00132)

NIC-Pflege-interventionstitel	NIC-Pflegeaktivitäten
(5606) Edukation: Einzelperson Definition: „Planung, Durchführung und Evaluation eines Schulungsprogramms, konzipiert für einen Patienten mit spezifischen Bedürfnissen." (Bulechek et al., 2016)	Aufbau einer zwischenmenschlichen Beziehung Feststellen des Lernbedarfs des Patienten Feststellen der Lernbereitschaft des Patienten Einschätzen des aktuellen Wissensstands des Patienten und seines Verstehens der Lerninhalte Einschätzen der kognitiven, psychomotorischen und affektiven Fähigkeiten und Unfähigkeiten des Patienten Festlegen gegenseitiger realistischer Lernziele gemeinsam mit dem Patienten Auswählen geeigneter Lehrmethoden und -strategien Sorgen für eine Umgebung, die das Lernen fördert Sorgen für Zeit für den Patienten, um Fragen zu stellen und Bedenken zu erörtern Evaluieren, ob der Patient die gesetzten Lernziele erreicht hat Bekräftigen des Verhaltens, soweit angemessen Auswählen neuer Unterrichtsmethoden und -strategien, falls die bisher genutzten ineffektiv waren Überweisen des Patienten an andere Spezialisten oder Einrichtungen, um die Lernziele zu erreichen, soweit angemessen Dokumentieren des dargestellten Inhalts, des ausgehändigten schriftlichen Materials und der Aufnahmefähigkeit des Patienten und seines Verstehens der Informationen oder seiner Verhaltensweisen, die den Lernprozess zeigen, in der Patientenakte Einbinden der Familie, soweit angemessen
(5616) Edukation: verordnete Medikation Definition: „Vorbereiten eines Patienten, verordnete Medikamente sicher einzunehmen und auf ihre Wirkung zu überwachen." (Bulechek et al., 2016)	Überprüfen des Wissens des Patienten über die Medikamente Würdigen des Wissens des Patienten über die Medikamente Instruieren des Patienten über den Zweck und die Wirkungsweise jedes Medikaments Instruieren des Patienten über Dosierung, Darreichungsform und Dauer der Medikation Anleiten des Patienten in der geeigneten Verabreichung/Applikation jedes Medikaments Anleiten des Patienten in Zeichen und Symptomen einer Über- oder Unterdosierung Informieren des Patienten über mögliche unerwünschte Wirkungen (und Nebenwirkungen) jeder Medikation Informieren des Patienten über mögliche Änderungen in Aussehen und Dosierung beim Verordnen von Generika Feststellen der Fähigkeit des Patienten, die erforderlichen Medikamente zu beschaffen
(5618) Edukation: Operation/Eingriff bzw. Behandlung Definition: „Vorbereiten eines Patienten, eine verordnete Operation/ einen Eingriff oder eine Behandlung zu verstehen und sich mental darauf vorzubereiten." (Bulechek et al., 2016)	Informieren des Patienten/seiner Bezugsperson(en), wann und wo die Operation/der Eingriff bzw. die Behandlung stattfinden wird, soweit angemessen Feststellen früherer Erfahrungen und des Wissensstands des Patienten hinsichtlich der geplanten Operation/des Eingriffs bzw. der Behandlung Anleiten des Patienten, wie er während der Operation/des Eingriffs bzw. der Behandlung kooperieren und aktiv teilnehmen kann, soweit angemessen Erklären der Notwendigkeit bestimmter Ausrüstungsgegenstände (z. B. Gilchristverband [Anm. d. Verf.]) und deren Funktion Informieren der Patienten, wie sie aktiv an ihrer Genesung mithelfen können Sorgen für Zeit, die dem Patienten ermöglicht, sich mit den geplanten Ereignissen vertraut zu machen, soweit angemessen Anleiten des Patienten, Copingstrategien anzuwenden, die darauf ausgerichtet sind, spezifische Aspekte der Erfahrung zu kontrollieren (z. B. Entspannung und Imagination), soweit angemessen Sorgen für Zeit für den Patienten, um Fragen zu stellen und Bedenken zu erörtern

Bulechek, G. M., Butcher, H. K., Dochterman, J. M. & Wagner, C. M. (Eds.). (2016). *Pflegeinterventionsklassifikation (NIC)* (1. Auflage). Hogrefe.

Cardoso, P. C., Caballero, L. G., Ruschel, K. B., Moraes, M. A. P. & Silva, E. R. R. (2019). Profile of the nursing diagnoses in stable heart disease patients. Invest. Educ. *Enferm, 37*(2), e08. https://doi.org/10.17533/udea.iee.v37n2e08

Da Rosa, L. M., Irmão, B. A., Brehmer, L. C. de F., De Andrade, A. E., Locks, M. O. H. & Schneider, D. G. (2021). Bedside nursing consultation and nursing diagnoses in people with diabetes mellitus / Consulta a beira do leito e os diagnósticos de enfermagem em pessoas com diabetes mellitus. *Revista de Pesquisa Cuidado é Fundamental Online, 13,* 1436–1441. https://doi.org/10.9789/2175-5361.rpcfo.v13.9882

Espírito Santo da Silva, D., Cundines Pacheco, P. Q. & de Souza, S. R. (2020). Palliative Care and Its Relationship with the Nursing Diagnoses of Nanda-I and Nic Taxonomies. *Revista de Pesquisa Cuidado e Fundamental Online, 12*(1), 282–291.

Fehring, R. J. (1987). Methods to validate nursing diagnoses. *Heart and Lung: Journal of Critical Care, 16*(6 Pt I), 625–629.

Frazão, C. M. F. Q., Medeiros, A. B. A., Paiva, M. G. M. N., Enders, B. C., Lopes, M. V. O. & Lira, A. L. B. C. (2015). Nursing diagnoses and adaptation problems among chronic renal patients. *Invest Educ Enferm, 33*(1), 119–127. https://doi.org/10.17533/udea.iee.v33n1a14

Herdman, T. H., Kamitsuru, S., Lopes, C. T. & NANDA International (Eds.), Linhart, M. & Kiefer, A. (Trans.). (2022). *NANDA-I-Pflegediagnosen: Definitionen und Klassifikation 2021–2023.* RECOM. https://doi.org/10.1055/b000000516

IJNK (2022). *International Journal of Nursing Knowledge Author Guidelines.* Available from https://onlinelibrary.wiley.com/page/journal/20473095/homepage/forauthors.html

Johnson, M., Bulechek, G. M., Butcher, H. K., McCloskey Dochterman, J., Maas, M., Moorhead, S. & Swanson, E. A. (Eds.). (2006). *NANDA, NOC and NIC linkages: Nursing diagnoses, outcomes, & interventions* (2. ed). Mosby/Elsevier.

Jomar, R. T., Gomes, R., Leite, D. C., Gomes, H. F., Peres, E. M. & Junior, E. (2017). Nursing diagnoses in adult/elderly patients undergoing outpatient antineoplastic chemotherapy: a review. *Ecancermedicalscience, 11,* 736.

Jomar, R. T. & de Souza Bispo, V. R. (2014). The most common nursing diagnosis among adults/seniors hospitalised with cancer: integrative review. *Ecancermedicalscience, 8,* 462.

Kurucová, R., Žiaková, K., Gurková, E., Hudáková, M. & Farský, I. (2018). CLINICAL VALIDATION OF NURSING DIAGNOSIS OF ACUTE PAIN. *Central European Journal of Nursing and Midwifery, 9*(1), 781–790. https://doi.org/10.15452/CEJNM.2018.09.0005

Lisboa, I. N., Azevedo Macena, M. S., Conceicao Dias, M. I., Almeida Medeiros, A. B., Lima, C. F. & Carvalho Lira, A. L. (2016). Prevalent Signs and Symptoms in Patients with Skin Cancer and Nursing Diagnoses. *Asian Pacific journal of cancer prevention: APJCP, 17*(7), 3207–3211.

Martinez, A. F., Batista, N. T., Bom, G. C., Matiole, C. R., Zamboni, C. S. & Trettene, A. (2022). Palatoplasty in children: nursing diagnoses and interventions related to the immediate postoperative period. *Revista da Escola de Enfermagem da U S P, 56,* e20210252. https://doi.org/10.1590/1980-220x-reeusp-2020-0252

Medeiros, A. L., Santos, S. R., Cabral, R. W. L., Silva, J. P. G. & Nascimento, N. M. (2016). Assessing nursing diagnoses and interventions in labour and high-risk pregnancies. Avaliando diagnósticos e intervenções de enfermagem no trabalho de parto e na gestação de risco. *Revista Gaúcha de Enfermagem, 37*(3), e55316. https://doi.org/10.1590/1983-1447.2016.03.55316

Melo, L. D. de, Silva, D. A. & Jeremias, J. S. (2021). Systematized intensive care for postoperative heart surgery patients / Cuidados Intensivos sistematizados ao paciente em pós-operatório cardíaco. *Revista de Pesquisa Cuidado é Fundamental Online,* 467–476. https://doi.org/10.9789/2175-5361.rpcfo.v13.7932

Moorhead, S., Johnson, M., Maas, M. & Swanson, E. (Eds.). (2013). *Pflegeergebnisklassifikation (NOC)* (2., vollständig überarbeitete und erweiterte Auflage). Verlag Hans Huber.

Moura César Lopes, T. A., de Fátima Vasques Monteiro, M., Dimas de Oliveira, J., Rakelly de Oliveira, D., Bezerra Pinheiro, A. K. & Soares Damasceno, S. (2017). Nursing diagnoses in hospitalized children. *Rev Rene, 18*(6), 756–762. https://doi.org/10.15253/2175-6783.2017000600008

Miguel, S. S. A., Caldeira, S., Morais, S. C. R. V., Lopes, C. T., Lopes, M. V. & Carvalho, E. C. (2021). Differential validation of nursing diagnoses: An integrative literature review on the use of the method. *International Journal of Nursing Knowledge,* 2047-

3095.12355. https://doi.org/10.1111/2047-3095.12355

Müller-Staub, M., Abt, J., Brenner, A. & Hofer, B. (2015). *Expert report on nurses' responsibility.* Swiss Nursing Science Association (ANS).

Ozsaker, E., Korkmaz, F.D. & Gecit, S. (2020). Nursing Diagnosis Determined by Nursing Students for Patients after Cardiac Surgery. *International Journal of Caring Sciences, 13*(3), 2123–2130.

Santos, J.A.A.D., Santana, V.M.d. & Silva, P.C.V. (2017). Nursing Care Systematization in the Immediate Postoperative Period After Orthopedic Surgeries. *Journal of Nursing UFPE / Revista de Enfermagem UFPE online, 11*(10), 4004–4010.

Santos, N.A., Cavalcante, T.F., Lopes, M.V.O., Gomes, E.B. & Oliveira, C.J. (2015). Profile of nursing diagnoses in patients with respiratory disorders. *Invest Educ Enferm, 33*(1), 112–118. https://doi.org/10.17533/udea.iee.v33n1a13

Silva, C., Neves Júnior, T., Carvalho, E.A., Silva, V., Almeida, S. & Menezes, R. (2021). Profile of nursing diagnoses in indigenous older adults in the community: a cross-sectional study. *Revista brasileira de enfermagem, 75*(2), e20210128. https://doi.org/10.1590/0034-7167-2021-0128

Simon, J.M., Baumann, M.A. & Nolan, L. (1995). Differential diagnostic validation: Acute and chronic pain. *International Journal of Nursing Terminologies and Classifications, 6*(2), 73–79. https://doi.org/10.1111/j.1744-618X.1995.tb00487.x

Turan, N. & Sendir, M. (2019). Defining Care Needs for Inpatients in the Orthopaedics and Traumatology Clinic. *International Journal of Caring Sciences, 12*(2), 1001–1007.

Zeleníková, R., Žiaková, K., Čáp, J. & Jarošová, D. (2014). Content Validation of the Nursing Diagnosis Acute Pain in the Czech Republic and Slovakia. *International Journal of Nursing Knowledge, 25*(3), 139–146. https://doi.org/10.1111/2047-3095.12027

6.3 Schmerzbezogene Kennzahlen und deren Nutzung in der Edukation am Beispiel psychiatrische Pflege

Simone Schmidt

Die nachhaltige Implementierung von Standards gelingt nur, wenn im Verlauf des Prozesses die Effektivität der Maßnahmen regelmäßig überprüft und hinterfragt wird. Als Instrumente eignen sich, wie im Expertenstandard Schmerzmanagement in der Pflege des Deutschen Netzwerks für Qualitätsentwicklung in der Pflege (DNQP) beschrieben, zum einen die Durchführung von Audits und zum anderen die regelmäßige Erhebung geeigneter Kennzahlen.

Die Ergebnisse dieser Erhebungen sind nicht nur in der Implementierungsphase hilfreich, auch nach erfolgter Einführung geben Auswertungen Hinweise auf den Bedarf an Edukation der Pflegenden und auf die individuelle bzw. allgemeine Zufriedenheit der Patient_innen mit der Qualität des Schmerzmanagements.

Am Beispiel der psychiatrischen Pflege werden Besonderheiten dieser Auswertungen deutlich, die in allen Bereichen der Pflege und Betreuung eine Rolle spielen können. Aus diesem Grund werden zunächst die Besonderheiten der psychiatrischen Pflege betrachtet und im Anschluss das Vorgehen, die Stolpersteine bei Audits und Indikatorenerhebungen im Zusammenhang mit dem Schmerzmanagement betrachtet.

6.3.1 Schmerzmanagement in der Psychiatrie als Impuls für die Pflegepraxis

Schmerzen müssen im psychiatrischen Kontext differenziert betrachtet werden, da sie in den verschiedenen Bereichen eine unterschiedliche Funktion haben können. Zusätzlich zur lebenserhaltenden Alarm- und Schutzfunktion des Schmerzes im Allgemeinen, kann die Berücksichtigung psychiatrischer Besonderheiten auch in der allgemeinen Pflegepraxis hilfreich sein.

Besonderheit 1: Menschen mit Schmerz

Das Kommunizieren oder das Nicht-Kommunizieren von Schmerzen zeigt in der psychiatrischen Pflege verschiedenste Formen und Ursachen.

Schmerz als Ausdruck eines seelischen Leidens: Vor allem bei psychosomatischen Krankheitsbildern wird die zugrundeliegende Problematik oft nicht erkannt, so dass in jedem pflegerischen Kontext Patient_innen betreut werden, die unter funktionellen Körperbeschwerden leiden und oftmals eine Vielzahl an Analgetika einnehmen, ohne dass dies zu einer Verbesserung ihrer Beschwerden führt.

Trotz ihrer hohen Prävalenz und gesundheitspolitischen Bedeutung, werden funktionelle Körperbeschwerden daher häufig nicht als solche identifiziert und entsprechend nicht diagnostiziert; die Rate „übersehener" funktioneller Beschwerden, die fälschlicherweise als körperliche Erkrankungen eingeordnet werden, ist hoch (Arbeitsgemeinschaft der Wissenschaftlichen Medizinischen Fachgesellschaften e.V. [AWMF], 2018). Bei emotional instabilen Persönlichkeitsstörungen werden Schmerzen in Anspannungsphasen anders oder gar nicht wahrgenommen, was dazu führen kann, dass Betroffene sich selbst Schmerzen zufügen. Bei diesen Patient_innen ist es dennoch wichtig, Schmerzen zu erfassen. Es werden allerdings andere Interventionen zum Einsatz kommen.

Abhängigkeitserkrankungen: In der psychiatrischen Pflege von Menschen mit Abhängigkeitserkrankungen kann hingegen das Thema Schmerz oder Schmerzbehandlung bzw. -medikation in der Kommunikation großen Raum einnehmen. Analgetika zählen neben Sedativa zu den Medikamenten, die am häufigsten missbräuchlich eingenommen werden. Der jahrelange Missbrauch von Schmerzmittel kann dann selbst zum schmerzauslösenden Faktor werden oder körperliche Folgeschäden auslösen.

> Wichtig: Aus diesem Grund kommt der Medikamentenanamnese eine besondere Bedeutung zu.

Ältere Menschen mit Schmerzen: Schmerz kann auch Ausdruck von Einsamkeit, Depression oder Verzweiflung sein. Psychische Faktoren modulieren die Wahrnehmung und Verarbeitung von Schmerzen, unabhängig davon, ob es sich um akute oder chronische Schmerzen handelt (Eich et al., 2022).

Gerade in der Gerontopsychiatrie ist die Identifikation von Menschen mit Schmerzen erschwert, wenn die Betroffenen aufgrund kognitiver Einschränkungen keine (verlässlichen) Aussagen zum Thema Schmerz machen können oder wollen.

Zur Identifikation von Menschen mit Schmerzen müssen dann andere Instrumente genutzt werden. Dabei ist zu prüfen, welches Instrument für die betreuten Personen am besten geeignet ist.

> Wichtig: Generell werden in allen Bereichen der Medizin und Pflege Menschen betreut, die zusätzlich zu oder unabhängig von einer somatischen Diagnose seelische Zustände aufweisen, die im Schmerzmanagement berücksichtigt werden müssen.

Prinzipiell hat Selbstwirksamkeit einen positiven Einfluss und kann die Entstehung chronischer Schmerzen verhindern, das Fokussieren auf den Schmerz, Ängste, Sorgen, katastrophisierende Gedanken und Vermeidung von Aktivität oder Bewegung begünstigen hingegen die Chronifizierung.

Besonderheit 2: Arbeit in einem multiprofessionellen Team

Gerade in der psychiatrischen Versorgung ist die Planung von Interventionen eine multiprofessionelle Aufgabe. Selbstverständlich ist dies auch bei der Schmerzbehandlung der Fall. Dabei sollte bedacht werden, dass alle beteiligten Berufsgruppen ihre Einschätzung einbringen und im Anschluss ein multiprofessioneller Behandlungsplan erstellt wird.

> Wichtig: Regelmäßige Teamsitzungen des multiprofessionellen Teams, meist einmal pro Woche, sind Grundvoraussetzung hierfür.

In der psychiatrischen Pflege ist außerdem die Förderung von Selbstmanagementkompetenzen eine entscheidende, multiprofessionelle Aufgabe, insbesondere dann, wenn Analgetika einen negativen Einfluss auf das kognitive Leistungsniveau der Betroffenen haben oder gar delirante Symptome verursachen.

6.3.2 Beratung der Patient_innen und der Bezugsperson

Jede Patientin/ jeder Patient sollte nach Möglichkeit an der Planung eines individuellen Behandlungsplans beteiligt sein, zumal die bisherigen Erfahrungen zum Schmerzmanagement, zu Nebenwirkungen oder zu nichtmedikamentösen Maßnahmen wertvolle Hinweise geben, insbesondere dann, wenn eine ansonsten stabile Schmerzsituation durch eine akute Krise oder einen Krankenhausaufenthalt instabil geworden ist.

> Wichtig: Der Trialog, also der Austausch auf Augenhöhe von Betroffenen, Bezugspersonen und Professionellen, spielt bei der Beratung und Planung des Schmerzmanagements eine entscheidende Rolle.

Die Beratung über entsprechende Interventionen ist bei der Vielzahl an Interventionsmöglichkeiten essenziell, um passende Maßnahmen zu finden und bei Bedarf zu erlernen. Information, Schulung und Beratung von Menschen mit Schmerzen und deren Bezugspersonen durch alle involvierten Berufsgruppen ist unerlässlich für die Erarbeitung und Effektivität eines individuellen Behandlungsplans und dessen Anpassung an Veränderungen im Rahmen der Evaluation. Außerdem kann die Teilnahme an Gruppenangeboten, etwa Schmerzgruppen oder Selbsthilfegruppen für den Betroffenen bzw. seine Bezugsperson zur Verbesserung der Schmerzsituation beitragen.

6.3.3 Evaluation

Bei der Evaluation ist aus diesem Grund ein anderes Vorgehen erforderlich als das üblicherweise bei der Evaluation der Pflegeplanung genutzte Vorgehen. Die Entscheidung, ob eine Maßnahme wirksam ist oder nicht, obliegt zunächst dem Menschen mit Schmerzen. Erfolgreich ist eine Maßnahme dann, wenn der Mensch mit Schmerzen diese als hilfreich erlebt, denn die Schmerzlinderung ist oftmals eine indirekte Wirkung. Auch das Evaluationsintervall wird durch den Betroffenen festgelegt, sofern der Mensch mit Schmerz diesbezüglich kommunizieren kann. Bei dementen oder nicht kommunikativen Patient_innen wird die Wirksamkeit der Maßnahmein Abhängigkeit von der durchgeführten Intervention überprüft, beispielsweise die Gabe einer Medikation in Abhängigkeit von der Applikationsart. Bei flüssigen Medikamenten ist diese kürzer als bei Tabletten oder einer transdermalen Applikation. Nichtmedikamentöse Maßnahmen können nach Tagen oder Wochen überprüft werden.

> Wichtig: Eine permanente Aufmerksamkeitslenkung auf das Thema Schmerz durch Nachfrage kann im Individualfall kontraproduktiv sein. Klinische Forschung zeigt, dass Patientinnen und Patienten, die an chronischen Schmerzen und PTBS in Kombination leiden, stärkere Schmerzen, affektive Belastungen und Einschränkungen erfahren als Patientinnen und Patienten mit einer der beiden Erkrankungen allein. Diese synergistischen Wechselwirkungen führen zu neurobiologischen Veränderungen (Scioli-Salter et al., 2015).

6.3.4 Audit

Wie bei jedem Expertenstandard wird auf der Homepage des DNQP ein Audit-Instrument zur Verfügung gestellt, mit dem die Pflegequalität detailliert eingeschätzt werden kann. Das Auditinstrument besteht aus zwei Teilen: Im ersten Teil wird die Dokumentation der Menschen mit Schmerz genauer geprüft und die Zufriedenheit der Betroffenen mit Beratung, Schulung und der Wirksamkeit der Maßnahmen erfragt. Bei Menschen mit Demenz können in diese Befragung auch die Bezugspflege oder die Bezugspersonen einbezogen werden. Teil 2 des Audits beschäftigt sich mit dem Wissensstand und dem Fortbildungsbedarf der Mitarbeitenden.

Sinnvoll ist es, das Audit vor und nach der Implementierung des Expertenstandards in den hauseigenen Standard durchzuführen. Dadurch können zunächst Verbesserungspotenziale gezielt erkannt und im Anschluss das Ergebnis der Umsetzung in die alltägliche Praxis für alle Beteiligten dargestellt werden.

> Tipp: Wird das Audit bereits vor der Implementierung durchgeführt, können direkt Fortbildungsangebote geplant und durchgeführt werden. Außerdem wird durch die Überprüfung der Dokumentation deutlich, wo es noch Handlungsbedarf gibt.

Das Audit kann in regelmäßigen Abständen komplett oder teilweise wiederholt und die Ergebnisse den auditierten Versorgungsbereichen zur Verfügung gestellt werden. Dabei kann es sich um eine einzelne Station, eine Abteilung oder eine komplette Pflegeeinrichtung handeln. Außerdem kann es als Diskussionsgrundlage für weitere Interventionen oder für die Erarbeitung eines einrichtungsspezifischen Konzepts dienen. Generell muss das gesamte multiprofessionelle Team über das Ergebnis des Audits informiert werden.

> Wichtig: Insbesondere die Auditergebnisse zum Fortbildungsbedarf müssen aufgegriffen werden. Beratungs- und Planungskompetenz im Schmerzmanagement erfordert nicht nur detailliertes Fachwissen, sondern auch Kommunikationsfähigkeiten, Empathie,

Haltung, Reflexion, Austausch der Berufsgruppen und kollegiale Beratung im multiprofessionellen Team.

6.3.5 Indikatoren

Der Expertenstandard beinhaltet ein Indikatorenset, mit dem die Effektivität des Schmerzmanagements im zeitlichen Verlauf überprüft werden kann. Dieses Vorgehen wurde bereits bei der 2. Aktualisierung des Expertenstandards „Dekubitusprophylaxe in der Pflege" angewendet. Das Indikatorenset wurde von Praxiseinrichtungen aus verschiedenen Sektoren getestet. Nicht jede Kennzahl ist in allen Pflege- und Betreuungssektoren aussagekräftig, so dass zunächst geprüft werden muss, welche Indikatoren im eigenen Setting geeignet sind und erhoben werden können.

Die Indikatoren beziehen sich auf alle Standardebenen des Expertenstandards und können grob gegliedert werden in die Bereiche:

- Inzidenz und Prävalenz von akuten und chronischen Schmerzen
- Schmerzassessment
- Einbindung pflegerischer Schmerzexpert_innen
- Durchführung von Maßnahmen des Schmerzmanagements
- Evaluation und Steuerung des Prozesses
- Nutzer_innenperspektive zum Schmerzmanagement

Die Einrichtung wählt aus dem Indikatorenset geeignete Indikatoren aus und erfasst diese in einer Excel-Tabelle in regelmäßigen Abständen. Anschließend sollte festgelegt werden, in welchem zeitlichen Intervall eine Erhebung stattfinden soll und wer diese durchführt. Empfehlenswert ist eine wöchentliche Erhebung der Daten. Dadurch entsteht ein Laufdiagramm, das nach einigen Wochen und im weiteren Verlauf kontinuierlich analysiert werden kann. Veränderungen werden dann schnell sichtbar, wie in der folgenden **Abbildung 6-1**, in der beispielsweise deutlich erkennbar ist, dass die Messung im April 2021 einen massiven Einbruch anzeigt. Dieser wurde durch eine pandemiebedingte Quarantäne der Pflegeeinheit verursacht. Wenn die Rahmenbedingungen der Messungen nicht bekannt sind, könnten derartige Ergebnisse fehlinterpretiert werden.

Insgesamt ist der zeitliche Aufwand zu berücksichtigen, der bei einer softwaregestützten Dokumentation geringer ist als bei einer Papierdokumentation. Oft können Reportfunktionen des KIS genutzt werden. Häufig werden Erhebungen durch abteilungsfremde Stellen, beispielsweise das Qualitätsmanagement, durchgeführt. Die Erhebung der Nutzerinnen und -nutzerperspektive ist jedoch einfacher zu erfassen, wenn eine Person aus dem auditierten Bereich involviert wird, etwa die pflegerische Leitung, Bezugspflegepersonen oder die pflegerische Schmerzexpertin/der pflegerische Schmerzexperte.

Letztendlich ist entscheidend, wie die gewonnenen Daten analysiert werden. Gibt es äußere Einflüsse, die das Ergebnis verändern oder verfälschen? Diese Frage kann oft nur beantwortet werden, wenn das multiprofessionelle Team an der Analyse der Indikatoren direkt beteiligt wird. Sofern die Indikatorenerhebung durch eine abteilungsfremde Stelle durchgeführt wird, etwa durch das Qualitätsmanagement, muss ein regelmäßiger Austausch stattfinden, um Fehlinterpretationen auszuschließen.

Wichtig: Wenn der Austausch zwischen Qualitätsmanagement und Behandlungsteam zeigt, dass ein Indikator oder das Intervall der Erhebung nicht angemessen ist, sollten die weiteren Auswertungen angepasst werden.

6.3.6 Fazit

Die Qualität des Schmerzmanagements ist aufgrund der Komplexität und des multimodalen Ansatzes eine multiprofessionelle Aufgabe. Wie bei allen Aufgaben des multiprofessionellen Teams sind gegenseitige Wertschätzung der Berufsgruppen, Teamkommunikation und

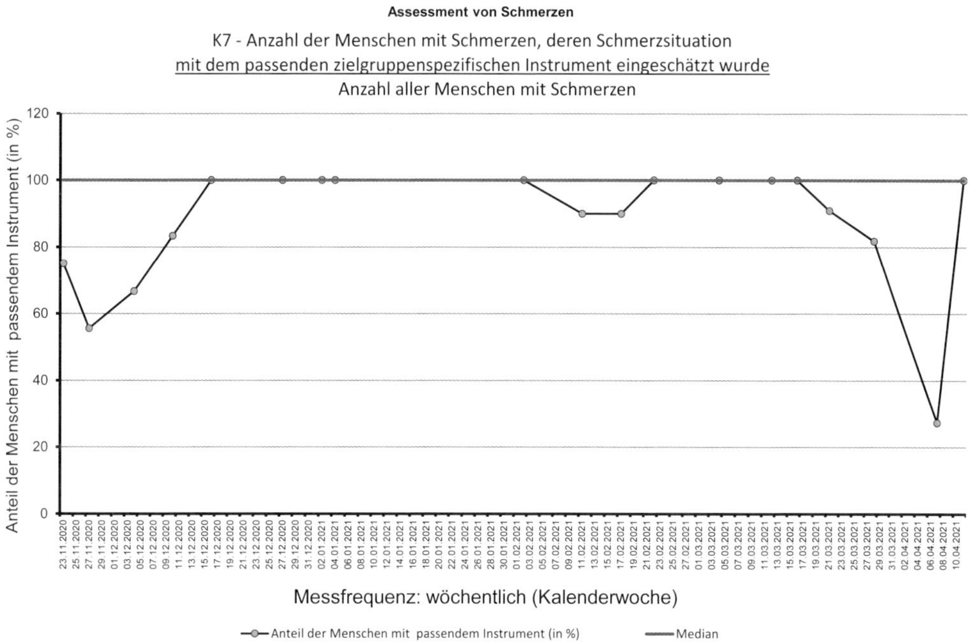

Abbildung 6-1: Beispiel für einen Indikator

Informationsweitergabe entscheidende Voraussetzungen, um negative Emotionen oder Beeinträchtigung der Lebensqualität von Menschen mit Schmerzen zielgerichtet zu verbessern. Nur dann können Zahlen und Daten, die im Zusammenhang mit dem Audit und den Indikatoren gewonnen werden, effektiv in die Pflegepraxis einfließen und dadurch den Umsetzungsgrad der Implementierung des Expertenstandards zeigen.

Neben der Besonderheit der Multiprofessionalität in der psychiatrischen Pflege unterscheidet sich auch die Bedeutung nichtmedikamentöser Maßnahmen und der Patient_innenedukation im Umgang mit Schmerzen von anderen Pflegesektoren. Schmerzgruppen und das Erlernen mit Schmerzen umzugehen, hat eine höhere Priorität als der Einsatz von Analgetika. Diese Besonderheiten können anderen Versorgungsbereichen als Impuls dienen, neben der medikamentösen Behandlung auch andere Interventionen in Betracht zu ziehen.

Literatur

Arbeitsgemeinschaft der Wissenschaftlichen Medizinischen Fachgesellschaften e.V. (AWMF). (2018). *S3-Leitlinie „Funktionelle Körperbeschwerden“*. Langfassung. Verfügbar unter https://register.awmf.org/assets/guidelines/051-001l_S3_Funktionelle_Koerperbeschwerden_2018-11.pdf

Eich, W., Diezemann-Prößdorf, A., Hasenbring, M., Hüppe, M., Kaiser, U., Nilges, P., Tesarz, J. & Klinger, R. (2022). Psychosoziale Faktoren bei Schmerz und Schmerzbehandlung. *Der Schmerz*.

Scioli-Salter, E.R., Forman, D.E., Otis, J.D., Gregor, K., Valovski, I. & Rasmusson, A.M. (2015). The Shared Neuroanatomy and Neurobiology of Comorbid Chronic Pain and PTSD. *The Clinical Journal of Pain, 31*(4), 363–374. https://doi.org/10.1097/AJP.0000000000000115

Weiterführende Literatur

Deutsches Netzwerk für Qualitätsentwicklung in der Pflege (DNQP). (Hrsg.). (2020). *Expertenstandard Schmerzmanagement in der Pflege*. Hochschule Osnabrück.

Herwig-Kröner, B., Frettlöh, J. & Klinger, R. (2010). *Schmerzpsychotherapie. Grundlage, Diagnostik, Krankheitsbilder, Behandlung*. Springer Verlag.

Verzeichnis der Herausgeber_innen und Autor_innen

Herausgeberinnen

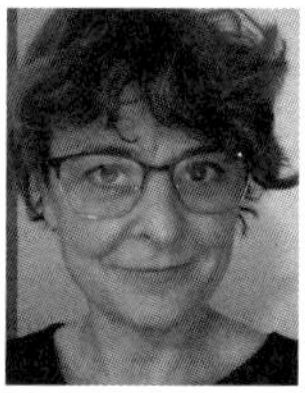

Nadine Schüßler, M.Sc. Pflegewissenschaft, Studierende im Nursing and Allied Health Sciences (Ph.D.) Programm der PMU Salzburg, wissenschaftliche Mitarbeiterin des Instituts für Pflegewissenschaft und -praxis der Paracelsus Medizinischen Privatuniversität Salzburg; Projekt- und Lehrthemen: Digitale Angebote für Pflegebedürftige und/oder Pflegende, Pflegerisches Schmerzmanagement, Klinische Forschung, Komplexe Interventionen und qualitative Forschungsmethoden, Mixed Methods Research, Forschungsethik

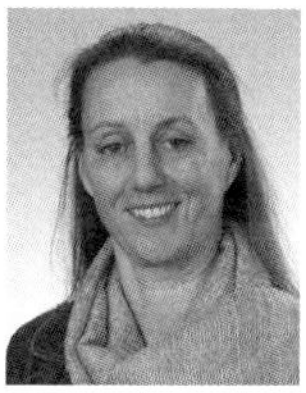

Irmela Gnass, Ass.-Prof.^{in} Dr.^{in}, Paracelsus Medizinische Privatuniversität, Institut für Pflegewissenschaft und -praxis, Forschungsschwerpunkt Akutpflege, Salzburg

Autor_innen

Stefanie Berger, MScN, BScN, Dipl. Gesundheits- und Krankenpflegerin, Pflegewissenschaftlerin, Wissenschaftliche Mitarbeiterin am Institut für Pflegewissenschaft und -praxis, Paracelsus Medizinische Privatuniversität, Salzburg, Österreich.

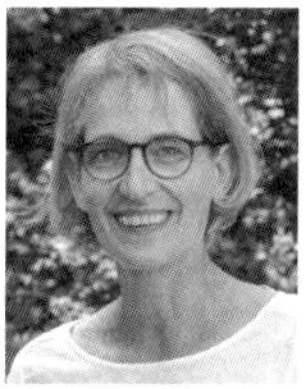

Ruth Boche, Fachgesundheits- und Krankenpflegerin für Intensivpflege und Anästhesie, Pflegespezialistin Schmerz in der Stabsstelle Pflegewissenschaft am Universitätsklinikum Münster.

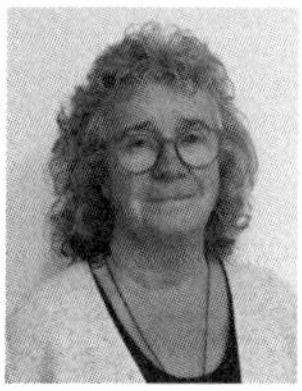

Anja Dragstra, Krankenschwester, Pain Nurse, Qualitätssicherung, Pflegeberaterin

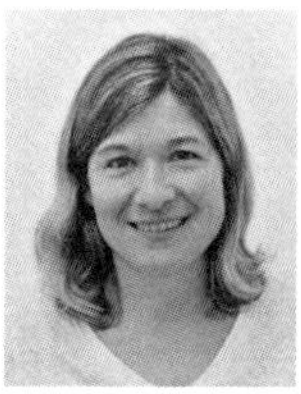

Gundula Göbel, Mag^{a}, Dipl. Gesundheits- und Krankenpflegerin, Dipl. pol., Dipl. ErwachsenenbildnerIn, Wissenschaftliche Mitarbeiterin am Institut für Pflegewissenschaft und -praxis, Paracelsus Medizinische Privatuniversität, Salzburg, Österreich

Rita Gruber, BScN, MSc, RN, Bachelorstudium Pflegewissenschaft – Schwerpunkt Pflegepädagogik, Masterstudium Advanced Nursing Education, DGKP mit Sonderausbildung Lehraufgaben, Sonderausbildung Psychiatrische Gesundheits- und Krankenpflege, & Zusatzausbildung Palliativpflege; FH-Lektorin an der Fachhochschule St. Pölten im Bachelor-Studiengang Gesundheits- und Krankenpflege^PLUS^. Nebenberuflich Lehrende an der Fachhochschule Gesundheitsberufe OÖ, Pflegepädagogin am Ausbildungszentrum Klinikum Wels-Grieskirchen

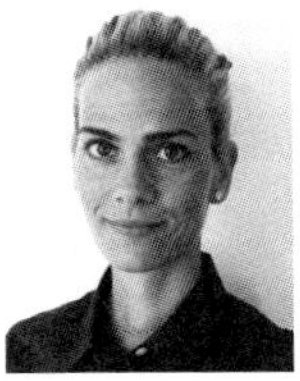

Nicola Hagen, BScN, Diplomierte Gesundheits- und Krankenpflegerin, Pflegewissenschaftlerin, derzeit Masterstudium Public Health an der Paracelsus Medizinische Privatuniversität Salzburg.

Markus Heisel, B. A. Pflegewissenschaft, Fachpfleger für Schmerztherapie, Onkologie und Palliativmedizin, Lehrperson für Gesundheitsfachberufe bei der SHG-Bildung Saarbrücken, Veröffentlichungen und Vorträge zum Schmerzmanagement in der Pflege.

Martina Kaufmann, MSc, Physiotherapeutin mit Schwerpunkt Muskuloskelettal und Schmerz in Bad Zurzach (Schweiz), Dozentin für GLA:D Schweiz Rücken an der Zürcher Hochschule für Angewandte Wissenschaften (ZHAW) in Winterthur, Ausbilder (eidgenössischer Fachausweis) für Erwachsene.

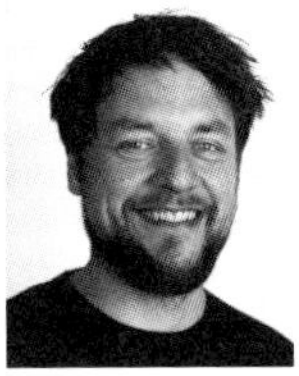

Sven Kernebeck, Dr. rer. medic, MPH, Krankenpfleger und Gesundheitswissenschaftler; seit 2019 wissenschaftlicher Mitarbeiter an der Universität Witten/Herdecke; Forschungsschwerpunkt partizipative Entwicklung und Evaluation von digitalen Technologien im Gesundheitswesen.

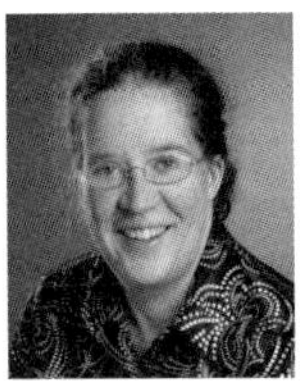

Katharina Lex, Dr^in^ rer. biol. hum., MscN, Krankenschwester und Pflegewissenschaftlerin, Institut für Pflegewissenschaft an der Paracelsus Medizinischen Universität Salzburg und am Institut für Pflegewissenschaft an der Universität Wien (Karenzvertretung). Arbeitsschwerpunkte sind Advance Care Planning und Palliative Care.

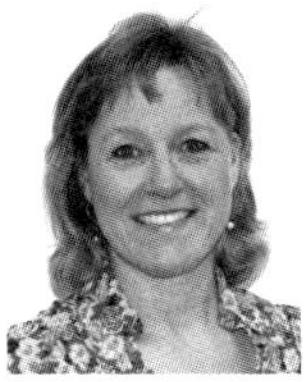

Nadja Nestler, Ass.-Prof.^in^ Dr.^in^ rer. medic., Institut für Pflegewissenschaft und -praxis Paracelsus Medizinische Privatuniversität, Forschungsschwerpunkt: Versorgung von Menschen mit chronischen Erkrankungen.

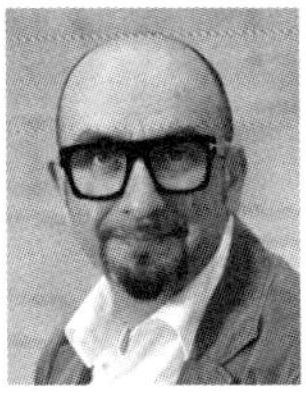

Ismail Özlü, Fachkrankenpfleger für Anästhesie- und Intensivpflege, Studium der Pflegewissenschaft und Pflegemanagement an der Katholischen Hochschule in Köln, Promotion in der Pflegewissenschaft an der Philosophisch-Theologischen Hochschule in Vallendar; zehn Jahre bei der AOK NW als Referent für die gesetzliche Pflegekasse; drei Jahre Vertretungsprofessur für Akutpflege und Critical Care im Department für Pflegewissenschaft an der Hochschule für Gesundheit in Bochum; aktuell: Professor für Pflegewissenschaft im Fachbereich Gesundheit an der Hochschule Bielefeld.

Martina Petter, Krankenschwester, Pain Nurse, Studium Betriebswirtschaft im Krankenhaus, Wundmanagement, Entspannungstraining, selbst Betroffene von chronischem Schmerz.

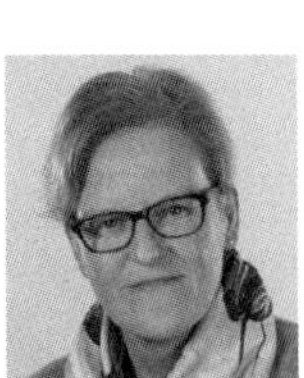

Dagmar Schäfer, Diplom-Berufspädagogin (FH), MPH, seit 2003 als Bildungsreferentin für Berufe im Gesundheitswesen tätig, Themenschwerpunkte sind Expertenstandards, Dokumentation und Kollegiale Beratung. Projektleitung zur Implementierung eines Schmerzmanagements in einer Akutklinik sowie Beratungstätigkeit zur Implementierung eines Schmerzmanagements in unterschiedlichen Versorgungsbereichen.

Martin Schieron, Krankenpfleger, Dipl.-Pflegewissenschaftler (FH), aktuell wissenschaftlicher Mitarbeiter im Department of Community Health an der Hochschule für Gesundheit in Bochum.

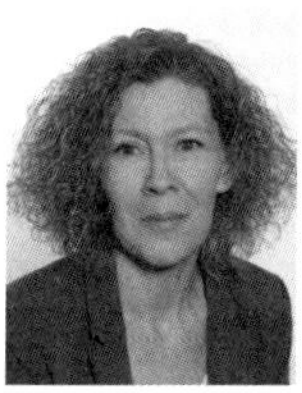

Simone Schmidt, Gesundheits- und Krankenpflegerin seit 1990, Qualitätsmanagerin im Gesundheitswesen, Fortbildung Gerontopsychiatrie, Qualitätsverantwortliche der Pflegedirektion, Autorin und Dozentin.

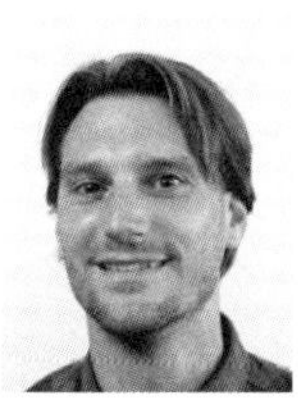

Manuel Schwanda, FH-Prof. BSc, MScN, RN, Bachelorstudium Advanced Nursing Practice – Schwerpunkt Pflegeentwicklung und Patienteneducation, Masterstudium Pflegewissenschaft Studierender im Studiengang Nursing and Allied Health Sciences (PhD)- Programm der PMU Salzburg, DGKP mit Sonderausbildung Intensivpflege und Lehraufgaben, Notfallsanitäter, Senior Researcher an der Fachhochschule St. Pölten im Institut für Gesundheitswissenschaften, stv. Studiengangsleiter Bachelor-Studiengang Gesundheits- und Krankenpflege^PLUS.

Erika Sirsch, Univ.-Prof. Dr., MScN, RN, Professur für Pflegewissenschaft mit Schwerpunkt Interprofessionalität, Universität Duisburg-Essen, Institut für Didaktik in der Medizin.

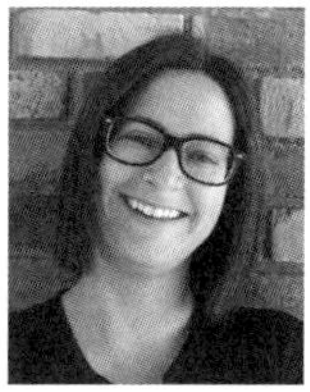

Manuela Sternig, MScN, B.A., Freiberufliche Gesundheits- und Krankenpflegerin, Master der Pflegewissenschaft, Bachelor der Erziehungs- und Bildungswissenschaft, allgemein beeidete und gerichtlich zertifizierte Sachverständige für Gesundheits- und Krankenpflege, Lehrerin für Gesundheits- und Krankenpflege.

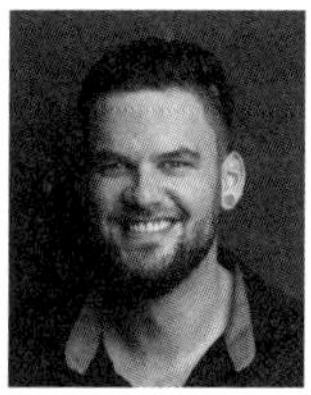

Tim Szallies, B.Sc. Gesundheits- und Pflegemanagement, Heilpraktiker, Gesundheits- und Kinderkrankenpfleger, Pain Nurse, Forschung, Lehre, Publikationen und Vorträge zum Thema.

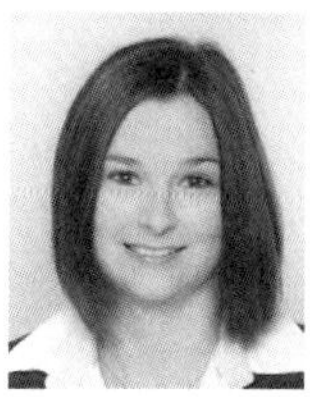

Roswitha Wimmer-Grötzl, BSc, RN, Bachelorstudium Advanced Nursing Practice mit Schwerpunkt Pflegeentwicklung und Patienteneducation, DGKP mit Sonderausbildung Lehraufgaben, Pain Nurse, Rettungssanitäterin, FH-Dozentin an der Fachhochschule St. Pölten im Bachelor-Studiengang Gesundheits- und Krankenpflege^PLUS,

Thomas Wittling, Fachgesundheits- und Krankenpfleger für Intensivpflege und Anästhesie, Pain Nurse, pflegerische Leitung des akuten Schmerzdienstes an der Universitätsklinik Münster.

Sachwortverzeichnis